약이 되는 우리 음식

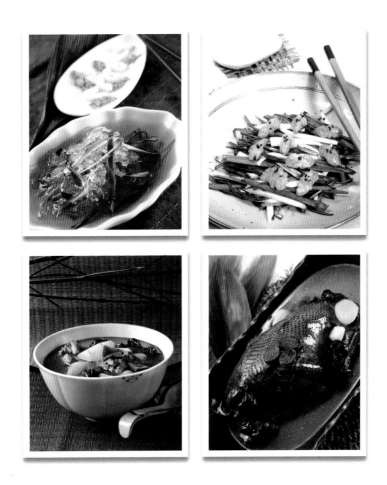

教文社

그릇협찬 광주요, A.F.A STUDIO
사진 강동엽
푸드 스타일링 장미정

추천의 글

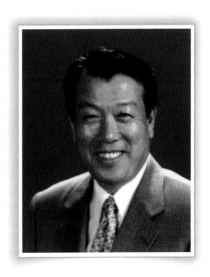

한의학에서는 '약식동원(藥食同源)'이라 하여 음식이 적당하면 약과 마찬가지로 질병을 치료하는 효과를 거둘 수 있다고 하였다. 한의학에서 음식을 바라보는 관점은 음식과 약물이 구분되는 것이 아니라 음식이 곧 약물이요 약물이 곧 음식이라는 개념으로 음식에는 식이적 효능과 약이적 효능이 있다고 생각하는 것이다. 이러한 한의학 이론에 기초하여 질병을 예방, 치료하며 노화를 방지할 목적으로 약재와 약용가치를 지닌 음식을 서로 유기적으로 배합하여 특유의 조리법으로 만들어낸 색, 향, 맛, 형이 겸비된 음식을 약선(藥膳)이라 한다. 『주례(周禮)』라는 고전에서는 의관(醫官)의 직책을 식의(食醫), 질의(疾醫), 양의(瘍醫), 수의(獸醫), 의사(醫師)로 구분하였는데 음식을 잘 섭취하면 몸에 질병이 발생하지 않게 되어 질병을 예방하는 가장 뛰어난 기술이라고 하여 식의(食醫)를 질의(疾醫)나 상의(瘍醫)보다 우대하였다.

근대 영양학이 식품을 개별적인 영양소와 칼로리 위주로 평가하여 왔으나 영양학 이외에 식품 속에 숨어 있는 한의학적 효능, 즉 식품의 약용가치를 중요시하는 것이 약선의 특징이라 하겠다.

본 책자는 일반인들이 보다 쉽게 약선에 접근하고 일상에서의 식생활에서 건강증진에 도움을 줄 수 있는 좋은 안내서가 될 수 있을 것으로 생각된다.

경희대학교 한방재활의학과
교수 한의학박사 신현대

추천의 글

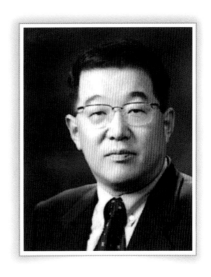

약선의 특징 중 하나는 약선에 사용하는 약물과 식물의 성미(性味), 조화를 잘 이루어 약물과 식물의 효능을 향상시키고 약물과 식물의 냄새를 제거(除去)하거나 교정(矯正)하여 신선한 맛을 증가시킬 수 있다는 점이다.

이 책은 일상식 중에서 몸을 보하고 질병을 예방하며, 노화방지 및 성인병에 효과가 좋은 '약이 되는 음식'으로 오장육부의 조화를 이룰 수 있도록 약선의 특성을 잘 살려 탁월하게 구성되어 있다.

식물(食物)은 허기를 면하게 하는 작용 이외에 약물(藥物)과 마찬가지로 일정한 효능을 나타내고 한약 약성(韓藥藥性)과 같은 사기(四氣, 寒, 熱, 溫, 凉), 오미(五味, 辛, 甘, 酸, 苦, 鹹), 승강부침(昇降浮沈), 귀경(歸經), 독성(毒性)과 금기(禁忌) 등의 특성도 있다. 한의학에서는 예로부터 식물의 맛은 식물의 효능과 관계가 있다고 인식(認識)해왔다. 따라서 이 책의 음식은 육류, 과일 야채 등에 여러 가지 효능이 있는 한약을 가하여 합리적인 배합을 이루고 있으며 음식의 맛 또한 우수하다.

동양의 의학이 서양의 영양학과 조화를 이루어 음식과 재료의 효능 및 1인분의 영양소 분석 등이 소개되어 있어 질병을 예방·치료하는 데도 많은 도움이 되리라 여겨진다.

일반인들도 알기 쉽게 설명이 되어 있어 건강을 유지하기 위한 식사에 많은 도움이 되리라고 여겨져 이 책을 추천한다.

경희대학교 강남한방병원 병원장
교수 한의학박사 이경섭

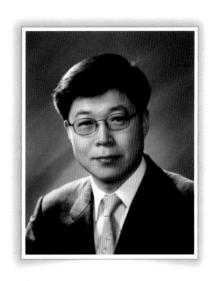

추천의 글

우리는 매일 음식을 먹어야 살 수 있지만 사실 우리가 먹는 음식들에 대한 효과는 잘 알지 못합니다. 실제로 음식은 어떤 특정한 성분보다는 여러 가지 성분들이 체내에서 종합적으로 작용하여 효과를 나타냅니다. 그래서 함유된 성분 하나로 음식의 효능을 정확하게 설명하기 어렵습니다.

그러나 한의학에서는 오랜 기간 동안 우리가 먹는 음식들을 질병치료에 이용하면서 이들의 효능에 대한 많은 경험이 축적되어 있습니다. 지금부터 약 2,000여년 전에 쓰여진 『신농본초경(神農本草經)』에 수록된 365종의 약물 가운데 3분의 1이 음식인 것을 보아도 알 수 있습니다. 이러한 한방약선 이론은 음식의 맛과 성질에 의하여 효능을 설명하는 '기미론'이라는 이론적 바탕 위에서 축적된 것입니다.

이 책은 한방약선들을 중심으로 실제로 만드는 방법과 응용방법, 그리고 과학적인 영양분석까지 기록한 책입니다. 또한 어려운 한의학적 이론들과 조리법에 대하여 매우 쉽게 설명하고 있어 누구라도 한방에 관심이 많은 사람들은 한방 원리에 따라 쉽게 음식을 만들 수 있도록 하였습니다.

저는 이 책의 저자들이 한방약선 전문가 과정 수강생들과 직접 만들어 보고 촬영하는 과정을 지켜보면서 지금까지 출판된 어떤 한방약선 요리책보다도 이론과 실제를 겸비한 책이라는 생각을 하였습니다. 이 책을 만드는 데 수고하신 조여원, 조금호 두 분 박사님의 노고에 경의를 표하며 한방약선에 관심이 있는 분들 뿐 아니라 일반인들의 건강한 식생활에 매우 도움이 될 것으로 생각하며 이 책을 적극 추천합니다.

경희대학교 한의과대학 본초학교실
교수 한의학박사 김호철

머리말

오늘날 현대인들은 물질문명의 발달로 인한 공해와 스트레스 그리고 식습관의 서구화 등으로 만성질환의 발병위험에 노출되어 있습니다. 이에 따라 많은 사람들이 영양소를 섭취할 수 있을 뿐만 아니라 건강한 삶을 누릴 수 있는 음식 즉, 건강기능음식(한방약선)에 대한 관심을 갖게 되었으며 그 요구가 높아지고 있습니다. 이러한 추세에 따라 경희대학교 임상영양연구소와 경희의료원 동서식이치료클리닉에서는 한방약선 전문가과정을 개설하여 전문가를 양성해 왔으며 이번에 그 주요 교육내용을 엮어서 『약이 되는 우리 음식』이라는 제목으로 책을 출간하게 되었습니다.

전통 한의학에서는 질병의 예방, 치료에 사용하는 천연재료를 약으로 정의하고 있기에 대부분의 음식들은 약으로 사용될 수 있습니다. 예로부터 우리 조상들은 '약식동원(藥食同源)'이라고 하여 약과 식품을 하나로 보아왔습니다. 여기에서 생긴 것이 약선(藥膳)이라는 한방음식입니다. 즉, 약선이란 한의학 이론에 근거하여 약(藥)과 선(膳 : 음식)은 근본적으로 같은 것이라는 인식 아래 생약이나 그 밖에 약용가치가 높은 식품을 잘 배합하여 조리한 음식이라고 할 수 있습니다. 예로부터 궁중뿐만 아니라 민간에서도 천연 약재와 식품을 배합한 다양한 약선의 비방이 전해져 내려오고 있습니다. 이러한 약선은 건강 유지뿐만 아니라 질병을 치료하는 효능도 가지고 있습니다. 음식은 약물보다 기(氣)의 편향이 적어서 인체에 미치는 영향이 크지 않으나 식습관이 장기간 계속되기 때문에 오히려 약물보다 인체에 더 많은 영향을 미친다고 할 수 있습니다.

이 책은 현대 영양학과 전통 한의학의 장점을 접목하여, 질병을 예방하고 치료하는 데 좋은 음식이 무엇이며 인체의 오장육부에 약이 되는 음식은 어떤 것인가를 소개하는 내용으로 5인 가족 기준으로 구성되었습니다. 또한 음식의 효능 1인분에 포함된 영양소를 분석하였습니다. 한약재 중 우리나라에 영양소 분석 데이터가 없는 것은 계산에 포함시키지 못한 아쉬움이 있지만 이는 향후 식품성분표에 한약재에 대한 영양소 분석 등 관련연구가 활성화되면 보완될 수 있을 것으로 기대합니다.

경희대학교 임상영양연구소에서는 일상식 중에 몸을 보하고 질병을 예방하며, 노화방지 및 성인병에 효과가 있는 식품들을 연구하고 있으며 우리나라 음식문화에 있어 보화와도 같은 한방약선의 계승·발전을 위하여 노력하고 있습니다. 임상영양연구소의 한방약선 전문가 과정을 통하여 『약이 되는 우리 음식』이라는 책이 출간된 것에 대하여 감사한 마음입니다.

이 책이 출간되기까지는 많은 분들의 도움이 있었습니다. 한방약선 강의를 맡아주셨던 경희대학교 외식산업학과 이영남 교수님, 조리학과 신민자 교수님, 성신여자대학교 식품영양학과 조은자 교수님께 감사의 인사를 드립니다. 또한 사진을 맡아준 강동엽 선생, 푸드 스타일링의 장미정 선생 그리고 임상영양연구소의 김은정·정수현·이소연 선생, 교정과 영양소 분석에 수고한 경희대 동서의학대학원 의학영양학과 대학원생 임현정·이은영 선생에게 감사의 마음을 표합니다. 또한 교문사의 류제동 사장님, 김재원부장님 그리고 직원 여러분께도 감사의 말씀을 드리고 출간을 위하여 여러 면에서 도와주시고 애써주신 민하디지탈아트의 이정민 사장님께도 감사를 드립니다. 아울러 사랑하는 가족과 부모님, 책을 집필할 수 있도록 건강과 모든 여건을 허락하신 하나님께 감사드립니다.

아무쪼록 이 책이 우리나라 음식문화의 계승발전과 건강한 삶을 필요로 하는 모든 분들에게 유용한 자료가 되기를 기대합니다.

2003년 12월
저 자

차 례

Ⅲ. 간(肝)에 좋은 우리 음식

Ⅳ. 위/장(胃/腸)에 좋은 우리 음식

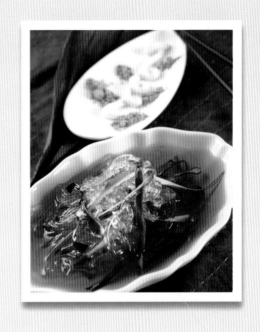

심/폐(心/肺)에 좋은
우리 음식

I

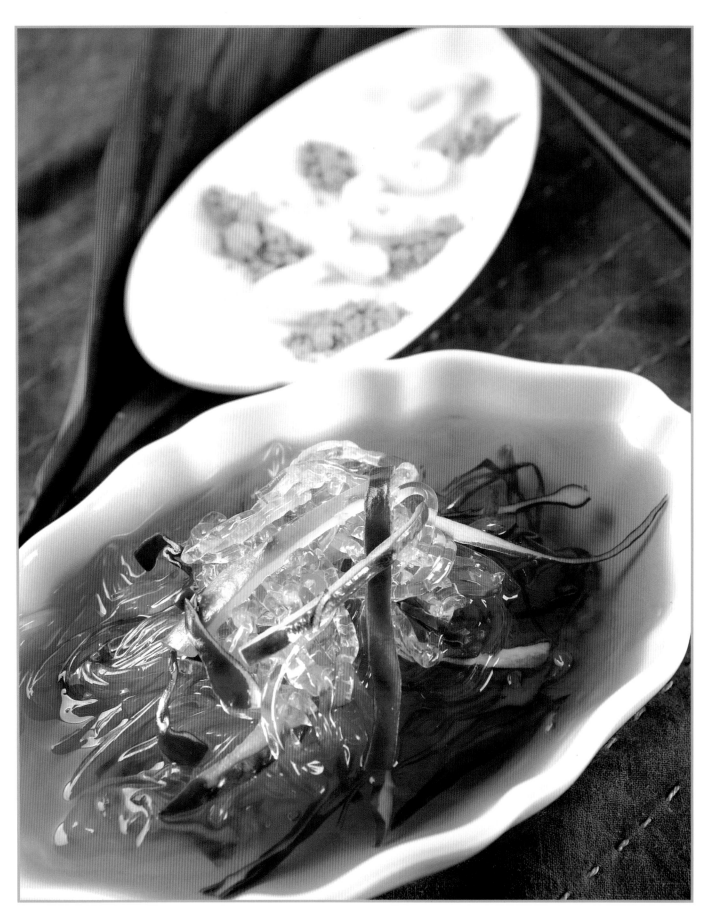

천사채 오미자무침

혈액을 맑게 하고 혈액순환을 원활하게 하며 음을 보충하므로 몸이 쇠약할 때 먹으면 좋다.

>>>>>> 만드는 법

01 물 1,000cc를 끓인 후 식히고 여기에 오미자를 담가 하룻밤 동안 우려 낸 후 윗물 800cc를 사용하고 가라앉은 찌꺼기는 버린다. 오미자물 800cc 에 설탕 5Ts, 소금 1ts, 식초 2Ts로 간을 맞춘다.

02 천사채 500g을 물 500cc에 담고 식초 3Ts, 설탕 3Ts, 소금 1Ts을 넣어 간이 배게 한다.

03 오이와 적채는 깨끗이 씻어서 가늘게 채를 썰고 소금 1ts으로 간을 한 후 짜서 수분을 없앤다.

04 1에 2의 천사채를 건져서 넣는다.

05 천사채가 담겨 있는 오미자물에 오이, 적채를 잘 섞어 넣는다.

06 천사채를 접시에 담고 콩가루와 마요네즈를 따로 작은 그릇에 담아 먹을 때 기호에 맞게 찍어서 먹을 수 있도록 천사채와 같이 상차림한다.

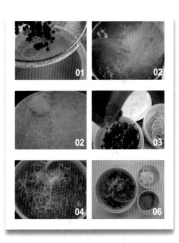

재 료 (5인 기준)
천사채 500g, 오이 100g,
적채 100g(붉은 양배추),
오미자 30g, 마요네즈 20g,
콩가루 20g(볶은 것)

야채 양념
식초 2Ts, 소금 2ts, 설탕 5Ts

천사채 전처리
물 500cc, 식초 3Ts,
설탕 3Ts, 소금 1Ts

천사채

오미자무침

〉〉〉〉〉 천사채(다시마 추출물)

성질은 차고(寒) 독이 없으며 맛은 짜다(鹹).
기가 뭉친 것을 풀어주고 담결을 없애고 열을 시원히 내려준다.

〉〉〉〉〉 오미자

성질은 따뜻하고(溫) 맛은 시고(酸) 달며(甘) 독이 없다.
신맛은 수렴성이 강하고 자음(滋陰)효과가 커서 오래된 해수(咳嗽:기침), 천식에 유효하다. 수렴(收斂)작용이 있어서 피부의 땀샘을 수축시켜 땀이 많아지는 것을 방지하고, 진액의 생성작용이 강하여 갈증을 풀어주고 기운이 없는 소갈증에 유효하다.
신(腎)기능 허약으로 인한 유정(遺精), 유뇨(遺尿) 및 소변을 자주 보는 증상을 다스리며, 오래된 이질, 설사에도 효력이 뛰어나다.
음혈(陰血) 부족으로 가슴이 뛰고 잠을 이루지 못하면서 꿈이 많은 증상에 쓰인다. 뇌력(腦力)과 지력(智力)을 향상시켜 기억력 감퇴, 집중력 감소, 정신이 산만한 증상이 있을 때 정신력을 강화시키고 사고력을 향상시킨다.
중추신경계통에 작용하여 대뇌피질의 흥분작용을 나타내는 동시에 혈압강하작용과 거담·진해작용을 보인다. 호흡흥분작용을 나타내며, 당대사를 촉진시키고 간장 내 당원 분해에 관여하며, 세포면역기능의 증강작용을 나타낸다.
자궁흥분작용, 담즙분비 촉진작용, 위액분비 조절작용이 입증되었으며, 시력증대·시야확대작용이 있다. 또한 포도상구균, 탄저균, 인플루엔자균, 폐렴균, 이질균, 콜레라균의 발육을 억제하는 작용이 있다.

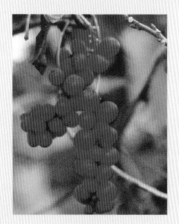

오미자(약재)

오미자(열매)

〉〉〉〉〉 오이

성질은 서늘하고(凉) 맛은 달다(甘).
주로 열을 내려주고 갈증을 없애며 수도(水道)를 좋게 하여 체내 수분대사를 원활하게 해준다. 열이 심하여 생긴 증상을 없애 주고, 열이 많은 체질, 소변의 양이 적고 붉은 사람에게 좋으며 여름의 무더운 시기에 식용으로 하면 좋다.
많이 먹으면 한열(寒熱)을 유발하고 학질병이 생기고 허열(虛熱)이 생겨 기가 위로 치솟고 인체의 음기(陰氣:몸 안에 있는 음의 기운)를 소갈시키며 힘줄이 당기는 병, 각기(脚氣:비타민 B₁의 부족으로 오는 영양실조 증세의 한 가지로, 다리가 붓고 마비되어 걸음을 제대로 걷지 못하게 되는 병)가 발생된다. 또한 혈맥(血脈:혈액이 통하는 맥관, 혈관)을 손상시키고 소아가 먹을 시에는 이질이 발생할 수도 있다.

〉〉〉〉〉 백설탕

성질은 차고(寒) 맛은 달고(甘) 독은 없다.
주로 가슴과 복부에 열이 차오르는 것과 입 안의 건조함, 갈증을 해소하고 심폐를 윤활하게 한다. 진액을 생성시키고 술독을 풀며, 비(脾)의 기능을 도와 속을 조화롭게 하고 간기(肝氣:간의 기운)를 온화하게 한다.
많이 먹으면 심통이 생기고 치아를 손상시킨다.

〉〉〉〉〉 양배추

성질은 평(平)하고 맛은 달다(甘).
기를 잘 소통시키고 속을 편안하게 하며 담낭염, 담석증, 동맥경화, 고지혈증, 당뇨병, 갑상선기능항진, 괴혈병에 사용한다.

〉〉〉〉〉 식초

성질은 따뜻하고(溫) 맛은 시고(酸) 쓰며(苦) 독은 없다.
혈액순환을 도우며 어혈을 없앤다. 지혈작용이 있으며 회충을 움직이지 않게 한다. 주로 옹종(擁腫:부스럼 또는 혹)을 없애고 수기(水氣:물기운. 한방에서 '신경腎經의 음기陰氣를 이르는 말)를 흩어주며, 사독(邪毒:몸에 병을 가져오는 독)을 없애고 모든 독을 풀어주며 물고기, 채소의 독을 없앤다. 혈이 부족하여 어지러운 증상에 효과가 있으며 산후 혈허로 인한 현훈(眩暈:정신이 어찔어찔 어지러움)과 실혈(失血:혈액의 손실) 과다로 인한 현훈을 치유한다. 심통과 인후통을 그치게 한다. 많이 먹으면 근을 상하게 하므로 많이 먹는 것을 금한다. 기육과 뼈를 손상시키고 대합조개와 상반되므로 같이 먹지 않는다.

천사채 오미자무침

영양소 분석 (1인 기준)

열량(kcal)	84.1
단백질(g)	2.6
당질(g)	9.8
지질(g)	4.1
콜레스테롤(mg)	3.8
n-3 지방산(g)	0
n-6 지방산(g)	0
n-3/n-6 ratio	-
P/M/S	1/0/1
비타민 A(μg RE)	173.5
비타민 B$_1$(mg)	0.1
비타민 B$_2$(mg)	0
비타민 B$_6$(mg)	0.1
나이아신(mg)	1.2
비타민 C(mg)	14.3
비타민 E(mg)	0.8
섬유소(g)	1.3
칼슘(mg)	75.6
인(mg)	53.3
나트륨(mg)	493.7
칼륨(mg)	430.1
철분(mg)	1.3
엽산(μg)	38.3
회분(g)	2.3

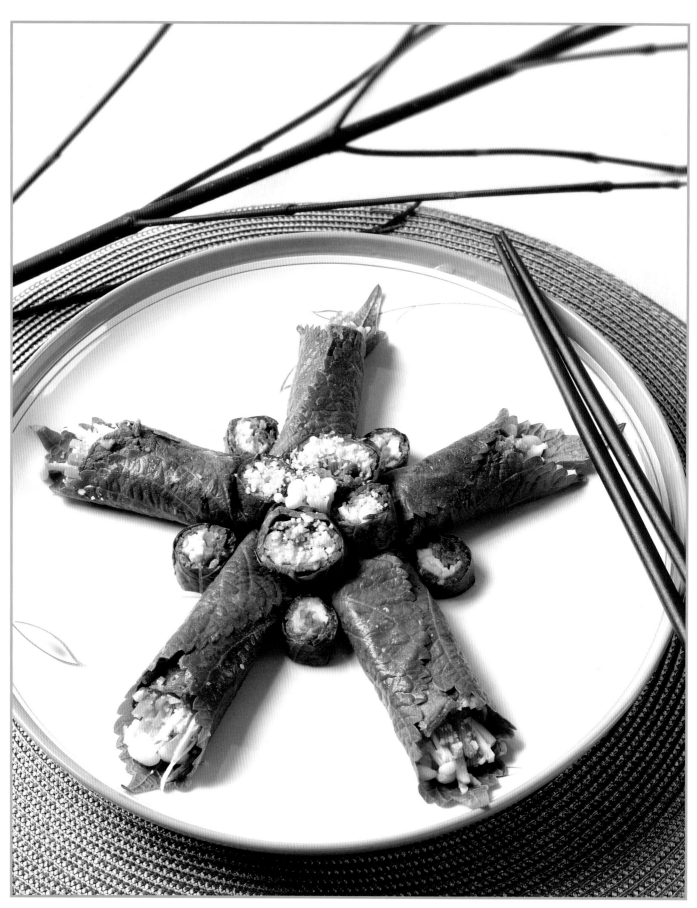

인삼팽이쌈

심계(心悸 : 심장의 고동), 천식, 자한(自汗 : 깨어 있는 상태에서 저절로 땀이 많이 흐름. 또는 그런 병), 냉병에 효과가 있고 오랫동안 신체가 허약한 증상, 심(心)부진, 신경쇠약, 허탈한 상태 등에 좋다. 원기(元氣)를 보하며 오장의 기능 중 비장과 폐장의 기능을 왕성하게 한다. 음액(陰液)을 자양(滋養)하여 기혈(氣血)을 보해주고, 위장을 따뜻하게 해주며, 노화를 방지한다. 진액을 생성하게 하여 갈증을 없애고 정신을 안정시키고 기운을 돋우어 피로감을 풀어준다.

>>>>>> 만드는 법

01 인삼을 깨끗이 손질하여 물기를 뺀 후 팽이버섯의 두께와 길이에 맞추어 채썰어 소금 1/4ts, 설탕 1ts, 식초 1/2ts으로 양념을 한다.

02 팽이는 뿌리 부분을 잘라 씻어 놓는다.

03 끓는 물에 소금 1/2ts을 넣고 팽이버섯을 살짝 데쳐서 건지고 소금 1/2ts, 식초 1ts, 설탕 1ts으로 양념한다.

04 당근은 씻어서 팽이버섯 길이와 두께로 채썰어 소금 1/3ts, 설탕 1/2ts 으로 양념한다.

05 깻잎은 깨끗이 씻어 물기를 뺀다.

06 밀가루 1/2C, 물 500cc를 냄비에 넣고 덩어리가 생기지 않도록 잘 풀어서 끓여 풀을 만든다.

07 쇠고기는 0.3cm 두께로 넓게 썰어 칼등으로 부드럽게 두드린 후 고기양념으로 양념하여 프라이팬에 익힌다.

08 쇠고기가 식으면 4∼6cm로 썰어 가운데 인삼, 팽이, 당근 양념한 것을 가지런히 놓고 잣가루를 뿌린 다음 말아서 깻잎으로 쌈을 싸듯 만든다.

09 깻잎을 말아놓고 깻잎 끝에 6의 풀을 묻혀 쌈이 풀어지지 않도록 한다.

10 인삼팽이쌈 5개는 칼로 양끝을 잘라서 깻잎 속에 들어가 있는 재료가 보이게 하고 나머지 인삼팽이쌈은 접시에 가지런히 담아서 머스터드 소스, 우스터 소스와 함께 상차림한다.

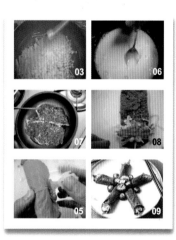

재 료 (5인 기준)
수삼 80g, 팽이버섯 150g,
쇠고기 400g(채끝살), 깻잎 25장(30g),
당근 100g, 잣 10g, 밀가루 1/2C,
머스터드 소스(25g), 우스터 소스(25g),
간장, 설탕, 다진 마늘, 다진 파, 깨소금,
후춧가루, 식초, 참기름, 물엿
(모두 아래 중량 참조)

쇠고기 양념
간장 2Ts, 설탕 3ts, 깨소금 1ts,
파 1Ts, 마늘 1Ts, 참기름 1ts,
물엿 1Ts, 후춧가루 약간(0.2g)

수삼 양념
소금 1/4ts, 설탕 1ts, 식초 1/2ts

팽이버섯 양념
소금 1/2ts, 식초 1ts, 설탕 1ts

당근 양념
소금 1/3ts, 설탕 1/2ts

인삼팽이쌀

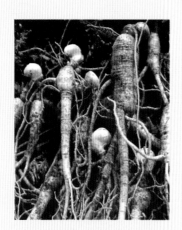
인삼

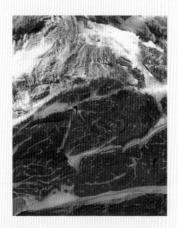
쇠고기

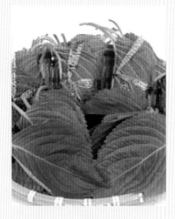
깻잎

〉〉〉〉〉 인삼

성질은 따뜻하고(溫) 맛은 달고 약간 쓰다(甘微苦).

원기(元氣)를 보하고 오장의 기능을 왕성하게 하는데 특히 비(脾)와 폐(肺臟)의 기능을 튼튼하게 한다. 진액을 생성하게 하여 갈증을 없앤다. 정신을 안정시키고 눈을 밝게 하며 정력을 강하게 하고 사고력을 높여 명석하게 한다.

원기부족으로 인한 신체허약, 권태, 피로, 땀이 많은 증상과 비위(脾胃) 기능의 감퇴로 인해 나타나는 식욕부진, 구토, 설사에 활용한다.

폐기능이 허약하여 호흡하기가 곤란하고 움직일 때마다 기침이 나며 사지가 무력하고 맥이 매우 약하며 땀이 많은 증상에 효과적이다.

안신(安神)작용이 있어서 꿈이 많고 잠을 이루지 못하면서 잘 놀라는 증상에 쓴다. 건망증을 없애주고 지력(智力)을 높이며, 정신력을 증강시키고 사고력과 영적(靈的)활동을 높이는 데 사용한다.

기혈(氣血:기와 혈을 아울러 이르는 말)을 보하고 기운을 더하여 양기(陽氣:몸 안에 있는 양의 기운. 또는 남자 몸 안의 정기精氣)를 튼튼하게 하므로 허약해서 혈허 증상을 나타내는 사람에게 좋다. 그 밖에도 신(腎)기능 허약으로 음위증(陰萎症:발기부전)을 일으킬 때에 강장효과가 있다.

대뇌피질의 흥분과 억제에서 평형을 유지시키며, 긴장으로 인한 신경의 문란한 체계를 회복시킨다(인삼은 두뇌활동과 체력을 향상시키므로 항피로작용과 항노화작용이 있어 집중력과 기억력 감퇴, 지력 손상 등에 유효하다). 신체의 면역기능 개선효과와 단백질 합성촉진작용을 나타낸다. 소량을 사용하면 심장의 수축력을 높이나 다량을 사용하면 약화반응을 보인다. 성선촉진작용도 있으며, 고혈당에서 혈당억제작용을 보인다. 그 밖에도 항상성(恒常性) 유지효과와 암세포의 발육억제작용, 간장해독기능 강화 등이 입증되었다.

〉〉〉〉〉 쇠고기

성질은 평(平)하며 맛은 달다(甘).

비위(脾胃)의 기능을 도와 기운을 돋우며 갈증, 구토, 설사를 멈추게 하고 수종을 없앤다. 근골을 강하게, 허리와 다리를 튼튼하게 한다.

몸이 마르고 약할 때, 병을 앓고 난 후 몸이 약할 때, 기혈허약, 비위허약, 수술 후 몸조리할 때 좋다. 또한 부녀자 산후에도 좋으며 특별한 병이 없고 건강한 사람의 건강식으로도 적당한 식품이다.

〉〉〉〉〉 깻잎

성질은 차고(寒) 맛은 달며(甘) 독이 없다.

오장의 사기와 풍한습비를 치료하며, 기운을 돋우며 뇌와 척수를 보하고 근골을 강하게 한다. 오래 먹으면 귀와 눈이 총명해지고 마르지도 않으며 항노화효과가 있어 장수하게 한다.

〉〉〉〉〉 잣

성질은 약간 따뜻하고(微溫) 맛은 달다(甘).

폐·위를 보해주고 해수를 치료해 주며 오장을 윤기 있게 해주고 변비에 효과가 있다.

음액(陰液)을 자양(滋養)하여 간풍(肝風)을 없애고 기혈(氣血)을 보해주며 위장을 따뜻하게 해주고 살이 찌게 하며 노화를 방지한다.

관절이 쑤시거나 머리가 어지러울 때 효과가 있으며 마비된 근육을 풀어주고 저린 증상을 없애주고 피부를 윤택하게 해준다.

몸이 마르고 여윈 사람, 변비가 있는 사람, 노년의 신체가 쇠약한 사람에게 좋다.

〉〉〉〉〉 마늘

성질은 따뜻하고(溫) 맛은 맵다(辛).

갑자기 설사하고 구토(嘔吐)하며, 속이 불편한 경우에 효과가 있다. 위(胃)를 따뜻하게 하고 뭉친 것을 풀어주고 소화가 잘 되게 한다. 소화기가 약하여 음식을 적게 먹는 사람, 많이 먹어서 뚱뚱한 사람, 소화가 잘 되지 않는 사람에게 좋고 해독작용과 기생충에 대한 살충효과가 있다. 옹종(擁腫:부스럼 또는 혹)을 없애며 풍사(風邪:바람으로 인하여 몸에 병을 가져오는 나쁜 기운)를 물리치며 대·소변이 잘 소통되게 하여 대변이 시원히 배출되지 못하여 장부(腸腑)에 차 있는 사람과 감기 예방에 좋다. 오래 먹으면 눈과 간에 손상을 주고 사람의 마음을 흐트러지게 한다.

〉〉〉〉〉 파

성질은 부위에 따라 따뜻(溫)하고 평(平)하거나 혹은 시원(凉)하며 맛은 맵다(辛).

주로 땀을 내고 상하의 양기를 통하게 하며, 얼굴이 붓는 증상을 완화시킨다. 임산부의 경우 태아를 편안하게 하고 눈을 맑게 하며 간의 사기를 없애고 오장을 이롭게 한다. 모든 약의 독을 없애고 대·소변이 잘 통하게 한다. 많이 먹을 경우 기가 위로 치솟아 오장이 답답하게 된다.

〉〉〉〉〉 후추

성질은 아주 따뜻하고(大溫)하고 열(熱)하며 맛은 맵고 독이 없다.

주로 기(氣)를 아래로 내리고, 속을 따뜻하게 하고 담을 없애며, 오장육부에 있는 풍냉을 제거한다. 오장을 조절하고 신기를 튼튼히 하며, 장과 위를 따뜻하게 한다. 치아에 열이 뜨고 통증이 있는 것을 치료한다. 모든 생선류와 금계류, 버섯류의 독을 제거하며, 곽란(癨亂:급성 위장병으로 어지러움), 심복(心腹)의 냉통을 멈추게 한다. 많이 먹으면 폐를 상하게 한다.

〉〉〉〉〉 참기름

성질은 약간 차가우며(微寒) 맛은 달고(甘) 독은 없다.

주로 대장을 원활히 하고 장 내의 열이 뭉친 것을 치료하며 태를 부드럽게 하여 부스럼이나 종기를 치료(滑胎療瘡)한다. 그러나 많이 먹으면 목소리가 상하고 체중이 증가한다.

인삼팽이쌈
영양소 분석
(1인 기준)

열량(kcal)	283.7
단백질(g)	19.2
당질(g)	33.9
지질(g)	8.6
콜레스테롤(mg)	39.2
n-3 지방산(g)	0
n-6 지방산(g)	0.6
n-3/n-6 ratio	-
P/M/S	2.7/1.8/1
비타민 A(μgRE)	351.8
비타민 B$_1$(mg)	0.2
비타민 B$_2$(mg)	0.3
비타민 B$_6$(mg)	0.6
나이아신(mg)	5.8
비타민 C(mg)	8.1
비타민 E(mg)	0.9
섬유소(g)	0.9
칼슘(mg)	64.5
인(mg)	188.1
나트륨(mg)	839.4
칼륨(mg)	537.6
철분(mg)	4.4
엽산(μg)	81.3
회분(g)	3.8

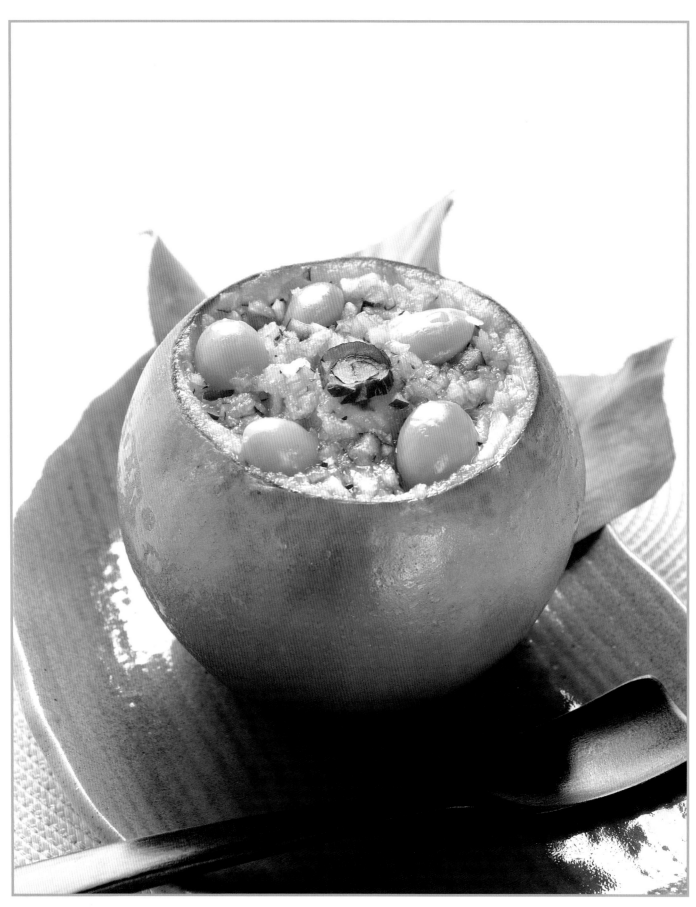

배고

담을 없애고, 폐의 기(氣)를 수렴시켜 숨이 찬 것과 기침을 멎게 해준다.
폐(肺)를 촉촉히 윤기돌게 하고 열이 많은 체질, 체내 수분이 부족해져 갈증을 느끼는 경우
에 갈증을 가라앉히는 작용을 한다.
폐(肺)와 신(腎)이 허약한 체질, 조금만 움직여도 숨이 찬 사람에게 좋으며 가래, 기침, 마른기
침을 멎게 하고 인후가 원활히 통하도록 해준다. 대하가 있는 여성, 소변이 너무 많이 나오
는 사람에게 좋다. 또한 기혈이 허약하거나 병후나 산후에 몸이 허한 사람, 폐(肺)가 건조하
여 목소리가 잘 나오지 않는 사람, 변비가 있는 사람에게 좋다.

〉〉〉〉〉〉 만드는 법

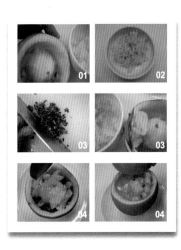

01 배는 윗부분을 잘라서 뚜껑으로 사용하고 씨 부분은 남기고 속을 파낸다.

02 생강은 씻어서 껍질을 벗기고 갈아놓는다.

03 1의 배 속에 파낸 배를 다시 넣고 꿀과 생강, 채썬 대추, 은행도 넣은 후
    배 뚜껑을 닫는다. 은행은 사용하기 전에 프라이팬에서 살짝 익혀서 껍질
    을 벗기고 사용한다.

04 밀가루 150g에 물 90cc를 넣고 반죽을 하여 3의 닫은 뚜껑 부분을 밀봉
    하여 사기그릇에 담는다.

05 냄비에 사기그릇의 1/2 높이 정도로 물을 넣고 중탕을 한다.

06 1시간 이상 중탕한 후 사기그릇을 냄비에서 꺼내어 상차림한다.

재 료 (5인 기준)
배 5개(1개=700g), 꿀 100g, 생강50g,
대추 30g(말린 것), 은행 35g,
밀가루 150g(중력분)

배 고

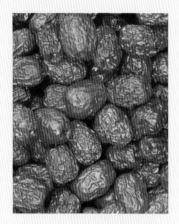

대추

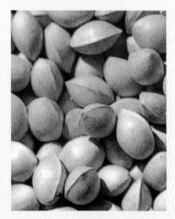

은행

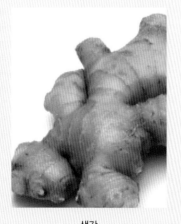

생강

〉〉〉〉〉 배

성질은 서늘하고(涼) 맛은 달고(甘) 시다(酸).

진액을 생성시키고 건조한 것을 습윤하게 하며 열을 내려주어 담을 풀어준다. 폐를 촉촉하게 하고 인후를 부드럽게 한다. 호흡기의 수분을 조절하고 심장의 열을 내려준다. 담(淡:비정상적 수액대사물)을 배출시키고 화(火:열)를 내려주며 흉중열결(胸中熱結:흉부에 열이 뭉쳐 있는 것)을 제거해 주고 갈증과 주독(酒毒)을 풀어준다.

열을 내려주고 가슴이 답답한 증상을 치료하며 풍열(風熱:한의학에서 정의하는 증후군의 명칭으로서, 예를 들면 감기의 증상 중에서 발열·오한이 심한 증상 등을 말한다)을 제거해 주기 때문에 열이 많은 체질, 입이 마르고 갈증을 느끼는 사람, 폐가 건조하여 목소리가 잘 나오지 않는 사람에게 좋다.

변비가 있는 사람, 장부(臟腑)가 마르고 건조한 사람에게 적합하며 건조한 가을에 먹으면 효과적이다.

> ### 주의
>
> 열을 내리는 데는 생것을 사용하고 촉촉하게 윤기를 돌게 하기 위해서는 익혀서 먹어야 한다. 최근에 출산을 했거나 병을 앓은 후에는 쪄서 먹는 것이 효과적이다. 소화기가 허하여 대변이 묽거나 한(寒)으로 인해 가래·기침을 하는 사람에게는 적당하지 않다. 많이 섭취하면 속을 차게 하므로 임산부나 아기, 수유부는 많이 먹어서는 안되며 과도한 섭취는 소화기의 동요를 일으킬 수 있다.

〉〉〉〉〉 꿀

성질은 평(平)하고 맛은 달다(甘).

오장을 편안히 하고 기를 더하여 준다. 중초(中焦)를 보호하고 통증을 멈추게 하고 해독하는 작용이 있다. 심(心)을 보하여 정신이 안정되게 해주며, 비위를 조절하고, 장벽(腸癖:예전에, 이질痢疾을 이르던 말. 대변에 고름과 같이 곱이 섞여 나오는 것이 창자를 씻어 내는 것과 같다고 하여 붙인 이름이다. 피가 섞여 나오는 대변)을 그치게 하고, 구창을 치료하고 귀와 눈을 밝게 한다. 여러 병을 다스리고 여러 약을 조화롭게 하고 영기(營氣:음양관계에 따라 기가 양에 속하는 것을 양기陽氣라 하고 음에 속하는 것을 음기陰氣라 하며, 혈맥 밖에 있는 것을 위기衛氣라 하고 혈맥 내부에 있는 것을 영기營氣라 한다)와 위기(衛氣:몸의 겉면에 흐르는 양기陽氣. 땀구멍을 여닫는 기능으로 외부 환경에 잘 적응하게 하면서 몸을 보호하는 기능을 한다)를 조화되게 하며, 장부를 원활히 하여 삼초(三焦:한방에서 이르는 육부六腑의 하나, 상초·중초·하초로 나눔)를 잘 통하게 한다. 장을 매끄럽게 하여 변을 잘 보게 하여 변비를 통하게 하며, 폐가 마르고 건조하여 생긴 해수(咳嗽:기침)와 폐허로 인하여 오래된 해수, 인후가 건조하고 입이 마름을 치유하고 피부를 윤택하게 한다. 또한, 노화를 지연시켜 수명을 연장시키고 신체를 튼튼하게 해준다. 설사를 하며 속이 더부룩한 사람은 삼가하여야 하며, 비위가 부실한 사람, 신기가 허활한 사람, 습열로 담이 막힌 사람 그리고 외감(外感)병이 생긴 사람은 피한다.

>>>>> 대추(대조)

성질은 따뜻(溫)하고 무독하며 맛은 달다(甘).

비위(脾胃)기능 허약으로 피곤을 많이 느끼면서 기운이 없고 식욕이 줄며 변을 묽게 보는 증상에 유효하다. 혈허(血虛)로 인하여 신체에 영양을 고르게 공급하지 못해서 나타나는 얼굴의 황색증, 입술이 건조하고 피부가 마르며 어지럽고 눈앞에서 꽃이나 별과 같은 헛것이 보이는 증상에 활용한다. 정신황홀, 불면, 신경과민, 히스테리, 갱년기장애 등과 같은 증상에 정신안정효과가 좋다. 완화작용이 있어서 독성을 감소시킨다.

항알레르기, 항암작용이 있으며 진해 · 거담작용을 가지고 있다. 또한 항산화작용을 하는데, 동물실험 결과 이 추출물이 쥐의 간장에서 지방산화를 억제하는 효과가 입증되었다.

>>>>> 은행

성질은 평(平)하고 약간의 독이 있으며(有小毒) 맛은 달고(甘), 쓰며(苦), 떫다(澀).

폐기(肺氣)를 수렴시키고 폐와 위의 탁기(濁氣)를 제거해주고 해수, 천식을 진정시켜 숨이 차고 기침이 나는 것을 멎게 한다. 폐열(肺熱)과 폐허(肺虛)로 인한 해수와 천식 모두에 응용된다.

소변이 다량으로 나오는 것을 농축시켜 소변의 양을 줄여주고 대하의 양도 줄여준다. 습열(濕熱)로 인해 소변 색깔이 희고, 대하의 색깔이 노랗고 냄새가 심할 때에 효과가 있다. 살충작용이 있어서 옴이나 전염성 피부염에 쓰이며, 배농작용이 있어 유방염에 쓰인다.

날것으로 먹으면 독이 약간 있어서 인후를 자극하며, 소아의 경우 경기를 일으키기도 한다.

폐(肺)와 신(腎)이 허약한 체질, 조금만 움직여도 숨이 찬 사람, 대하가 있는 부인, 소변이 잦은 사람에게 좋다.

>>>>> 생강

성질은 따뜻(溫)하고 무독하며 맛은 맵다(辛).

담을 풀어주며 기침을 멎게 하고 위(胃)를 따뜻하게 하므로 위장이 차서 생기는 구토증상에 효과적이다.

또한 풍한(風寒)이 폐에 침범하여 해수 및 가래를 배출하는 증상에 유효하며, 위액분비 촉진과 장관(腸管)의 연동작용을 활성화시키므로 소화를 돕는다. 혈관운동중추, 호흡중추와 심장흥분작용이 있어서 혈압을 상승시킴과 동시에 혈액순환을 촉진시킨다. 항염증 및 진통작용이 있으며, 인플루엔자균 · 콜레라균 · 개선균 등의 억제작용도 한다.

배 고
영양소 분석 (1인 기준)

열량(kcal)	165.7
단백질(g)	1.6
당질(g)	41.2
지질(g)	0.5
콜레스테롤(mg)	0
n-3 지방산(g)	0
n-6 지방산(g)	0
n-3/n-6 ratio	-
P/M/S	2.6/2.4/1
비타민 A(μgRE)	1.1
비타민 B$_1$(mg)	0.1
비타민 B$_2$(mg)	0.1
비타민 B$_6$(mg)	0.1
나이아신(mg)	0.7
비타민 C(mg)	8.2
비타민 E(mg)	0.3
섬유소(g)	1.5
칼슘(mg)	8.7
인(mg)	70.5
나트륨(mg)	7.1
칼륨(mg)	333.4
철분(mg)	0.7
엽산(μg)	13.8
회분(g)	0.9

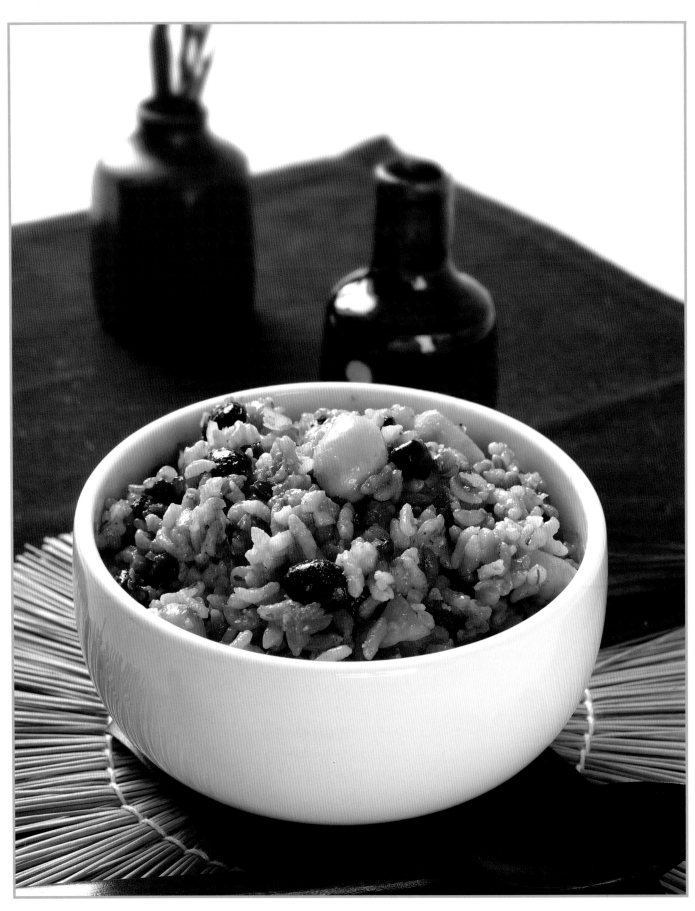

팥 보리 은행 영양밥

체내 수분대사를 원활히 해주고 습(濕)을 없애주며, 폐(肺)의 기(氣)를 수렴시켜 숨이 찬 것과
기침을 멎게 해주며, 대하를 멎게 해주고, 젖이 잘 나오게 한다.
비(脾)를 튼튼하게 하여 설사를 막고 신(腎)을 보하여 근육을 강하게 하고 지혈시키며 정신을
안정시킨다. 오장의 기운을 더하고, 얼굴빛을 좋게 하며, 노화를 막고 건조한 피부를 촉촉하
고 윤택하게 해준다.

〉〉〉〉〉 만드는 법

01 팥과 콩을 씻은 후 물 800cc를 넣고 약한 불에서 삶아낸다.

02 깐밤은 씻어서 먹기 좋은 크기로 작게 썬다.

03 대추는 씻어서 가늘게 채를 썬다.

04 용안육은 가로 세로 3mm 정도로 작게 썰어서 흩어 놓는다.

05 은행은 프라이팬에서 살짝 볶아서 속껍질을 벗긴다.

06 잘 씻은 쌀과 보리에 1~5의 재료를 섞어 냄비에 넣고 물 1,200cc를 부어
밥을 짓는다.

07 밥물이 끓어오르면 불을 줄이고 뜸을 들인다.

08 사기그릇에 담아 상차림한다.

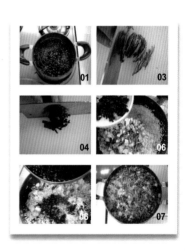

재 료 (5인 기준)
팥 35g, 보리 60g(찰보리), 은행 30g,
깐밤 120g, 대추 25g,
검은콩 30g, 용안육 30g,
쌀 300g

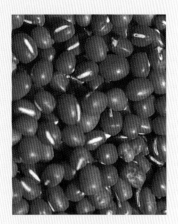

팥

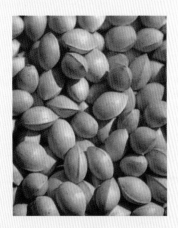

은행

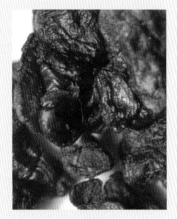

용안육

팥 보리 은행 영양밥

>>>>> 팥

성질은 평(平)하고 맛이 달고(甘) 약간 시며(酸) 독은 없다.
수분대사를 원활하게 하여 소변을 잘 나오게 하며 젖이 잘 나오게 하고 옹종(擁腫:종기)과 농혈(膿血:피고름), 소갈(消渴), 설사를 치료하고 나쁜 피(惡血)를 흩어지게 하며 주독을 풀어준다.
체내에 발진이 잘 돋는 사람, 열이 많은 사람, 습으로 인한 비만체질에 좋다.
열이 많은 종기, 피부가 벌겋게 되면서 화끈거리고 열이 나는 병증, 피부가 헐어 생긴 발진 등에 소염·배농작용을 한다.

>>>>> 보리

성질은 서늘하고(凉) 맛은 달고(甘) 짜다(鹹).
중기(中氣)를 보하고 조화시키며 음식을 잘 소화시켜 위장을 편안하게 한다. 체내의 수분대사를 원활하게 하여 부종을 가라앉히며 설사를 멎게 한다. 갈증과 열을 제거하고 오장이 허한 것을 보하여 여름에 더위를 먹어 열이 나는 경우에 좋다. 음식에 체하고 설사하는 것, 소변을 보려 해도 잘 나오지 않는 증상에 좋다.
오래 먹게 되면 머리가 세는 것을 억제시키며 피부를 매끄럽고 윤기 있게 한다. 익혀서 먹어야 이롭고 생것은 해롭다.

>>>>> 은행

성질은 평(平)하고 약간의 독이 있으며(有小毒) 맛은 달고(甘), 쓰며(苦), 떫다(澁).
폐기(肺氣)를 수렴시키고 폐와 위의 탁기(濁氣)를 제거해주고 해수, 천식을 진정시켜 숨이 차고 기침이 나는 것을 멎게 한다. 폐열(肺熱)과 폐허(肺虛)로 인한 해수와 천식 모두에 응용된다.
소변이 다량으로 나오는 것을 농축시켜 소변의 양을 줄여주고 대하의 양도 줄여준다. 습열(濕熱)로 인해 소변 색깔이 희고, 대하의 색깔이 노랗고 냄새가 심할 때에 효과가 있다. 살충작용이 있어서 옴이나 전염성 피부염에 쓰이며, 배농작용이 있어 유방염에 쓰인다.
날것으로 먹으면 독이 약간 있어서 인후를 자극하며, 소아의 경우 경기를 일으키기도 한다.
폐(肺)와 신(腎)이 허약한 체질, 조금만 움직여도 숨이 찬 사람, 대하가 있는 부인, 소변이 잦은 사람에게 좋다.

>>>>> 밤

성질은 따뜻하고(溫) 맛은 달다(甘).
기운을 돋우어 주고 장과 위를 튼튼히 한다.
비뇨기계통을 보해준다. 배고픔을 견딜 수 있게 해주고, 설사를 막아주며 신을 보하고 근골을 튼튼히 하여 허리나 다리가 뻣뻣한 증상을 치료한다. 근육이나 인대가 파열되거나 뼈가 골절된 증상에 좋다. 종기로 인한 통증이나 어혈(瘀血:혈액이 정상적 순환통로를 벗어나 있는 상태로 인체에 통증을 유발하고 다른 정상 혈액의 순환을 방해한다)을 제거해 준다.
생것은 소화가 어렵고 익은 것은 기의 순환을 방해할 수 있기 때문에 어린이에게 많이 먹이는 것은 좋지 않다.

〉〉〉〉〉 대추(대조)

성질은 따뜻(溫)하고 무독하며 맛은 달다(甘).
비위(脾胃)기능 허약으로 피곤을 많이 느끼면서 기운이 없고 식욕이 줄며 변을 묽게 보는 증상에 유효하다. 혈허(血虛)로 인하여 신체에 영양을 고르게 공급하지 못해서 나타나는 얼굴의 황색증, 입술이 건조하고 피부가 마르며 어지럽고 눈앞에서 꽃이나 별과 같은 헛것이 보이는 증상에 활용한다. 정신황홀, 불면, 신경과민, 히스테리, 갱년기장애 등과 같은 증상에 정신안정효과가 좋다. 완화작용이 있어서 독성을 감소시킨다.
항알레르기, 항암작용이 있으며 진해·거담작용을 가지고 있다. 또한 항산화작용을 하는데, 동물실험 결과 이 추출물이 쥐의 간장에서 지방산화를 억제하는 효과가 입증되었다.

〉〉〉〉〉 쌀

성질은 평(平)하고 맛은 달다(甘).
중기(中氣)를 보하고 번열증(煩熱症:열로 인한 가슴의 답답한 증상)을 없애며, 설사를 멎게 하고, 위기(胃氣)를 좋게 하여 소화를 돕고 기육(肌肉)과 근골(筋骨)을 튼튼하게 하며 속을 따뜻하게 한다. 갈증을 멎게 하고 진액을 생성시킨다.
진액(津液)이 소모되어 가슴이 답답하면서 갈증이 있을 때는 끓여서 차처럼 마신다.

〉〉〉〉〉 용안육

성질은 따뜻(溫)하고 맛은 달다(甘).
비위를 보하여 영혈부족(營血不足)을 치료한다.
심(心)과 비(脾)가 허약하여 잠을 못이루는 증상, 잘 놀라며 생각과 염려가 많아 가슴이 두근거리는 증상, 건망증, 걱정이 많은 증상, 소화력이 떨어지며 변이 묽은 증상을 해소시킨다.
항균, 항암, 항노화, 항산화, 면역기능 활성화, 강장작용 등이 있다.
오래 먹으면 의지가 강해지고 총명해지며 건망증이 없어진다.

팥 보리 은행 영양밥

영양소 분석 (1인 기준)

열량(kcal)	361.5
단백질(g)	10.1
당질(g)	75.6
지질(g)	1.8
콜레스테롤(mg)	1.0
n-3 지방산(g)	0
n-6 지방산(g)	0.1
n-3/n-6 ratio	-
P/M/S	1.6/0.8/1
비타민 A(μgRE)	2.9
비타민 B$_1$(mg)	0.2
비타민 B$_2$(mg)	0.1
비타민 B$_6$(mg)	0.3
나이아신(mg)	1.7
비타민 C(mg)	4.1
비타민 E(mg)	0.5
섬유소(g)	1.4
칼슘(mg)	36.5
인(mg)	141.1
나트륨(mg)	5.1
칼륨(mg)	491.9
철분(mg)	2.3
엽산(μg)	61.0
회분(g)	1.2

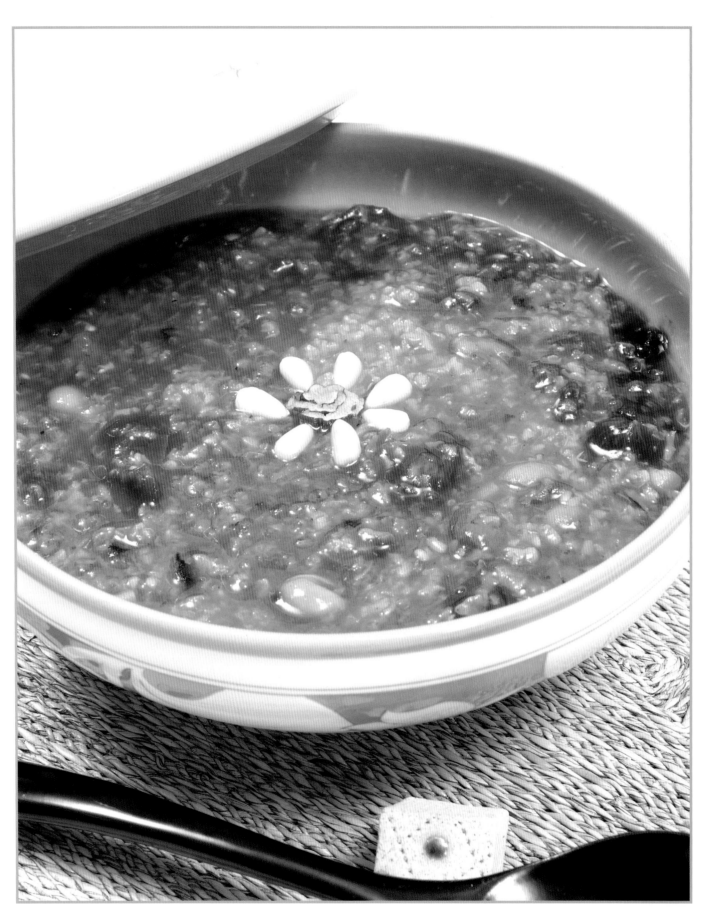

보혈팔보죽

심장과 비장을 보(補)하고 혈(血)을 도와 정신을 안정시킨다. 신장을 도와 정액이 저절로 흐르는 것을 막아준다. 기와 혈이 부족한 경우, 건망증이 있고 깊은 잠을 자지 못할 때 사용한다. 여름철 갈증을 가라앉힌다.

>>>>>> 만드는 법

01 녹두와 팥을 깨끗이 씻어서 냄비에 넣고 물 1,000cc를 부은 후 물러지도록 삶는다.

02 다른 냄비에 깨끗이 씻은 연자육과 물 1,000cc를 넣고 끓인다.

03 다른 냄비에 깨끗이 씻은 강낭콩과 물 1,000cc를 넣고 끓인다.

04 찹쌀을 깨끗이 씻어서 새 냄비에 물 2,500cc를 넣고 죽을 끓인다.

05 위의 1~3의 재료가 다 익으면 건더기만 건져서 4의 찹쌀죽에 넣는다.

06 4에 용안육(계원)을 넣고 끓인다.

07 6에 설탕 4Ts, 소금 2ts로 간을 한다.

08 마지막으로 3Ts의 청주를 넣고 끓인다.

09 보혈팔보죽이 식지 않도록 보온이 되는 그릇에 상차림한다.

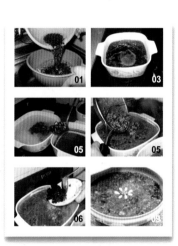

재 료 (5인 기준)
찹쌀 150g, 용안육(계원) 120g,
녹두, 팥, 연자육,
강낭콩 각각 90g(말린 것),
청주 3Ts, 설탕 4Ts,
소금 2ts, 물 5,500cc

보혈 팥보죽

>>>>> 찹쌀

성질은 따뜻(溫)하고 맛은 달다(甘).

중초를 보함으로써 오장을 따뜻하게 해주어 곽란(癨亂:급성 위장병으로 어지러운 증세)을 멎게 한다. 기를 북돋아 주어 신체를 튼튼하게 해주고 중기(中氣)를 보하고 열을 발생하게 하여 변이 굳어지게 한다. 폐를 보하여 땀이 많이 나는 증상을 치료한다.

많이 먹게 되면 경락(經絡: 인체 내의 경맥과 낙맥을 아울러 이르는 말. 전신의 기혈氣血을 운행하고 각 부분을 조절하는 통로로 이 부분을 침이나 뜸으로 자극하여 병을 낫게 한다)의 기를 가두어 사지(四肢)에 풍기(風氣)가 발생하게 되고 몽롱해지며 근육을 이완시키므로 병자와 소아는 삼가해야 한다.

비(脾)와 폐(肺)의 정기가 허하고 차서 대변이 실하지 못한 사람과 쉽게 땀을 흘리며 추위를 타는 사람에게 좋다.

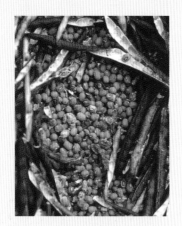

녹두

>>>>> 녹두

성질은 차거나(寒) 평(平)하고 맛은 달고(甘) 독이 없다.

오장을 조화롭게 하며 정신을 안정시키고 청열(淸熱), 청서(淸暑), 이뇨(利尿), 해독(解毒)작용이 있다. 12경맥[오장:간·심·비·폐·신, 심포, 육부:담·소장·위·대장·방광·삼초(상초, 중초, 하초)]에 두루 작용하게 된다. 열로 인한 답답함을 다스리고 열이 심하여 생긴 증상을 없애주어 열이 많은 체질에 좋다.

단독(丹毒:헌데나 다친 곳에 연쇄상구균이 들어가 생기는 급성 전염병. 피부가 붉게 붓고 열이 나며 쑤시고 아픔), 풍진(風疹:담홍색의 반상발진이 특징인 가벼운 바이러스 감염증), 장과 위의 열독, 종기, 소갈(消渴:당뇨와 같이 목이 쉬 말라 물이 자주 켜이는 증세), 설사와 이질을 치료한다.

여름에 끓여서 차로 마시면 가슴이 답답하면서 열이 나는 증상과 갈증을 제거한다.

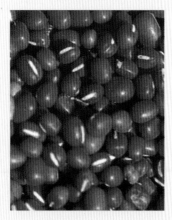

팥

>>>>> 팥

성질은 평(平)하고 맛이 달고(甘) 약간 시며(酸) 독은 없다.

수분대사를 원활하게 하여 소변을 잘 나오게 하며 젖이 잘 나오게 하고 옹종(癰腫:종기)과 농혈(膿血:피고름), 소갈(消渴), 설사를 치료하고 나쁜 피(惡血)를 흩어지게 하며 주독을 풀어준다.

체내에 발진이 잘 돋는 사람, 열이 많은 사람, 습으로 인한 비만체질에 좋다. 열이 많은 종기, 피부가 벌겋게 되면서 화끈거리고 열이 나는 병증, 피부가 헐어 생긴 발진 등에 소염·배농작용을 한다.

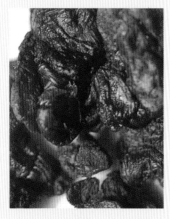

용안육

>>>>> 백설탕

성질은 차고(寒) 맛은 달고(甘) 독은 없다.

주로 가슴과 복부에 열이 차오르는 것과 입 안의 건조함, 갈증을 해소하고 심폐를 운활하게 한다. 진액을 생성시키고 술독을 풀며, 비(脾)의 기능을 도와 속을 조화롭게 하고 간기(肝氣:간의 기운)를 온화하게 한다.
많이 먹으면 심통이 생기고 치아를 손상시킨다.

〉〉〉〉〉 흑설탕

성질은 따뜻하고(溫) 맛은 달다(甘).
혈액순환을 도와 어혈(瘀血)을 풀어주고 중초(中焦)를 따뜻하게 하며 몸이 허한 것을 보해주고 급하게 느껴지는 통증을 완만하게 풀어준다.
소화기가 허하고 찬 경우, 분만 후나 여성의 월경통 등이 있을 때 먹으면 좋다.

〉〉〉〉〉 용안육

성질은 따뜻(溫)하고 맛은 달다(甘).
비위를 보하여 영혈부족(營血不足)을 치료한다.
심(心)과 비(脾)가 허약하여 잠을 못이루는 증상, 잘 놀라며 생각과 염려가 많아 가슴이 두근거리는 증상, 건망증, 걱정이 많은 증상, 소화력이 떨어지며 변이 묽은 증상을 해소시킨다.
항균, 항암, 항노화, 항산화, 면역기능 활성화, 강장작용 등이 있다.
오래 먹으면 의지가 강해지고 총명해지며 건망증이 없어진다.

〉〉〉〉〉 연자육

성질은 평(平)하고 맛은 달고(甘) 떫다(澁).
연자육은 연꽃의 씨로 기능이 허약하여 설사를 할 때 비(脾) 기능을 보(補)하여 설사를 멈추게 한다. 신경이 예민한 사람은 밥에 넣어 먹기도 한다.
비암(鼻癌)과 인후암을 억제하는 약리작용이 있고, 연자심의 리엔시닌(liensinine)은 혈압을 지속적으로 내리는 작용이 있다.
신(腎)기능이 약해서 유정(遺精) 및 몽정(夢精)이 있을 때에 토사자(兎絲子), 녹용(鹿茸)을 배합해서 쓰고, 음혈(陰血)이 손상을 받아 가슴이 뛰고 잘 놀라며 잠을 못 자는 증상에 산조인(酸棗仁), 맥문동(麥門冬)을 배합하여 사용하면 그 효력이 매우 우수하다.

보혈팔보죽

영양소 분석 (1인 기준)

열량(kcal)	323.7
단백질(g)	13.7
당질(g)	62.4
지질(g)	1.0
콜레스테롤(mg)	0
n-3 지방산(g)	0.1
n-6 지방산(g)	0.1
n-3/n-6 ratio	1
P/M/S	2.6/0.5/1
비타민 A(μgRE)	2.5
비타민 B₁(mg)	0.2
비타민 B₂(mg)	0.1
비타민 B₆(mg)	0.3
나이아신(mg)	1.6
비타민 C(mg)	0
비타민 E(mg)	0.4
섬유소(g)	2.3
칼슘(mg)	59.6
인(mg)	239.6
나트륨(mg)	405.2
칼륨(mg)	841.2
철분(mg)	3.8
엽산(μg)	220.7
회분(g)	3.4

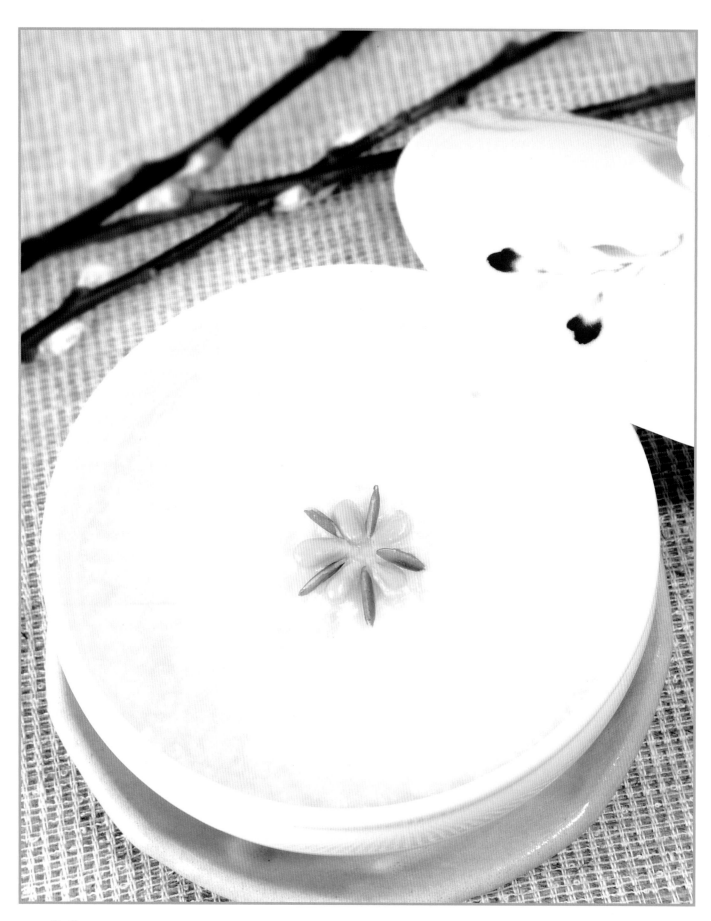

산약 백합죽

폐가 허약해져서 마른기침을 하는 경우 폐를 촉촉하게 적셔 기침을 가라앉게 하고 신경을
안정시키며 소화를 도와준다.

〉〉〉〉〉〉 만드는 법

01 쌀은 씻어서 불려놓는다.

02 산약을 쌀알만한 크기로 썬다.

03 백합을 냄비에 넣고 물을 2,000cc를 붓고 끓인다.

04 백합물이 우러나오면 그 물을 체에 받쳐 냄비에 넣고 그 물에 쌀과 산약을
넣고 죽을 끓인다.

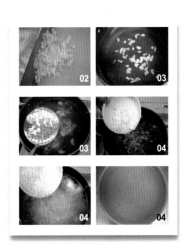

재 료 (5인 기준)
산약 100g, 백합(百合) 7g,
쌀 200g,
물 2,000cc

산약백합죽

>>>>> 쌀

성질은 평(平)하고 맛은 달다(甘).
중기를 보하고 번열증(煩熱症:열로 인한 가슴의 답답한 증상)을 없애며, 설사를 멎게 하고, 위기(胃氣)를 좋게 하여 소화를 돕고 기육(肌肉)과 근골(筋骨)을 튼튼하게 하며 속을 따뜻하게 한다. 갈증을 멎게 하고 진액을 생성시킨다.
진액(津液)이 소모되어 가슴이 답답하면서 갈증이 있을 때는 끓여서 차처럼 마신다.

>>>>> 백합(百合)

성질은 차고(寒) 독이 없으며 맛은 달고(甘) 약간 쓰다(微苦).
폐를 촉촉하게 하여 기침을 멎게 하고 심폐음허(心肺陰虛)로 인해 정신이 황홀하고 마음을 가눌 수 없으면서 언어·행동·미각이 상실되었을 때 심(心)에 열을 내려 정신을 편안하게 한다. 입맛이 쓰고 소변이 붉으면서 맥박이 약간 빠른 증상에 사용한다.
잠을 깊이 못자고 꿈이 많은 증상에 좋다.
백합 달인 물은 진해작용을 보이고 백혈구감소증에도 유효한 반응을 나타낸다. 강장작용, 항산화작용, 진정작용, 항알레르기작용 등이 입증되었다.

>>>>> 산약

성질은 평(平)하고 맛이 달다(甘).
비기(脾氣)를 보(補)해주고, 비(脾)기능 허약으로 인한 권태감과 무력감, 식욕감소, 설사를 다스린다. 폐기(肺氣)와 폐음(肺陰)의 부족으로 인한 허약증 및 해수, 천식, 점도가 높은 가래가 있는 증상에 효과가 있다.
혈당강하작용, 항노화작용, 항산화작용, 면역증강작용이 있으므로 수명연장효과가 있다. 아미노산 중 아르기닌(arginine) 성분은 자연보습인자로 피부를 촉촉하게 한다.

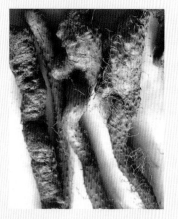

백합

산약

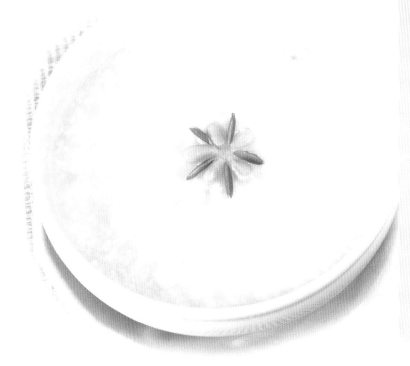

산약 백합죽

영양소 분석 (1인 기준)

열량(kcal)	150.4
단백질(g)	3.1
당질(g)	33.1
지질(g)	0.2
콜레스테롤(mg)	0
n-3 지방산(g)	0
n-6 지방산(g)	0
n-3/n-6 ratio	-
P/M/S	0
비타민 A(μgRE)	0
비타민 B_1(mg)	0.1
비타민 B_2(mg)	0
비타민 B_6(mg)	0.1
나이아신(mg)	0.6
비타민 C(mg)	1.8
비타민 E(mg)	0.2
섬유소(g)	0.2
칼슘(mg)	12.2
인(mg)	35.4
나트륨(mg)	2.6
칼륨(mg)	100.6
철분(mg)	0.6
엽산(μg)	11.8
회분(g)	0.2

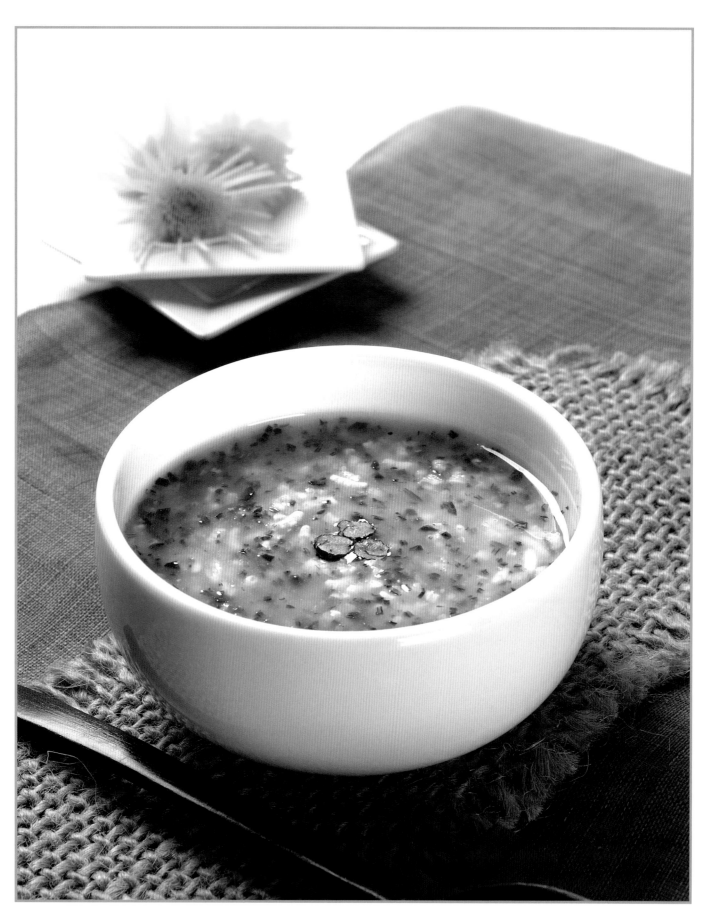

심/폐(心/肺)에 좋은 우리 음식

흑목이죽

혈(血)에 열이 있을 때 혈을 식혀 출혈을 막는다. 따라서 각혈, 토혈, 코피, 장풍(腸風), 설사에 피가 섞일 때 효과가 있다. 자궁출혈, 치질출혈 등의 출혈병(出血病)에 좋으며 위장을 잘 소통시켜 주고 음허내열로 인한 소갈증에 좋다. 혈당강하작용과 항노화작용이 있다. 신체허약과 빈혈로 인한 사지마비동통에 좋으며, 체질이 허약한 사람이나 부녀자와 노인에게 식용으로 하면 좋다. 부녀자의 적백대하(赤白帶下:여성의 질에서 나오는 흰색이나 누런색 또는 붉은색의 점액성 물질), 종기, 변비에도 효과가 있다.

갈증을 멎게 하며 변비, 혈변을 볼 때 사용한다. 폐가 허하여 가래와 기침이 생기며 목이 마르고 인후가 불편할 때 효과적이다.

>>>>>> 만드는 법

01 흑목이(목이버섯)와 산약, 찹쌀을 깨끗하게 씻어 놓는다.

02 목이버섯, 산약을 찹쌀 크기로 잘게 썬다.

03 씻은 찹쌀을 냄비에 넣고 물 2,000cc를 넣고 끓인다.

04 3이 끓기 시작하면 산약과 목이버섯 썬 것을 넣는다.

05 죽이 완성이 되면 얼음사탕 20g을 넣고 녹인다.

06 죽이 다 되면 그릇에 담아 상차림한다.

07 1일 2번에 나누어 공복에 먹는다.

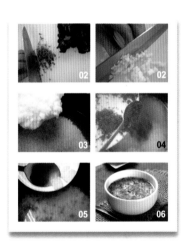

재 료 (5인 기준)
흑목이(목이버섯) 10g,
찹쌀 100g, 산약 60g,
얼음사탕 20g,
물 2,000cc

흑목이죽

>>>>> 흑목이(목이버섯)

성질은 평(平)하고 맛은 달다(甘).
혈(血)을 식히므로 지혈작용이 있다. 위와 장의 기능을 잘 소통시켜서 오장을 조화롭게 하고 기가 뭉친 것을 풀어주며 해독작용을 하고 기운이 쳐진 것을 돋우어 준다.
섬유소가 풍부하여 포만감을 주고 치질을 치료한다. 몸을 가볍게 하고 의지를 강하게 하므로 체질이 허약한 사람 및 부녀자와 노인에게 좋으나 장기간 섭취하는 것을 금하는 것이 좋다.
각혈, 토혈, 코피, 장풍(腸風), 설사에 피가 섞일 때, 소변이 잘 나오지 않으면서 소변색이 붉은빛을 보일 때, 자궁출혈, 치질출혈 등의 출혈병(出血病)에 좋다.

>>>>> 찹쌀

성질은 따뜻(溫)하고 맛은 달다(甘).
중초를 보함으로써 오장을 따뜻하게 해주어 곽란(癨亂:급성 위장병으로 어지러운 증세)을 멎게 한다. 기를 북돋아 주어 신체를 튼튼하게 해주고 중기(中氣)를 보하고 열을 발생하게 하여 변이 굳어지게 한다. 폐를 보하여 땀이 많이 나는 증상을 치료한다.
많이 먹게 되면 경락(經絡: 인체 내의 경맥과 낙맥을 아울러 이르는 말. 전신의 기혈氣血을 운행하고 각 부분을 조절하는 통로로 이 부분을 침이나 뜸으로 자극하여 병을 낫게 한다)의 기를 가두어 사지(四肢)에 풍기(風氣)가 발생하게 되고 몽롱해지며 근육을 이완시키므로 병자와 소아는 삼가해야 한다.
비(脾)와 폐(肺)의 정기가 허하고 차서 대변이 실하지 못한 사람과 쉽게 땀을 흘리며 추위를 타는 사람에게 좋다.

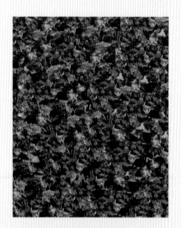

흑목이(목이버섯)

>>>>> 산약

성질은 평(平)하고 맛이 달다(甘).
비기(脾氣)를 보(補)해주고, 비(脾)기능 허약으로 인한 권태감과 무력감, 식욕감소, 설사를 다스린다. 폐기(肺氣)와 폐음(肺陰)의 부족으로 인한 허약증 및 해수, 천식, 점도가 높은 가래가 있는 증상에 효과가 있다.
혈당강하작용, 항노화작용, 항산화작용, 면역증강작용이 있으므로 수명연장효과가 있다. 아미노산 중 아르기닌(arginine) 성분은 자연보습인자로 피부를 촉촉하게 한다.

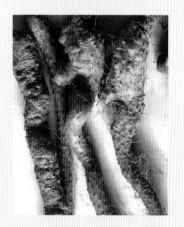

산약

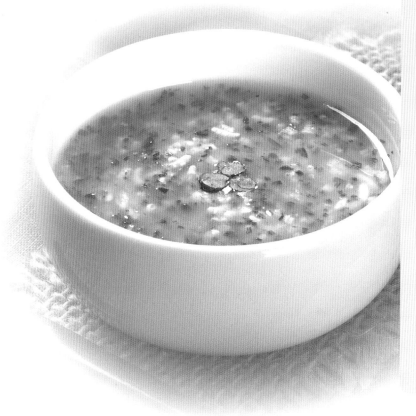

흑목이죽

영양소 분석 (1인 기준)

열량(kcal)	102.2
단백질(g)	2.0
당질(g)	22.9
지질(g)	0.1
콜레스테롤(mg)	0
n-3 지방산(g)	0
n-6 지방산(g)	0
n-3/n-6 ratio	-
P/M/S	0
비타민 A(μgRE)	0
비타민 B$_1$(mg)	0.1
비타민 B$_2$(mg)	0
비타민 B$_6$(mg)	0.1
나이아신(mg)	0.5
비타민 C(mg)	1.1
비타민 E(mg)	0.2
섬유소(g)	0.3
칼슘(mg)	9.5
인(mg)	40.8
나트륨(mg)	3.2
칼륨(mg)	95.2
철분(mg)	1.2
엽산(μg)	13.4
회분(g)	0.3

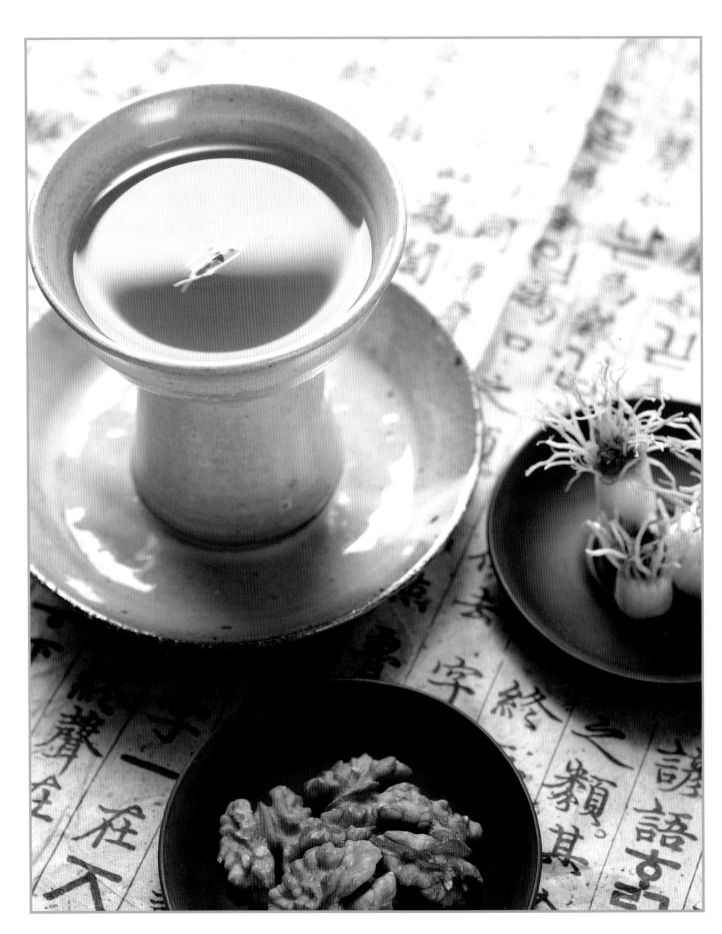

파뿌리 호두 생강차

몸 안의 한기(寒氣)를 내몰아 땀을 내게 하고 땀과 함께 사기(邪氣)를 체외로 배출시켜 속을 따뜻하게 해주므로 구토를 멎게 해주고 인체의 양(陽)이 다시 통하게 한다. 폐(肺)를 따뜻하게 해서 담음(痰飮)을 제거하며 소화기를 튼튼하게 해준다. 임신시의 출혈을 막아주고, 젖이 잘 나오게 한다. 몸이 냉하여 한(寒)한 체질, 속이 찬 체질, 식욕부진, 소화불량, 설사 등의 증상에 좋으며 임산부가 섭취하면 좋다.

>>>>>> 만드는 법

01 파뿌리는 흐르는 물에 깨끗이 씻는다.

02 생강은 껍질을 벗기고 얇게 저민다.

03 호두는 씻어 놓는다(호두는 단단한 겉껍질을 까서 사용한다).

04 주전자에 1, 2, 3의 재료를 넣고 물 2,000cc를 넣어 푹 끓인다.

05 찻잔에 담아 꿀과 함께 상차림한다.

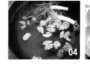

재 료 (5인 기준)
파뿌리 20g, 호두 30g
생강 10g, 꿀 25g
물 2,000cc

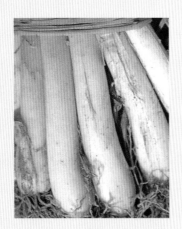

파

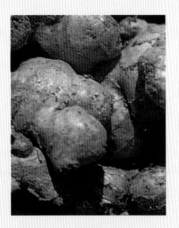

생강

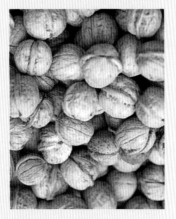

호두

〉〉〉〉〉 파

성질은 부위에 따라 따뜻(溫)하고 평(平)하거나 혹은 시원(凉)하며 맛은 맵다(辛).

주로 땀을 내고 상하의 양기를 통하게 하며, 얼굴이 붓는 증상을 완화시킨다. 임산부의 경우 태아를 편안하게 하고 눈을 맑게 하며 간의 사기를 없애고 오장을 이롭게 한다. 모든 약의 독을 없애고 대·소변이 잘 통하게 한다. 많이 먹을 경우 기가 위로 치솟아 오장이 답답하게 된다.

〉〉〉〉〉 생강

성질은 따뜻(溫)하고 무독하며 맛은 맵다(辛).

담을 풀어주며 기침을 멎게 하고 위(胃)를 따뜻하게 하므로 위장이 차서 생기는 구토증상에 효과적이다.

또한 풍한(風寒)이 폐에 침범하여 해수 및 가래를 배출하는 증상에 유효하며, 위액분비 촉진과 장관(腸管)의 연동작용을 활성화시키므로 소화를 돕는다. 혈관운동중추, 호흡중추와 심장흥분작용이 있어서 혈압을 상승시킴과 동시에 혈액순환을 촉진시킨다. 항염증 및 진통작용이 있으며, 인플루엔자균·콜레라균·개선균 등의 억제작용도 한다.

〉〉〉〉〉 호두

성질은 따뜻하고(溫) 맛은 달다(甘).

몸을 살찌우고 건강하게 하며 피부를 윤택하게 하고 모발을 검게 한다. 폐와 장을 보해주며 천식을 가라앉히고, 장을 매끄럽게 하여 대변을 잘 통하게 해준다. 또한 소변을 잘 나오게 하며 눈썹 사이가 떨리는 증상을 없애준다.

신(腎)을 보하여 양기(陽氣)를 도와주며 허리를 튼튼하게 해준다. 정액을 굳게 지켜 저절로 흐르는 것을 방지해 주며 안색을 좋게 하며 노화를 방지한다.

몸이 허하고 찬 체질, 폐신(肺腎)이 허한 체질, 산후의 허약해진 산모, 변비가 있는 사람, 체력이 쇠약해진 노인에게 좋다. 담이 많고 열이 많은 사람은 적게 먹는 것이 좋다.

담음(痰飲)이란?

담(痰)과 음(飲)은 수액의 대사 장애로 인하여 생기는 병리적 산물이다.
체내에 물이 쌓이면 음(飲)이 되고 음이 엉키면 담(痰)이 된다.
맑고 묽은 것은 음(飲), 점액질인 것은 담(痰)이라고 한다.
양자는 원천이 같으므로 담음(痰飲)이라 부른다.

담음(痰飲)의 형성 원인

담음(痰飲)은 수액이 쌓이고 정상적으로 분포, 유통, 배설되지 못하
여 생기는 것이다.
주로 폐(肺), 비(脾), 신(腎) 세 장기의 기능이 약해져 수액의 정상적
인 수송과 분포에장애가 생기면 체내에 수음(水飲)이 형성된다.
수음(水飲)이 체내에 쌓여 한열(寒熱)과 기화 등으로 졸여지고 엉키
면 담(痰)이 된다.
또한 화열(火熱)로 졸여지거나 한적(寒積)이 응결되어 담(痰)이 되고
기도의 폐색으로 음(飲)이 엉켜서 담(痰)이 된다.

담음(痰飲)의 증후 특징

- 폐에 담이 생기면 : 해천(咳喘), 객담
- 담이 머리 부위로 올라가면 : 어지러움, 혼미
- 담이 심규에 있으면 : 심계, 신혼, 전광증(정신착란증)
- 담기가 인후에 응결되면 : 목 안이 막혀 이물감
- 담이 위완부에 있으면 : 오심, 구토
- 담이 흉협에 있으면 : 천식, 기침할 때 가슴의 통증
- 담이 사지에 생기면 : 사지마비, 사지통증
- 담이 경맥근골에 있으면 : 임파선 종창, 반신불수
- 음이 피부 근육에 있으면 : 부종, 신체가 아프고 무거움
- 음이 흉협에 머무르면 : 기침이 나고 숨이 참
- 음이 횡격에 있으면 : 기침과 천식으로 기(氣)가 거꾸로 올라와
  편안히 누울 수 없고 얼굴이 부종이 생기는 등의 특징이 있다.

파뿌리 호두 생강차

영양소 분석 (1인 기준)

열량(kcal)	55.9
단백질(g)	1.0
당질(g)	5.0
지질(g)	4.0
콜레스테롤(mg)	0
n-3 지방산(g)	0
n-6 지방산(g)	0
n-3/n-6 ratio	-
P/M/S	2/0/1
비타민 A(μgRE)	5.4
비타민 B$_1$(mg)	0
비타민 B$_2$(mg)	0
비타민 B$_6$(mg)	0
나이아신(mg)	0.1
비타민 C(mg)	1.1
비타민 E(mg)	0.2
섬유소(g)	0.2
칼슘(mg)	9.1
인(mg)	22.1
나트륨(mg)	0.8
칼륨(mg)	37.1
철분(mg)	0.2
엽산(μg)	0.9
회분(g)	0.2

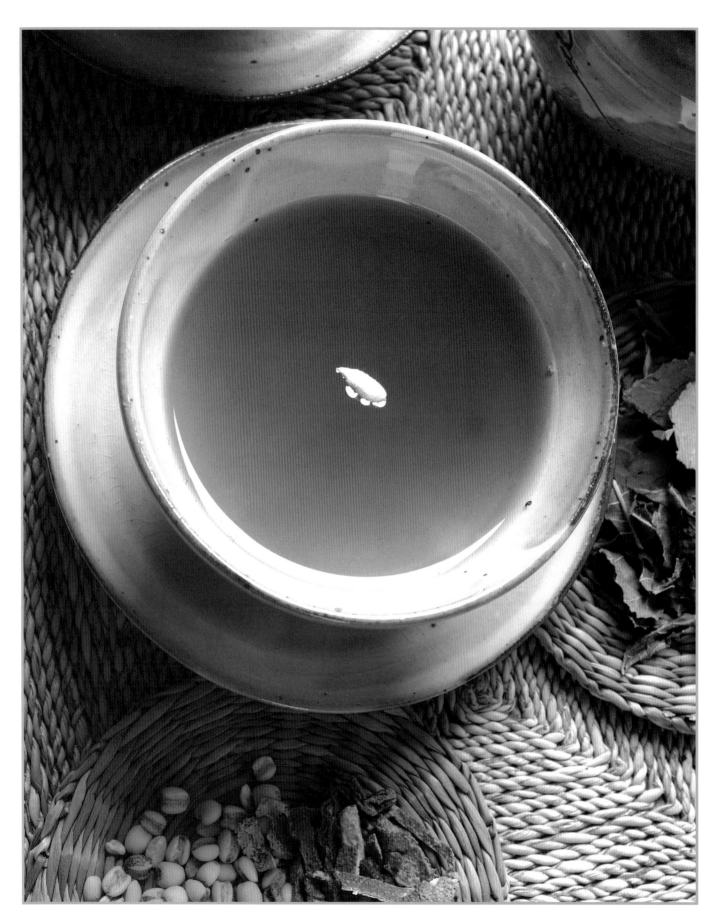

감비차

고지혈증과 단순비만에 효과가 있으며 조열(燥熱)로 인한 폐의 손상에도 탁월한 효능이 있다.

>>>>>> 만드는 법

01 주전자에 하엽, 상엽, 산사, 율무, 진피 등의 각 재료를 넣고 물 2,400cc를
붓고 1시간 정도 끓인다.

02 끓인 차를 체에 받쳐 건더기는 건지고 찻물은 잔에 담아 실백을 띄워 꿀과
함께 상차림한다.

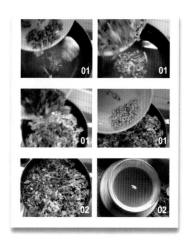

재 료 (5인 기준)
하엽 20g, 상엽 10g, 산사 10g,
율무 10g, 진피 5g, 꿀 25g,
물 2,400cc

감비차

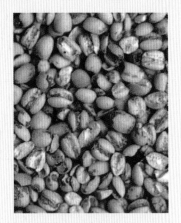

율무

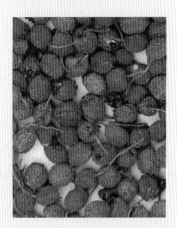

산사

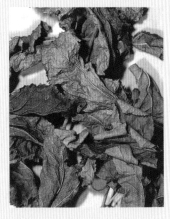

상엽

>>>>> 율무

성질이 서늘하고(凉) 맛은 달고(甘) 싱겁다(淡).

소화기를 튼튼하게 하고 체내 수분대사를 도와준다. 열을 내리고 곪은 농을 배출시켜 폐농양, 맹장염 등에 널리 활용된다.

근골을 강건하게 한다. 폐위, 폐기를 다스리고 농혈을 토하게 하며 해수를 치료한다.

비(脾)기능의 허약으로 비에 습(濕)이 정체되어 일어난 수종(水腫:몸의 조직 사이나 체강 안에 장액·림프액 등이 괴어 몸이 붓는 병), 각기, 천급(喘急), 소변의 양이 적고 잘 나오지 않는 증상 및 음식 감소, 설사, 풍습비증으로 근맥이 경직되어가는 증상에 좋다.

건각기나 습각기가 발생되는 것(건각기는 붓지 않고 습각기는 부으면서 다리가 아프다)을 치료하며, 장과 위를 이롭게 하여 체내에 수습(水濕)이 있는 사람, 백색의 대하, 습으로 인하여 사지동통이 있는 사람, 대변이 형태가 없는 사람, 근육과 뼈에 힘이 없는 사람, 열이 많은 사람에 좋다.

오래 먹게 되면 식욕이 생기게 되고 몸이 가벼워지면서 기운이 솟는다. 임신부는 복용해서는 안 된다.

>>>>> 진피

성질은 따뜻하고(溫) 독이 없으며 맛은 맵고(辛) 쓰다(苦).

기를 잘 순환시키고 담을 풀어주며 소화기능을 도와준다. 해수와 천식에 진해·거담작용을 나타낸다.

소염·진통작용이 있으며 요량(尿量) 및 요산(尿酸)의 배설을 촉진시키고 황색포도상구균 등을 억제하는 작용이 있다.

>>>>> 산사

성질은 약간 따뜻하고(微溫) 맛은 달고(甘) 시다(酸).

음식이 체한 것을 풀어주고 혈액순환을 도와 어혈을 흩어주며 비장의 기운을 도와 입맛이 돌게 하고 음주로 인한 증상을 풀어준다.

건위(建胃:위를 튼튼하게 함)작용 및 소화촉진작용이 있어 소화불량, 육식 소화장애, 복통 등에 탁월한 효과를 보인다. 혈액순환 개선으로 산후복통, 생리통 등에 활용된다. 어혈(瘀血)을 제거하므로 타박어혈동통의 통증을 가라앉힌다.

지질용해작용이 있어 관상동맥장애와 협심증, 고혈압, 고지혈증 등에 널리 응용된다.

강심작용이 있으며, 혈압강하, 관상동맥혈류량촉진, 혈관확장에 유효하다. 콜레스테롤의 흡수를 억제하고, 죽상동맥경화에 효력을 나타내며, 동물성 지방 식품의 소화촉진에 현저한 효과가 있다. 병원 미생물 억제작용, 진정작용이 있으며, 모세혈관 투과성을 높이고, 자궁수축작용을 나타낸다.

>>>>> 상엽

성질은 차고(寒) 무독하며 맛은 달고(甘) 쓰다(苦).
혈당강하작용, 항균·소염작용이 있다. 체내의 단백질 합성을 촉진시키고 세포생장과 표피생산을 촉진한다. 혈중 콜레스테롤과 지질의 수치를 낮춘다.

담습(痰濕) 체질의 특징

- 기름지고 단음식을 좋아한다.
- 몸이 자주 피곤하다.
- 계속 자고 싶다.
- 머리가 어지럽다.
- 몸이 찌뿌드드하고 무겁다.
- 가슴이나 속이 답답하다.
- 입 안이 끈적끈적 달라붙고 느끼하다.
- 잠을 잘 때 코를 골고 가래 끓는 소리가 난다.
- 설태가 미끈거린다.
- 맥박이 규칙적이지 않다.

감비차

영양소 분석 (1인 기준)

열량(kcal)	35.6
단백질(g)	0.6
당질(g)	5.5
지질(g)	1.5
콜레스테롤(mg)	0
n-3 지방산(g)	0
n-6 지방산(g)	0
n-3/n-6 ratio	-
P/M/S	0
비타민 A(μgRE)	0
비타민 B$_1$(mg)	0
비타민 B$_2$(mg)	0
비타민 B$_6$(mg)	0
나이아신(mg)	0.1
비타민 C(mg)	0.2
비타민 E(mg)	0.3
섬유소(g)	0.1
칼슘(mg)	3.4
인(mg)	11.4
나트륨(mg)	0.5
칼륨(mg)	18.8
철분(mg)	0.3
엽산(μg)	1.8
회분(g)	0.1

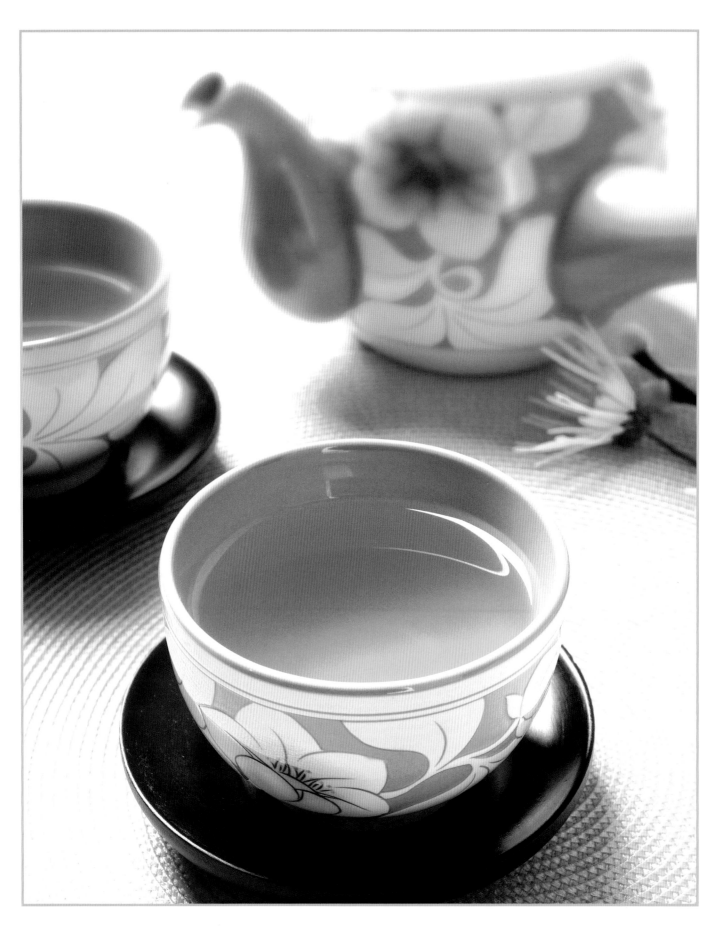

행국차

감기로 코가 막히고 목이 붓고 목소리가 갈라지며 해수와 가래가 많을 때 좋다. 또한 폐열
(肺熱)로 인한 해수(咳嗽:기침), 천식 등에 효과가 있다. 갈증 및 변비치료에 널리 쓰인다.

>>>>>> 만드는 법

01 행인을 찧어 주전자에 국화, 물을 함께 넣고 약한 불에 1시간 정도 끓인다.

02 끓인 행국차를 찻잔에 담아 상차림한다.

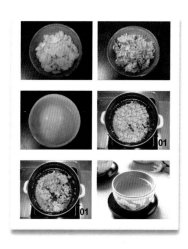

재 료 (5인 기준)
행인 30g, 국화 5g,
물 1,800cc

행국차

>>>>> 행인

성질은 약간 따뜻하고(微溫) 약간의 독이 있으며 맛은 쓰고(苦) 약간 맵다 (辛).

기를 아래로 내려주고 폐경(肺經)에 작용해서 해수·천식을 멎게 하며 장을 윤활하게 하여 변비에 효과적이다. 풍열해수, 풍한해수에 응용하며 감기로 코가 막히고 목이 가라앉으며 해수와 가래가 많을 때나, 폐열(肺熱)로 인한 해수, 천식, 갈증에 효과적이다.

장위(腸胃)에 열이 많고 진액(津液)이 부족해서 일어난 변비 및 허약자나 노인의 변비에 유효하다. 가벼운 호흡중추 억제로 진해·평천효과가 있다. 항종양작용이 있고, 티푸스균, 회충, 촌충, 요충의 억제작용이 있다.

>>>>> 국화 (황국)

성질은 약간 차고(微寒) 맛은 달고(甘) 쓰다(苦).

외감(外感:기후의 갑작스러운 변화 등으로 일어나는 병의)성으로 인한 오한, 열, 두통, 머리가 어지러운 증상을 개선시키며, 신경을 지나치게 써서 일어나는 고혈압으로 머리가 팽창되는 듯하며 아픈 증상을 다스린다. 간기능을 활성화시키므로 눈이 충혈되고 아픈 증상을 해소시키며, 간신음허(肝腎陰虛) 증상으로 눈이 어지럽고 꽃이나 별과 같은 헛것이 보이는 증상에 구기자(枸杞子), 숙지황(熟地黃)과 같이 사용한다.

열독(熱毒)을 제거하므로 피부가 헐어 생긴 발진에 유효하다. 위열(胃熱)을 제거하므로 복통, 위산과다 및 소화가 잘 안되고, 입 안에서 냄새가 나는 것, 찬 음료를 마시고 싶은 충동 등을 다스리는 데 쓰인다.

약리작용으로는 관상동맥 확장작용과 혈류촉진효과가 입증되었으며, 관상동맥의 혈류량을 증가시키고 혈청 지질강하작용도 있다. 또한 항균작용이 있으며 관상동맥질환, 고혈압, 동맥경화증 등에 널리 쓰인다.

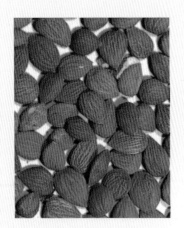

행인

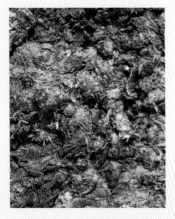

국화

양성(陽性) 체질의 특징

- 체격이 아주 건장하다.
- 몸에 열이 많다.
- 얼굴이 붉고 윤기가 난다.
- 차가운 것을 좋아하고 뜨거운 것을 싫어한다.
- 갈증이 자주 나고 음료수를 자주 마신다.
- 입 안이 쓰고 냄새가 난다.
- 소변이 짧고 색이 진하다.
- 대변의 수분이 부족하다
- 양성질의 특징은 오장육부기능의 균형이 깨짐으로 해서 생긴 증상이다.

행국차
영양소 분석 (1인 기준)

열량(kcal)	3.0
단백질(g)	0.1
당질(g)	0.7
지질(g)	0
콜레스테롤(mg)	0
n-3 지방산(g)	0
n-6 지방산(g)	0
n-3/n-6 ratio	-
P/M/S	0
비타민 A(μgRE)	1.1
비타민 B$_1$(mg)	0
비타민 B$_2$(mg)	0
비타민 B$_6$(mg)	0
나이아신(mg)	0
비타민 C(mg)	0.3
비타민 E(mg)	0.1
섬유소(g)	0.1
칼슘(mg)	1.6
인(mg)	2.5
나트륨(mg)	0.1
칼륨(mg)	25.0
철분(mg)	0.1
엽산(μg)	1.2
회분(g)	0.1

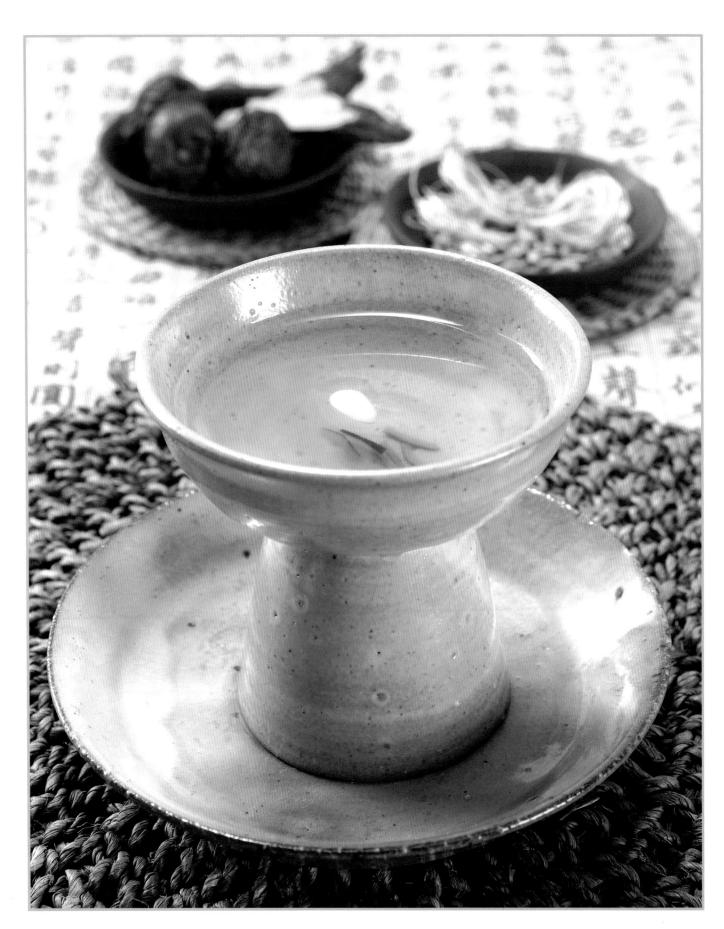

밀 대추차

부인의 히스테리 발작, 우울증, 정신적 충격으로 의욕이 없을 때 오장의 기운을 더하며, 얼굴빛을 좋게 하고 노화를 막아준다. 하품을 자주 하는 경우와 비위(脾胃)가 허약한 경우, 폐가 허하여 기침·가래가 있을 때에 사용한다.

⟩⟩⟩⟩⟩⟩ 만드는 법

01 감초, 밀, 대추를 물 2,500cc에 넣고 약한 불에 1시간 끓인다.

02 차를 찻잔에 담아 상차림한다.

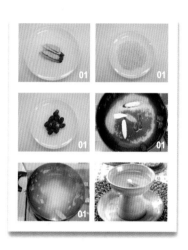

재 료 (5인 기준)
감초 10g, 밀 50g(통밀),
대추 25g(말린 것),
물 2,500cc

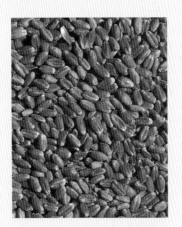

밀

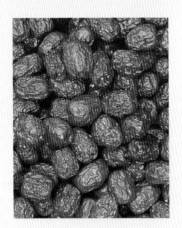

대추

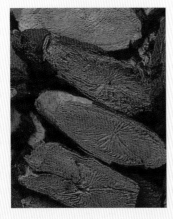

감초

〉〉〉〉〉 밀

성질이 서늘하고(涼) 맛은 달다(甘).

심을 보하고 정신을 안정시키며 열을 내려주어 갈증을 그치게 하고 간을 보양하며 신(腎)의 기능을 도와 기력을 좋게 한다.

피를 토하거나 하혈하는 것을 멎게 하고 안정시키는 효과가 있어 여성의 성기부정출혈, 토혈(吐血), 코피가 잘 나는 증상에 좋다.

기혈(氣血)이 허약한 사람, 피로하여 힘이 없는 사람, 몸이 마르고 약한 사람에게 좋다.

〉〉〉〉〉 대추(대조)

성질은 따뜻(溫)하고 무독하며 맛은 달다(甘).

비위(脾胃)기능 허약으로 피곤을 많이 느끼면서 기운이 없고 식욕이 줄며 변을 묽게 보는 증상에 유효하다. 혈허(血虛)로 인하여 신체에 영양을 고르게 공급하지 못해서 나타나는 얼굴의 황색증, 입술이 건조하고 피부가 마르며 어지럽고 눈앞에서 꽃이나 별과 같은 헛것이 보이는 증상에 활용한다. 정신황홀, 불면, 신경과민, 히스테리, 갱년기장애 등과 같은 증상에 정신안정효과가 좋다. 완화작용이 있어서 독성을 감소시킨다.

항알레르기, 항암작용이 있으며 진해ㆍ거담작용을 가지고 있다. 또한 항산화작용을 하는데, 동물실험 결과 이 추출물이 쥐의 간장에서 지방산화를 억제하는 효과가 입증되었다.

〉〉〉〉〉 감초

성질은 평(平)하고 독이 없으며 맛은 달다(甘).

비위(脾胃)의 기능을 좋게 하므로 비위기능의 허약으로 기운이 없고 몸이 나른하여 의욕이 생기지 않을 때 및 사지무력(四肢無力:사람의 팔다리가 힘 또는 기운이 없는 증상), 식욕부진, 변을 묽게 보는 증상에 좋으며 위장의 경련과 동통(疼痛:몸이 쑤시고 아픔)을 그치게 한다

폐를 촉촉하게 하여 진해ㆍ거담의 효과를 보이며, 심장의 혈기 부족으로 맥박이 고르지 않고 가슴이 뛰는 증상에 좋다. 또한 정신을 안정시켜 히스테리를 다스린다. 사지의 근육경련을 풀어주고 해독작용이 있으며 약과 약의 조화를 이루게 한다.

약리적인 효능은 부신피질 자극작용이 있으며, 감초의 유효 성분들은 항염증작용이 있다. 세포의 탐식 능력을 높여 주고, 차고 더운 것과 기아 상태에서의 조절작용을 나타낸다.

항궤양작용이 있어서 위ㆍ십이지장 궤양에 현저한 반응을 보이고, 자궁 등의 평활근 경련을 풀어주며, 여러 약물 중독에 대해 해독작용을 한다.

진해ㆍ거담작용, 진통작용, 항균작용, 혈당강하작용, 면역기능항진작용, 항암작용을 나타낸다.

음허(陰虛)의 체질의 특징

■ 형체가 마르고, 얼굴색이 어둡고 윤기가 없다.

■ 얼굴이 자주 빨개지고, 화끈화끈거린다.

■ 갈증이 자주 난다.

■ 찬 음료수 마시는 것을 좋아한다.

■ 몸이 뜨거운 것을 싫어하고 손발이 뜨겁다.

■ 자주 화를 내고 짜증을 낸다.

■ 대변은 변비기운이 있고, 소변은 붉은 색을 띤다.

■ 소변을 짧게 본다. 허의 색깔이 붉고 설태가 엷다.

■ 맥이 가늘고 느리다.

기울(氣鬱)체질의 특징

■ 마음이 조급하다.

■ 화를 잘 낸다.

■ 근심, 걱정이 많다.

■ 속이 자주 더부룩하고 답답하다.

■ 자주 한숨을 쉰다.

■ 식욕이 부진하고 맥이 깊고 규칙적이지 않다.

밀 대추차
영양소 분석

	(1인 기준)
열량(kcal)	48.3
단백질(g)	1.5
당질(g)	10.5
지질(g)	0.4
콜레스테롤(mg)	0
n-3 지방산(g)	0
n-6 지방산(g)	0.1
n-3/n-6 ratio	–
P/M/S	2.8/0.6/1
비타민 A(μgRE)	0.1
비타민 B$_1$(mg)	0
비타민 B$_2$(mg)	0
비타민 B$_6$(mg)	0.1
나이아신(mg)	0.6
비타민 C(mg)	0.4
비타민 E(mg)	0.2
섬유소(g)	0.4
칼슘(mg)	8.0
인(mg)	44.8
나트륨(mg)	0.7
칼륨(mg)	85.6
철분(mg)	0.4
엽산(μg)	4.9
회분(g)	0.3

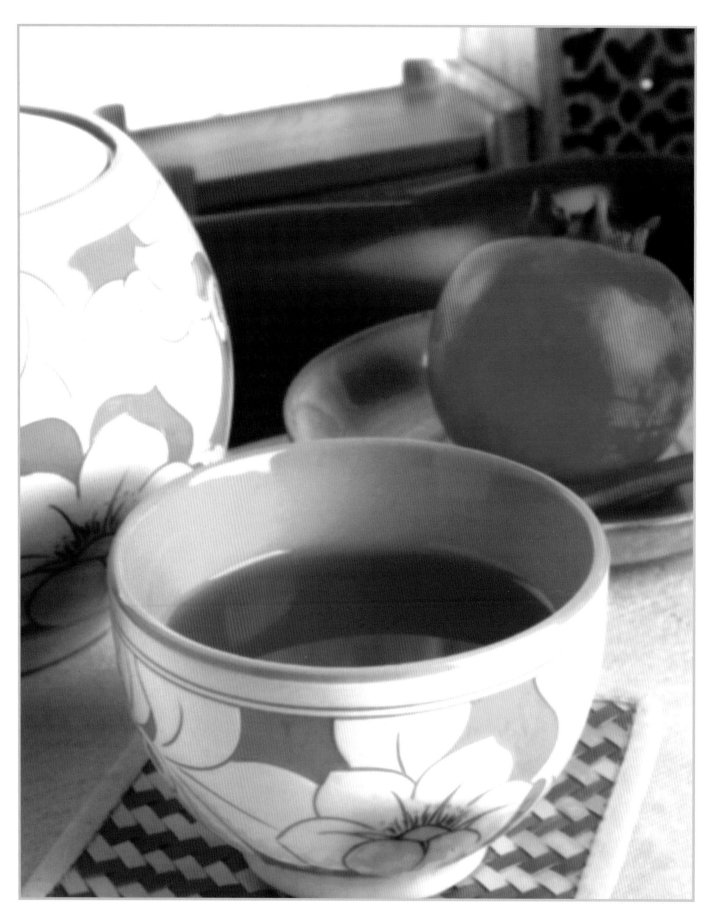

심/폐(心/肺)에 좋은 우리 차

시호 맥문동차

음혈이 손상되어 가슴속이 답답하고 편안하지 않은 경우, 마른기침을 하는 경우, 오래된 해
수 등에 효과가 있으며 기운을 북돋아주어 정신력을 강화시키고 사고력을 향상시킨다.

〉〉〉〉〉〉 만드는 법

01 오미자를 깨끗이 씻은 후 그릇에 담고 물 600cc를 부어 오미자물을 우려
낸다.

02 주전자에 시호, 맥문동 그리고 물 1,500cc를 넣고 끓인다.

03 2의 물이 끓어서 우러나오면 1의 오미자를 물을 체에 받쳐서 거른 후 섞는
다.

04 섞은 물을 다시 끓인 후 찻잔에 담아 꿀과 함께 잣을 띄워 상차림한다.

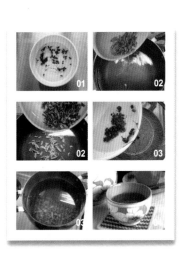

재 료 (5인 기준)
시호 20g, 맥문동 20g,
오미자 20g, 꿀 25g, 잣 10g,
물 2,100cc

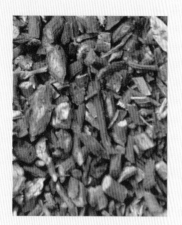

시호

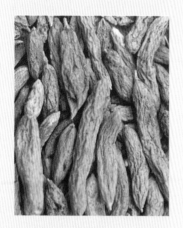

맥문동

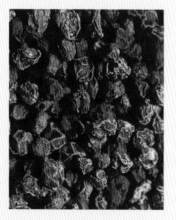

오미자

시호

성질은 서늘하고(凉) 독이 없으며 맛은 쓰다(苦).

열을 내리고 감기로 인한 발열증상을 치료하며 해열과 발한(發汗)효과가 강하다. 간기울결(肝氣鬱結)로 인한 가슴과 옆구리의 통증, 유방의 통증, 생리불순, 생리통 등을 다스린다.

기운을 북돋워주는 작용을 하므로 탈항, 자궁하수 및 기력이 쇠잔하고 피곤을 많이 느끼는 경우에 좋다.

사포닌(saponin) 성분은 해열·진정·진통·진해작용이 현저하며, 정유는 해열 효과를 나타낸다. 사이코사포닌(saikosaponin)은 항염증작용이 강하며, 간 손상에 보호 작용이 현저하고 담즙분비를 촉진시킨다. 지질대사를 활성화시켜 고지혈증(高脂血症)을 내리고, 체액 면역과 세포면역기능을 증강시키며, 용혈성 연쇄상구균, 콜레라균, 결핵균, 인플루엔자 바이러스의 억제작용을 나타낸다.

맥문동

성질은 약간 차고(微寒) 독이 없으며 맛은 달고(甘) 약간 쓰다(微苦).

음을 자양하고 폐를 촉촉하게 하며 소화기능을 좋게 한다. 진액을 생성시키므로 폐음(肺陰)이 손상되어 음허(陰虛)로 일어나는 해수, 각혈 등의 증상에 좋다. 위음(胃陰)이 손상되고 허약해서 혀가 마르고 갈증이 나는 데 좋고, 소갈증으로 입 안이 건조하고 물을 많이 마시며 음식을 많이 먹는 증상에 좋다.

음혈(陰血)이 손상되어 가슴속이 답답하고 편치 않아서 팔다리를 가만히 두지 못하는 증상과 잠을 이루지 못하는 증상에 좋다.

변비에 윤장(潤腸), 통변(通便)의 효과가 있다.

항산화작용이 있고, 관상동맥의 혈류량 촉진과 심장근육의 결혈증(缺血症)에 보호작용이 현저하다. 심장 근육의 수축력을 개선하고, 진정작용을 나타낸다. 면역증강작용이 있고, 혈당저하작용이 있으며 백색포도상구균, 고초간균, 대장균, 인플루엔자균에 억제작용을 보인다.

오미자

성질은 따뜻하고(溫) 맛은 시고(酸) 달며(甘) 독이 없다.

신맛은 수렴성이 강하고 자음(滋陰)효과가 커서 오래된 해수(咳嗽:기침), 천식에 유효하다. 수렴(收斂)작용이 있어서 피부의 땀샘을 수축시켜 땀이 많아지는 것을 방지하고, 진액의 생성작용이 강하여 갈증을 풀어주고 기운이 없는 소갈증에 유효하다.

신(腎)기능 허약으로 인한 유정(遺精), 유뇨(遺尿) 및 소변을 자주 보는 증상을 다스리며, 오래된 이질, 설사에도 효력이 뛰어나다.

음혈(陰血) 부족으로 가슴이 뛰고 잠을 이루지 못하면서 꿈이 많은 증상에 쓰인다. 뇌력(腦力)과 지력(智力)을 향상시켜 기억력 감퇴, 집중력 감소, 정신이 산만한 증상이 있을 때 정신력을 강화시키고 사고력을 향상시킨다.

중추신경계통에 작용하여 대뇌피질의 흥분작용을 나타내는 동시에 혈압강하작용과 거담·진해작용을 보인다. 호흡흥분작용을 나타내며, 당대사를 촉진시키고 간장 내 당원 분해에 관여하며, 세포면역기능의 증강작용을 나타낸다.

자궁흥분작용, 담즙분비 촉진작용, 위액분비 조절작용이 입증되었으며, 시력증대·시야확대작용이 있다. 또한 포도상구균, 탄저균, 인플루엔자균, 폐렴균, 이질균, 콜레라균의 발육을 억제하는 작용이 있다.

〉〉〉〉〉 잣

성질은 약간 따뜻하고(微溫) 맛은 달다(甘).

폐·위를 보해주고 해수를 치료해 주며 오장을 윤기 있게 해주고 변비에 효과가 있다.

음액(陰液)을 자양(滋養)하여 간풍(肝風)을 없애고 기혈(氣血)을 보해주며 위장을 따뜻하게 해주고 살이 찌게 하며 노화를 방지한다.

관절이 쑤시거나 머리가 어지러울 때 효과가 있으며 마비된 근육을 풀어주고 저린 증상을 없애주고 피부를 윤택하게 해준다.

몸이 마르고 여윈 사람, 변비가 있는 사람, 노년의 신체가 쇠약한 사람에게 좋다.

시호 맥문동차

영양소 분석	(1인 기준)
열량(kcal)	40.6
단백질(g)	1.0
당질(g)	6.1
지질(g)	1.6
콜레스테롤(mg)	0
n-3 지방산(g)	0
n-6 지방산(g)	0
n-3/n-6 ratio	-
P/M/S	0
비타민 A(μgRE)	103.1
비타민 B_1(mg)	0
비타민 B_2(mg)	0
비타민 B_6(mg)	0
나이아신(mg)	0.7
비타민 C(mg)	0.6
비타민 E(mg)	0.3
섬유소(g)	0.5
칼슘(mg)	31.1
인(mg)	19.6
나트륨(mg)	7.0
칼륨(mg)	99.8
철분(mg)	0.6
엽산(μg)	6.7
회분(g)	0.2

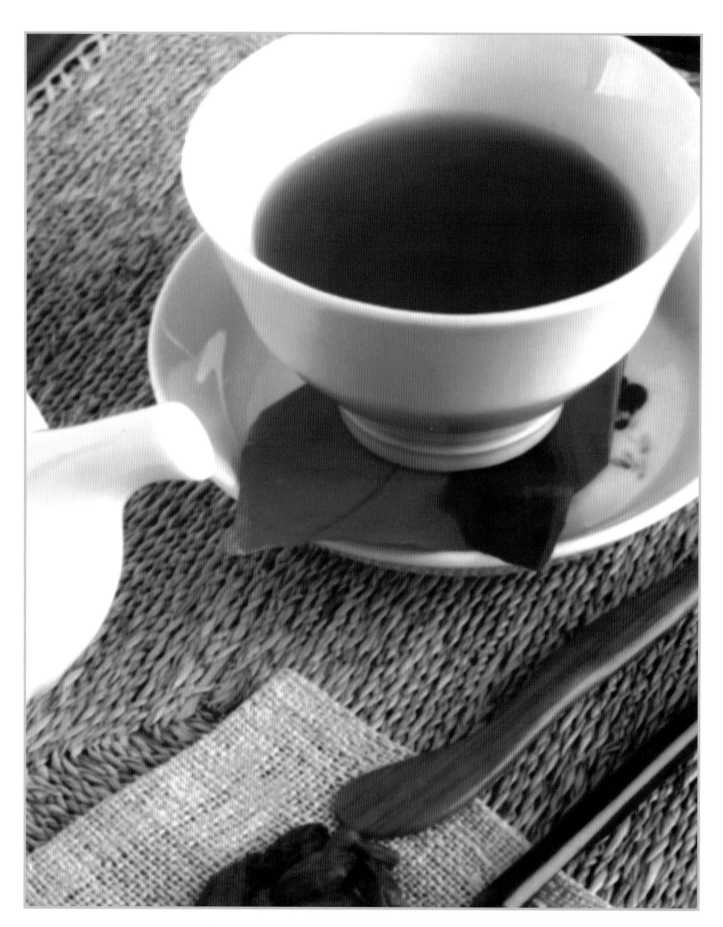

구기 오미자차

음혈 부족으로 가슴이 뛰고 잠을 이루지 못하면서 꿈이 많은 증상에 좋다. 기억력과 지력을
향상시켜 기억력 감퇴, 집중력 감소, 정신이 산만한 증상에 정신력을 강화시키고 사고력을
향상시키며, 폐결핵으로 인한 해수·천식에 유효하다. 간신음허증상으로 인하여 어지럽고
허리와 무릎에 힘이 없으며, 머리카락이 일찍 세며, 밤에 잠을 이루지 못하는 증상에 좋다.
토혈, 코피, 소변 출혈에도 효과가 있고 혈당 저하 및 혈압강하작용이 있다.

>>>>>> 만드는 법

01 구기자, 오미자를 깨끗이 씻어 놓는다.

02 미지근한 물 500cc에 오미자를 하룻밤 담가 놓으면 빨간색 물이 우러나
온다.

03 주전자에 물 1,000cc를 붓고 구기자를 넣고 끓인다.

04 차가 끓어서 구기자의 색이 우러나오면 2의 우러나온 물을 구기자가 끓고
있는 주전자에 부어 끓인다.

05 찻잔에 차를 담고 꿀을 넣어 잣을 띄워 상차림한다.

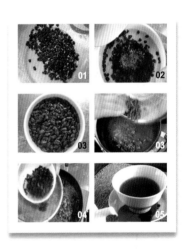

재 료 (5인 기준)
구기자 30g,
오미자 30g, 잣 1g,
물 1,500cc

구기
오미자차

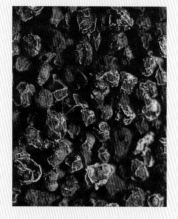

구기자

오미자

>>>>> **구기자**

성질은 차고(寒) 무독하며 맛은 달다(甘).

구기자는 간신음허(肝腎陰虛)로 인하여 어지럽고 허리와 무릎에 힘이 없으며, 남자의 경우 유정(遺精)이 있으면서 임신을 못 시킬 때, 물체가 흐릿하게 보이는 증상 등을 다스린다.

주로 근골을 보하고 풍을 없애며, 대 · 소장을 잘 통하게 하고 건조한 기침, 갈증을 치유하며, 간을 자양(滋養:몸에 영양이 되도록 양육함)하고 신(腎)을 이롭게 하며, 정을 만들어 양기를 돕고 신을 자양하며 폐를 윤활하게 한다. 간신(肝腎:간장과 신장)의 음기(陰氣)를 보하고 갈증을 그치게 하며 소갈증에도 유효하다.

간신의 기능 부족으로 음혈(陰血)이 허약해져서 얼굴빛이 황색이 되고 머리카락이 일찍 세며 밤에 잠을 못 이루는 증상에 쓰인다.

외사(外邪:외부에서 오는 몸에 병을 가져오는 나쁜 기운:풍한서습조화)로 인한 실열(實熱:실제로 열이 있는 것), 비(脾)가 허하고 습이 있으며 장이 매끄러운 사람은 복용 시 주의하여야 한다. 혈당과 혈압강하작용이 나타난다.

혈중 콜레스테롤치의 강하효과와 항지방간의 작용이 있고, 생장촉진작용이 있다.

>>>>> **오미자**

성질은 따뜻하고(溫) 맛은 시고(酸) 달며(甘) 독이 없다.

신맛은 수렴성이 강하고 자음(滋陰)효과가 커서 오래된 해수(咳嗽:기침), 천식에 유효하다. 수렴(收斂)작용이 있어서 피부의 땀샘을 수축시켜 땀이 많아지는 것을 방지하고, 진액의 생성작용이 강하여 갈증을 풀어주고 기운이 없는 소갈증에 유효하다.

신(腎)기능 허약으로 인한 유정(遺精), 유뇨(遺尿) 및 소변을 자주 보는 증상을 다스리며, 오래된 이질, 설사에도 효력이 뛰어나다.

음혈(陰血) 부족으로 가슴이 뛰고 잠을 이루지 못하면서 꿈이 많은 증상에 쓰인다. 뇌력(腦力)과 지력(智力)을 향상시켜 기억력 감퇴, 집중력 감소, 정신이 산만한 증상이 있을 때 정신력을 강화시키고 사고력을 향상시킨다.

중추신경계통에 작용하여 대뇌피질의 흥분작용을 나타내는 동시에 혈압강하작용과 거담 · 진해작용을 보인다. 호흡흥분작용을 나타내며, 당대사를 촉진시키고 간장 내 당원 분해에 관여하며, 세포면역기능의 증강작용을 나타낸다.

자궁흥분작용, 담즙분비 촉진작용, 위액분비 조절작용이 입증되었으며, 시력증대 · 시야확대작용이 있다. 또한 포도상구균, 탄저균, 인플루엔자균, 폐렴균, 이질균, 콜레라균의 발육을 억제하는 작용이 있다.

성질은 약간 따뜻하고(微溫) 맛은 달다(甘).

폐와 위를 보해주고 기침, 해수를 치료해 주며 오장을 윤기 있게 해주고 변비에 효과가 있다.

음액(陰液)을 자양(滋養)하여 간풍(肝風)을 없애고 기혈(氣血)을 보해주며 위장을 따뜻하게 해주고 살이 찌게 하며 노화를 방지해 준다.

관절이 쑤시거나 머리가 어지러울 때 효과가 있으며 마비된 근육을 풀어주고 저린 증상을 없애고 피부를 윤택하게 해준다.

몸이 마르고 여윈 사람, 변비가 있는 사람, 노년의 신체가 쇠약한 사람에게 좋다.

구기 오미자차

영양소 분석 (1인 기준)

열량(kcal)	38.6
단백질(g)	1.9
당질(g)	5.7
지질(g)	1.1
콜레스테롤(mg)	0
n−3 지방산(g)	0
n−6 지방산(g)	0
n−3/n−6 ratio	−
P/M/S	0
비타민 A(μgRE)	374.2
비타민 B$_1$(mg)	0.1
비타민 B$_2$(mg)	0
비타민 B$_6$(mg)	0
나이아신(mg)	1.3
비타민 C(mg)	1.3
비타민 E(mg)	0.1
섬유소(g)	1.3
칼슘(mg)	48.9
인(mg)	27.8
나트륨(mg)	19.6
칼륨(mg)	260.6
철분(mg)	1.5
엽산(μg)	16.2
회분(g)	0.5

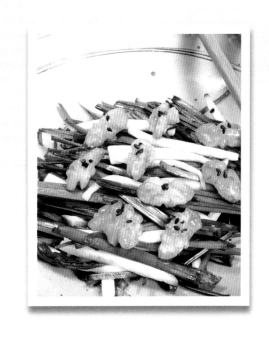

신(腎)에 좋은
우리 음식

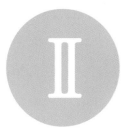

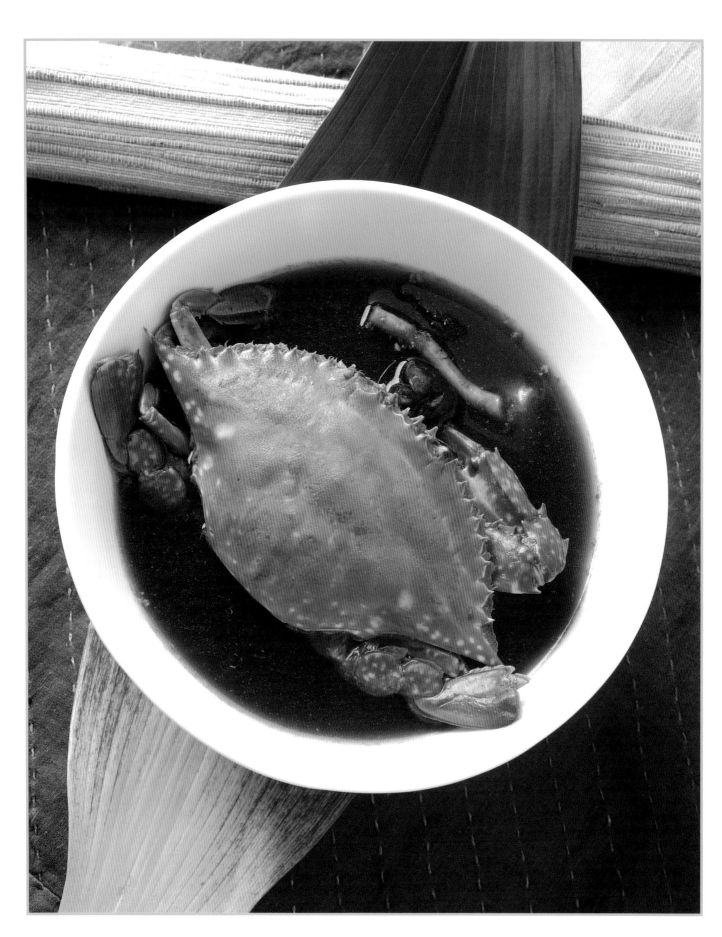

신(腎)에 좋은 우리 음식

당귀 게 보혈탕

부녀자의 월경불순, 생리통, 자궁출혈, 혈이 부족하여 나타나는 두통, 어지러움, 어혈 등에
사용하며 생혈(生血), 보혈(補血), 생진(生津)하기 위한 목적으로 쓰인다.
요통과 무릎이 시리고 연약한 증상, 목이 붓고 아픈 증상, 소변을 자주 보는 증상 등에 효과
가 있다.

>>>>>> 만드는 법

01 꽃게를 씻고 껍질을 벗겨 아가미를 떼어낸 후, 적당한 크기로 썰어 놓는다.

02 1의 꽃게를 냄비(사기그릇이면 더 좋음)에 넣는다.

03 2에 씻어 놓은 당귀, 황기, 구기자, 두충, 대추를 넣는다.

04 청주 150cc를 냄비에 붓는다.

05 약한 불로 약 1시간 끓인다.

06 소금으로 간을 하고 상차림한다.

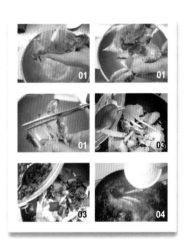

재 료 (5인 기준)
꽃게 2마리,
(大: 1,000g, 가식부 600~700g),
당귀 6g, 황기 9g,
구기자 30g, 두충 5g,
대추 60g(말린 것),
청주 150cc, 물 2,000cc

양 념
소금 1ts

당귀 게
보혈탕

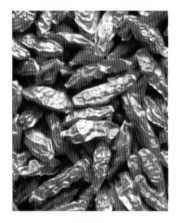
구기자

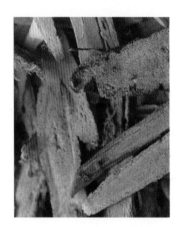
황기

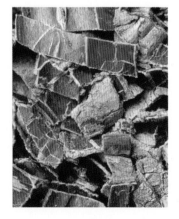
두충

〉〉〉〉〉 당귀

성질은 따뜻하고(溫) 맛은 달고(甘) 매우며(辛) 독이 없다.
심혈(心血)과 간혈(肝血)이 부족해서 일어나는 안면창백, 입술과 손톱에 광채가 없고 머리와 눈이 어지러우면서 가슴이 뛰는 증상에 보혈작용을 한다.
어혈이 정체되어 있어 발생하는 통증을 치료하며 혈액순환을 좋게 하므로 혈액순환장애로 인한 마비증상을 풀어주고 통증도 완화시키며 혈허(血虛)와 어혈(瘀血)로 인한 불규칙한 생리, 생리통 또는 폐경 등에 효과적이다.
여자의 생리조절작용이 뛰어나고 산전·산후 질환에 쓰인다.
혈을 보하고 경락을 잘 조절하여 혈이 부족하여 생기는 두통과 어지러움을 치료하고, 장을 부드럽게 하고 건조한 것을 촉촉하게 하며 경락이 막혀 생긴 복부의 통증 및 변비를 치료한다. 부기를 빼주고 피부의 발진을 다스리므로 외과에도 활용된다.
조혈작용이 있으며 혈소판 응집을 억제하고 소염·진통, 항균작용이 있다.
간기능 보호작용과 항암작용도 있다. 자궁흥분과 억제작용을 조절하고, 단백질 합성을 촉진시키며, 비타민 E 결핍을 방지하므로 유산을 막아준다. 관상동맥의 혈류량을 촉진시키고, 적혈구 생성을 왕성하게 하며, 항염증·진통작용이 있다. 비특이성 면역촉진작용이 있어서 단핵 대식세포의 탐식능력을 높인다. 항산화작용, 항방사능작용이 있고, 기관지천식에도 효과적이다.

〉〉〉〉〉 게

성질은 차며(寒) 맛은 짜고(鹹) 독이 있다.
흉부질환, 열이 뭉쳐서 생긴 통증, 얼굴의 뾰루지, 부스럼, 산후복통, 생리불순 등을 치료하며 경맥(經脈:기혈이 순환하는 기본 통로)순환을 원활히 해준다. 소화를 돕고 근육과 뼈를 강화시키며 기운을 돋우어 준다. 발에 반진이 있거나 눈이 충혈된 사람은 절대로 먹지 않도록 한다.

〉〉〉〉〉 구기자

성질은 차고(寒) 무독하며 맛은 달다(甘).
구기자는 간신음허(肝腎陰虛)로 인하여 어지럽고 허리와 무릎에 힘이 없으며, 남자의 경우 유정(遺精)이 있으면서 임신을 못 시킬 때, 물체가 흐릿하게 보이는 증상 등을 다스린다.
주로 근골을 보하고 풍을 없애며, 대·소장을 잘 통하게 하고 건조한 기침, 갈증을 치유하며, 간을 자양(滋養:몸에 영양이 되도록 양육함)하고 신(腎)을 이롭게 하며, 정을 만들어 양기를 돕고 신을 자양하며 폐를 윤활하게 한다. 간신(肝腎:간장과 신장)의 음기(陰氣)를 보하고 갈증을 그치게 하며 소갈증에도 유효하다.
간신의 기능 부족으로 음혈(陰血)이 허약해져서 얼굴빛이 황색이 되고 머리카락이 일찍 세며 밤에 잠을 못 이루는 증상에 쓰인다.
외사(外邪:외부에서 오는 몸에 병을 가져오는 나쁜 기운:풍한서습조화)로 인한 실열(實熱:실제로 열이 있는 것), 비(脾)가 허하고 습이 있으며 장이 매끄러운 사람은 복용 시 주의하여야 한다. 혈당과 혈압강하작용이 나타난다.
혈중 콜레스테롤치의 강하효과와 항지방간의 작용이 있고, 생장촉진작용이 있다.

〉〉〉〉〉 대추(대조)

성질은 따뜻(溫)하고 무독하며 맛은 달다(甘).
비위(脾胃)기능 허약으로 피곤을 많이 느끼면서 기운이 없고 식욕이 줄며 변을 묽게 보는 증상에 유효하다. 혈허(血虛)로 인하여 신체에 영양을 고르게 공급하지 못해서 나타나는 얼굴의 황색증, 입술이 건조하고 피부가 마르며 어지럽고 눈앞에서 꽃이나 별과 같은 헛것이 보이는 증상에 활용한다. 정신황홀, 불면, 신경과민, 히스테리, 갱년기장애 등과 같은 증상에 정신안정효과가 좋다. 완화작용이 있어서 독성을 감소시킨다.
항알레르기, 항암작용이 있으며 진해 · 거담작용을 가지고 있다. 또한 항산화작용을 하는데, 동물실험 결과 이 추출물이 쥐의 간장에서 지방산화를 억제하는 효과가 입증되었다.

〉〉〉〉〉 황기

성질은 따뜻하고(溫) 독이 없으며 맛은 달다(甘).
비를 보하여 기를 더해주고 원기를 북돋아 주어 땀이 많이 나는 증상을 완화시킨다. 혈액 생성을 촉진하고 수분대사를 원활히 하여 종기를 다스린다.
비기(脾氣) 허약으로 인하여 얼굴빛이 희거나 황색을 띠는 증상, 사지권태 무력, 대변이 묽은 증상, 어지러우며 기운이 없는 증상, 말하기가 힘들고 식은땀이 나면서 가슴이 뛰고 잠을 이루지 못하는 증상에 사용한다. 기허(氣虛)하여 조혈기관이 약화됨으로써 나타나는 권태감 · 무력감 및 얼굴빛이 창백하며 광택이 없고, 토혈 · 변혈 · 피하출혈 · 자궁출혈 등의 증상이 나타날 때 사용한다. 상승작용이 있어서 위하수, 탈항, 장기탈수, 기운하강 등의 증상에 유효하다.
기허무력(氣虛無力)으로 과다하게 수분이 체내에 정체되어 배설되지 못하는 증상, 기운이 없고 혈행장애로 인한 피부마비와 감각마비에 사용한다. 소갈증에 진액 생성을 촉진시킨다. 그 밖에도 각종 암증(癌症)에 널리 사용한다.
신체의 면역증강작용이 있어서 망상내피세포의 탐식능력을 증강시키고 신체의 대사기능을 활성시키므로 단백질대사를 촉진시킨다. 정상인에게서는 현저한 이뇨작용을 나타낸다. 심장의 수축력을 증강시키므로 강심작용이 있으며, 황기 달인 물, 물에 우린 액 등은 혈관확장작용을 하여 혈압을 내리며 간 보호작용이 있다.

〉〉〉〉〉 두충

성질은 따뜻하고(溫) 독은 없으며 맛은 약간 맵다(辛).
간신을 보하며 근골을 강하게 하고 임산부의 경우 태아를 편안히 하며 허리와 무릎이 시리고 쑤시는 증상을 완화시킨다.
간신(肝腎:포괄적 의미의 간장과 신장)의 기능을 강화시켜 몸이 차서 나타나는 양위(陽萎), 하복부 냉감, 소변을 자주 보는 증상 등에 사용하고 방광의 수축력을 높인다. 간신이 허약해서 일어나는 임신 중의 태동불안, 자궁출혈 또는 유산을 방지하는 데 유효하다.
두충을 달인 물은 혈관 평활근에 직접적인 확장작용을 일으켜 혈압을 내리며, 항노화작용이 있고, 혈청 콜레스테롤치를 강하시킨다.

당귀 게 보혈탕

영양소 분석

	(1인 기준)
열량(kcal)	233.6
단백질(g)	23.1
당질(g)	12.9
지질(g)	6.9
콜레스테롤(mg)	126.0
n-3 지방산(g)	0.1
n-6 지방산(g)	0
n-3/n-6 ratio	–
P/M/S	1.3/1.2/1
비타민 A(μgRE)	224.5
비타민 B$_1$(mg)	0.1
비타민 B$_2$(mg)	0.3
비타민 B$_6$(mg)	0.3
나이아신(mg)	5.1
비타민 C(mg)	4.2
비타민 E(mg)	2.7
섬유소(g)	1.0
칼슘(mg)	97.6
인(mg)	297.9
나트륨(mg)	631.4
칼륨(mg)	624.9
철분(mg)	2.3
엽산(μg)	24.9
회분(g)	3.6

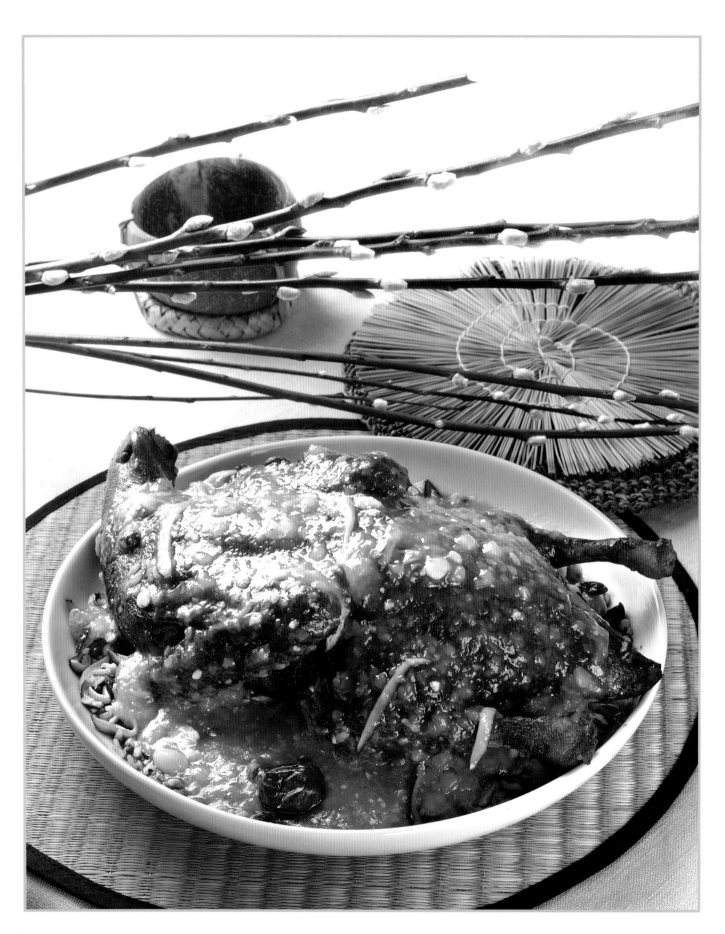

구기자 은행 오리찜

어혈(瘀血)을 풀어주며 고혈압, 중풍, 토담, 토혈이 있을 때 사용한다. 생혈(生血)의 효능이 있어 빈혈, 폐병, 신경통, 허약체질, 병후회복에 효과가 있다. 백색의 대하, 자기도 모르게 정액을 흘리는 것, 소변을 너무 자주 보는 증상, 소변이 혼탁되어 뿌연 증상에 좋다. 소염과 소농작용으로 관절염, 피부병, 신장염, 각기병, 부인병의 예방 및 치료에 도움이 된다. 풍을 다스리고 식은땀, 위장염, 양기부족, 정력이 약할 때 효과가 있다.

>>>>>> 만드는 법

01 오리는 머리와 다리를 잘라내고 기름을 손질한 후 깨끗이 씻는다. 오리의 껍질에 손상이 가지 않도록 한다.

02 그릇에 청주 240cc, 다진 파 10g, 생강 10g 채썬 것, 다진 마늘 1Ts, 소금 1ts을 넣고 젓는다.

03 오리를 큰 쟁반에 담고 2의 양념과 청주를 오리에 골고루 뿌려서 30분간 재워둔다.

04 커다란 냄비에 물 4,000cc를 부은 후 파 10g, 생강 10g, 마늘 1Ts을 넣고 끓인다.

05 4의 물이 끓으면 3의 오리를 4의 냄비에 넣고 살짝 익혀낸다.

06 5의 냄비에서 위의 기름을 걷어낸다.

07 백편두, 연자육, 율무, 가시연밥, 찹쌀은 미지근한 물에 2시간 정도 불려서 건져둔다.

08 표고버섯은 깨끗이 씻어서 얇게 채를 썬다.

09 새우는 등쪽으로 내장을 제거한다.

10 구기자와 대추는 씻어 놓는다.

11 은행은 씻어서 프라이팬에 구워서 껍질을 벗긴다.

12 팔각을 씻어 놓는다.

13 캐러멜 소스를 만든다.

14 오리가 살짝 익으면 냄비에서 꺼내서 큰 접시에 올려놓고 캐러멜 소스를 오리 표면에 골고루 바른다.

15 14의 오리를 140℃ 온도의 식용유에 넣어 4~5분 정도 노르스름하게 튀겨낸 다음, 흐르는 찬물에 헹궈낸다.

16 15의 오리 배 안에 7, 9, 10, 11의 재료 반을 넣는다. 오리 배 속의 내용물이 빠지지 않게 하늘을 향하도록 냄비에 넣고 4의 육수 11컵을 넣고 16의 남은 재료도 냄비에 넣는다.

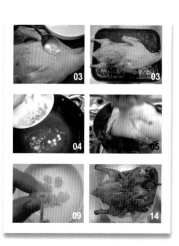

재 료 (5인 기준)
오리 1마리
(오리고기 1.6kg, 가식부 600~700g),
은행 20g, 표고버섯 30g(생것),
청주 240cc, 율무 15g, 가시연밥 15g,
백편두(白扁豆) 15g, 찹쌀 70g,
연자육 50g, 새우 40g,
대추 15g(말린 것), 구기자 20g,
팔각 1g, 캐러멜 소스 1컵(설탕 1컵에 해당),
다진 마늘 2Ts, 파 40g, 생강 30g,
소금 1⅓Ts, 설탕 1Ts, 간장 2Ts,
후춧가루(0.5g), 식용유 1,500cc

오리에 끼얹는 소스
육수 500cc, 설탕 3Ts,
청주 3Ts, 간장 1Ts, 소금 1ts, 파 1ts,
다진 생강 5g, 마늘 1ts,
녹말 3Ts(밀녹말, 24g), 참기름 1ts,
식용유 2Ts, 후춧가루 1/4ts

⟩⟩⟩⟩⟩⟩ 만드는 법

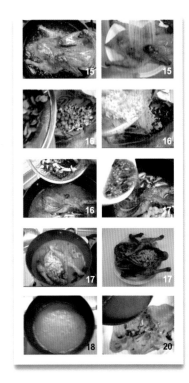

17　16에 파 20g, 생강 10g, 팔각 1g, 간장 2Ts, 소금 1Ts, 청주 3Ts, 설탕 1Ts, 후춧가루 1/4ts를 넣은 다음 1시간 동안 푹 끓인다. 속의 내용물이 다 익으면 오리를 건져 접시에 담는다.

18　16의 육수 500cc에 설탕 3Ts, 청주 3Ts, 간장 1Ts, 소금 1ts, 다진 파 1ts, 다진 마늘 1ts, 다진 생강 5g을 넣고 끓으면 녹말 3Ts을 물 150cc에 개어서 물 녹말을 만들어 넣는다. 소스가 걸쭉해지면 식용유 2Ts을 넣고 참기름 1ts을 넣어 오리에 끼얹는 소스를 만든다.

19　접시에 올린 오리는 배를 아래로 향하게 하여 놓고 16의 냄비에 있는 약 재들을 건져서 오리 등과 옆에 놓는다.

20　18의 소스를 끼얹어서 상차림한다.

캐러멜 소스 만들기

01　냄비에 물 500cc를 끓여 놓는다.

02　다른 냄비에 설탕 1/4C에 물 1/2C을 넣고 약한 불에서 끓인다. 거품 이 일면서 한쪽부터 타기 시작하면 불을 끄고 냄비를 움직여 전체적 으로 고루 타서 진한 갈색이 나게 한다.

03　곧바로 1의 뜨거운 물 2Ts을 2에 넣어서 캐러멜 소스가 굳지 않게 한다.

>>>>> 오리

성질은 따뜻하거나(溫) 혹은 차며(寒) 맛은 달다(甘).

몸이 허해서 오는 폐결핵 같은 질환을 다스리고 담을 없애며, 수기(水氣)를 원활히 소통되게 한다. 속을 보하고 기운을 돋우며 소화를 잘 되게 한다.

위기를 평온하게 하며 속을 조절하고 몸을 가볍게 하며 몸에 나는 여러 작은 열창(물집)을 치료한다.

허함을 보하고 열독을 식히고 수(水)를 원활이 소통되게 하며 아울러 소아의 열이 나고 발작하는 증세와 머리에 생기는 종기를 치료한다.

>>>>> 은행

성질은 평(平)하고 약간의 독이 있으며(有小毒) 맛은 달고(甘), 쓰며(苦), 떫다(澀).

폐기(肺氣)를 수렴시키고 폐와 위의 탁기(濁氣)를 제거해주고 해수, 천식을 진정시켜 숨이 차고 기침이 나는 것을 멎게 한다. 폐열(肺熱)과 폐허(肺虛)로 인한 해수와 천식 모두에 응용된다.

소변이 다량으로 나오는 것을 농축시켜 소변의 양을 줄여주고 대하의 양도 줄여준다. 습열(濕熱)로 인해 소변 색깔이 희고, 대하의 색깔이 노랗고 냄새가 심할 때에 효과가 있다. 살충작용이 있어서 옴이나 전염성 피부염에 쓰이며, 배농작용이 있어 유방염에 쓰인다.

날것으로 먹으면 독이 약간 있어서 인후를 자극하며, 소아의 경우 경기를 일으키기도 한다.

폐(肺)와 신(腎)이 허약한 체질, 조금만 움직여도 숨이 찬 사람, 대하가 있는 부인, 소변이 잦은 사람에게 좋다.

>>>>> 표고버섯

성질은 평(平)하고 맛은 달고(甘) 독이 없다.

기를 더하고 위기(胃氣)를 도와주어 소화를 돕고 구토와 설사를 멎게 하며 신체가 쇠약해지는 것을 예방한다. 정신을 기쁘게 하고, 피부발진을 없애준다. 고혈압 및 심혈관 질환을 예방하고 신체를 강하게 한다. 개위(開胃:위에서 음식을 받아들일 수 있게 위의 활동을 도와 식욕을 돋우게 함)하며 담을 풀어주어 기(氣)의 흐름을 좋게 한다.

표고버섯은 향기가 진한 것이 좋다.

>>>>> 율무

성질이 서늘하고(凉) 맛은 달고(甘) 싱겁다(淡).

소화기를 튼튼하게 하고 체내 수분대사를 도와준다. 열을 내리고 곪은 농을 배출시켜 폐농양, 맹장염 등에 널리 활용된다.

근골을 강건하게 한다. 폐위, 폐기를 다스리고 농혈을 토하게 하며 해수를

구기자 은행 오리찜	
영양소 분석	(1인 기준)
열량(kcal)	676.2
단백질(g)	25.4
당질(g)	42.5
지질(g)	39.2
콜레스테롤(mg)	119.5
n-3 지방산(g)	0.5
n-6 지방산(g)	7.0
n-3/n-6 ratio	0.07
P/M/S	0.7/1.8/1
비타민 A(μgRE)	166.5
비타민 B₁(mg)	0.4
비타민 B₂(mg)	0.5
비타민 B₆(mg)	0.5
나이아신(mg)	6.1
비타민 C(mg)	7.0
비타민 E(mg)	4.9
섬유소(g)	1.1
칼슘(mg)	50.1
인(mg)	318.9
나트륨(mg)	1063.6
칼륨(mg)	652.0
철분(mg)	4.2
엽산(μg)	30.7
회분(g)	4.9

치료한다.

비(脾)기능의 허약으로 비에 습(濕)이 정체되어 일어난 수종(水腫:몸의 조직 사이나 체강 안에 장액·림프액 등이 괴어 몸이 붓는 병), 각기, 천급(喘急), 소변의 양이 적고 잘 나오지 않는 증상 및 음식 감소, 설사, 풍습비증으로 근맥이 경직되어가는 증상에 좋다.

건각기나 습각기가 발생되는 것(건각기는 붓지 않고 습각기는 부으면서 다리가 아프다)을 치료하며, 장과 위를 이롭게 하여 체내에 수습(水濕)이 있는 사람, 백색의 대하, 습으로 인하여 사지동통이 있는 사람, 대변이 형태가 없는 사람, 근육과 뼈에 힘이 없는 사람, 열이 많은 사람에 좋다.

오래 먹게 되면 식욕이 생기게 되고 몸이 가벼워지면서 기운이 솟는다. 임신부는 복용해서는 안 된다.

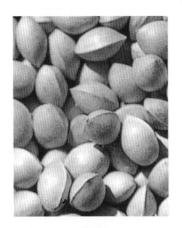

은행

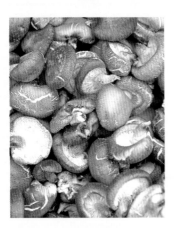

표고버섯

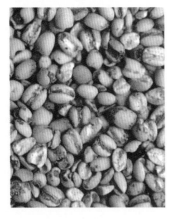

율무

〉〉〉〉〉 **찹쌀**

성질은 따뜻(溫)하고 맛은 달다(甘).

중초를 보함으로써 오장을 따뜻하게 해주어 곽란(癨亂:급성 위장병으로 어지러운 증세)을 멎게 한다. 기를 북돋아주어 신체를 튼튼하게 해주고 중기(中氣)를 보하고 열을 발생하게 하여 변이 굳어지게 한다. 폐를 보하여 땀이 많이 나는 증상을 치료한다.

많이 먹게 되면 경락(經絡: 인체 내의 경맥과 낙맥을 아울러 이르는 말. 전신의 기혈氣血을 운행하고 각 부분을 조절하는 통로로 이 부분을 침이나 뜸으로 자극하여 병을 낫게 한다)의 기를 가두어 사지(四肢)에 풍기(風氣)가 발생하게 되고 몽롱해지며 근육을 이완시키므로 병자와 소아는 삼가해야 한다.

비(脾)와 폐(肺)의 정기가 허하고 차서 대변이 실하지 못한 사람과 쉽게 땀을 흘리며 추위를 타는 사람에게 좋다.

〉〉〉〉〉 **바닷새우**

성질이 따뜻(溫)하고 맛은 짜며(鹹) 달다.

신을 보하고 양기를 돋우며 음과 혈을 자양하여 준다.

신(腎)이 허한 체질, 발기불능인 사람, 몸이 여위고 체력이 약한 사람에게 좋다.

종기와 음창 및 치질을 치료하며, 많이 먹으면 사람이 상한다. 또한 수염이 없는 새우는 먹지 않는 것이 좋다.

〉〉〉〉〉 **대추(대조)**

성질은 따뜻(溫)하고 무독하며 맛은 달다(甘).

비위(脾胃)기능 허약으로 피곤을 많이 느끼면서 기운이 없고 식욕이 줄며 변을 묽게 보는 증상에 유효하다. 혈허(血虛)로 인하여 신체에 영양을 고르게 공급하지 못해서 나타나는 얼굴의 황색증, 입술이 건조하고 피부가 마르며 어지럽고 눈앞에서 꽃이나 별과 같은 헛것이 보이는 증상에 활용한다. 정신황홀, 불면, 신경과민, 히스테리, 갱년기장애 등과 같은 증상에 정신안정효과가 좋다. 완화작용이 있어서 독성을 감소시킨다.
항알레르기, 항암작용이 있으며 진해·거담작용을 가지고 있다. 또한 항산화작용을 하는데, 동물실험 결과 이 추출물이 쥐의 간장에서 지방산화를 억제하는 효과가 입증되었다.

〉〉〉〉〉 구기자

성질은 차고(寒) 무독하며 맛은 달다(甘).
구기자는 간신음허(肝腎陰虛)로 인하여 어지럽고 허리와 무릎에 힘이 없으며, 남자의 경우 유정(遺精)이 있으면서 임신을 못 시킬 때, 물체가 흐릿하게 보이는 증상 등을 다스린다.
주로 근골을 보하고 풍을 없애며, 대·소장을 잘 통하게 하고 건조한 기침, 갈증을 치유하며, 간을 자양(滋養:몸에 영양이 되도록 양육함)하고 신(腎)을 이롭게 하며, 정을 만들어 양기를 돕고 신을 자양하며 폐를 윤활하게 한다. 간신(肝腎:간장과 신장)의 음기(陰氣)를 보하고 갈증을 그치게 하며 소갈증에도 유효하다.
간신의 기능 부족으로 음혈(陰血)이 허약해져서 얼굴빛이 황색이 되고 머리카락이 일찍 세며 밤에 잠을 못 이루는 증상에 쓰인다.
외사(外邪:외부에서 오는 몸에 병을 가져오는 나쁜 기운:풍한서습조화)로 인한 실열(實熱:실제로 열이 있는 것), 비(脾)가 허하고 습이 있으며 장이 매끄러운 사람은 복용 시 주의하여야 한다. 혈당과 혈압강하작용이 나타난다.
혈중 콜레스테롤치의 강하효과와 항지방간의 작용이 있고, 생장촉진작용이 있다.

〉〉〉〉〉 마늘

성질은 따뜻하고(溫) 맛은 맵다(辛).
갑자기 설사하고 구토(嘔吐)하며, 속이 불편한 경우에 효과가 있다. 위(胃)를 따뜻하게 하고 뭉친 것을 풀어주고 소화가 잘 되게 한다. 소화기가 약하여 음식을 적게 먹는 사람, 많이 먹어서 뚱뚱한 사람, 소화가 잘 되지 않는 사람에게 좋고 해독작용과 기생충에 대한 살충효과가 있다. 옹종(擁腫:부스럼 또는 혹)을 없애며 풍사(風邪:바람으로 인하여 몸에 병을 가져오는 나쁜 기운)를 물리치며 대·소변이 잘 소통되게 하여 대변이 시원히 배출되지 못하여 장부(腸腑)에 차 있는 사람과 감기 예방에 좋다. 오래 먹으면 눈과 간에 손상을 주고 사람의 마음을 흐트러지게 한다.

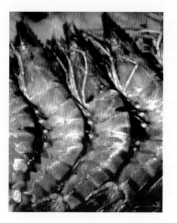

새우

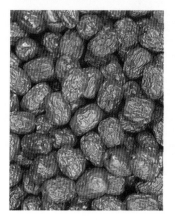

대추

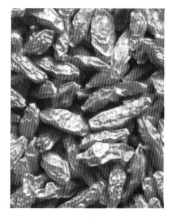

구기자

구기자
은행 오리찜

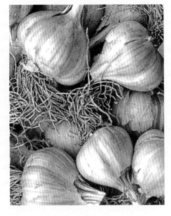

마늘

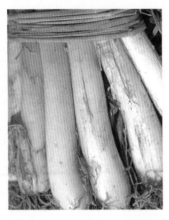

파

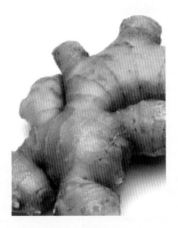

생강

〉〉〉〉〉 파

성질은 부위에 따라 따뜻(溫)하고 평(平)하거나 혹은 시원(涼)하며 맛은 맵다(辛).

주로 땀을 내고 상하의 양기를 통하게 하며, 얼굴이 붓는 증상을 완화시킨다. 임산부의 경우 태아를 편안하게 하고 눈을 맑게 하며 간의 사기를 없애고 오장을 이롭게 한다. 모든 약의 독을 없애고 대·소변이 잘 통하게 한다. 많이 먹을 경우 기가 위로 치솟아 오장이 답답하게 된다.

〉〉〉〉〉 생강

성질은 따뜻(溫)하고 무독하며 맛은 맵다(辛).

담을 풀어주며 기침을 멎게 하고 위(胃)를 따뜻하게 하므로 위장이 차서 생기는 구토증상에 효과적이다.

또한 풍한(風寒)이 폐에 침범하여 해수 및 가래를 배출하는 증상에 유효하며, 위액분비 촉진과 장관(腸管)의 연동작용을 활성화시키므로 소화를 돕는다. 혈관운동중추, 호흡중추와 심장흥분작용이 있어서 혈압을 상승시킴과 동시에 혈액순환을 촉진시킨다. 항염증 및 진통작용이 있으며, 인플루엔자균·콜레라균·개선균 등의 억제작용도 한다.

〉〉〉〉〉 백설탕

성질은 차고(寒) 맛은 달고(甘) 독은 없다.

주로 가슴과 복부에 열이 차오르는 것과 입 안의 건조함, 갈증을 해소하고 심폐를 윤활하게 한다. 진액을 생성시키고 술독을 풀며, 비(脾)의 기능을 도와 속을 조화롭게 하고 간기(肝氣:간의 기운)를 온화하게 한다.

많이 먹으면 심통이 생기고 치아를 손상시킨다.

〉〉〉〉〉 흑설탕

성질은 따뜻하고(溫) 맛은 달다(甘).

혈액순환을 도와 어혈(瘀血)을 풀어주고 중초(中焦)를 따뜻하게 하며 몸이 허한 것을 보해주고 급하게 느껴지는 통증을 완만하게 풀어준다.

소화기가 허하고 찬 경우, 분만 후나 여성의 월경통 등이 있을 때 먹으면 좋다.

〉〉〉〉〉 후추

성질은 아주 따뜻하고(大溫)하고 열(熱)하며 맛은 맵고 독이 없다.
주로 기(氣)를 아래로 내리고, 속을 따뜻하게 하고 담을 없애며, 오장육부
에 있는 풍냉을 제거한다. 오장을 조절하고 신기를 튼튼히 하며, 장과 위를
따뜻하게 한다. 치아에 열이 뜨고 통증이 있는 것을 치료한다. 모든 생선류
와 금계류, 버섯류의 독을 제거하며, 곽란(癨亂:급성 위장병으로 어지러움), 심복
(心腹)의 냉통을 멈추게 한다. 많이 먹으면 폐를 상하게 한다.

〉〉〉〉〉 참기름

성질은 약간 차가우며(微寒) 맛은 달고(甘) 독은 없다.
주로 대장을 원활히 하고 장 내의 열이 뭉친 것을 치료하며 태를 부드럽게
하여 부스럼이나 종기를 치료(滑胎療瘡)한다. 그러나 많이 먹으면 목소리가
상하고 체중이 증가한다.

구기자
은행 오리찜

어혈(瘀血) 체질의 특징

- 머리카락이 쉽게 빠진다.
- 안색이 어둡다.
- 눈 주위가 검다.
- 피부가 검다.
- 입술이 검은 자줏빛을 연다.
- 혀에 자줏빛이 나거나 반상출혈이 있다.
- 맥박이 느리고 규칙적이지 않다.

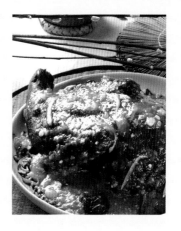

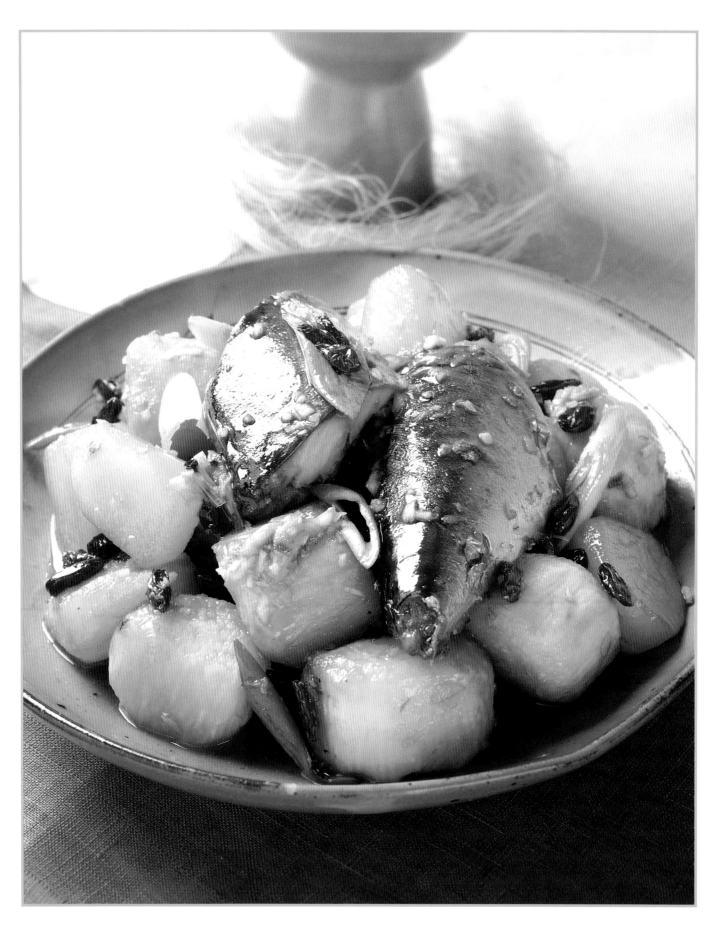

구기자 산약 고등어조림

몸을 보하여 주고 허약해서 일어나는 조열, 식은땀에 효력이 있다. 폐결핵으로 인한 해수, 천식에 좋으며 음허내열(陰虛內熱)로 인한 소갈증에 좋은 효과가 있다. 신음허(腎陰虛)로 인하여 허리와 무릎이 시리고 연약한 증상을 완화시키고 소변을 자주 보거나 자신의 의지와는 상관없이 소변을 흘리는 증상에 사용된다.

〉〉〉〉〉〉 만드는 법

01 고등어를 조림 크기로 썰어서 씻는다.

02 물 500cc에 초과 1g을 넣고 끓인다.

03 체에 받친 초과물에 설탕 1Ts, 간장 2Ts, 물엿 2Ts을 넣고 졸인다.

04 3의 물이 점도가 높아지면 고등어 토막을 넣고 30분간 재워 놓는다.

05 다른 냄비에 간장 3Ts, 설탕 2Ts, 물 500cc를 넣고 무를 어슷썰기로 먹기 좋게 썰어서 불에 올린다.

06 5의 냄비가 끓기 시작하면 4의 고등어와 먹기 좋은 크기로 썬 산약을 넣고 끓이다가 고등어가 다 익을 무렵에 구기자와 파 1Ts, 마늘 1Ts을 넣고 살짝 한 번 더 끓인다.

07 접시에 무와 산약, 구기자를 나란히 놓고 레몬과 함께 장식하여 고등어를 놓아 상차림한다.

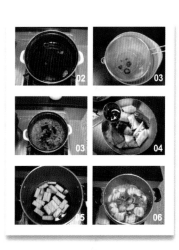

재 료 (5인 기준)
구기자 30g, 산약 300g, 무 240g,
고등어 2마리(1마리=약 150g), 생강 10g,
초과 1g, 다진 파 1Ts, 다진 마늘 1Ts,
설탕 3Ts, 간장 5Ts,
물엿 2Ts, 레몬 1개

구기자 산약
고등어조림

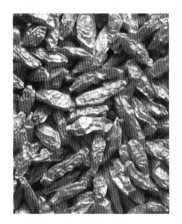

구기자

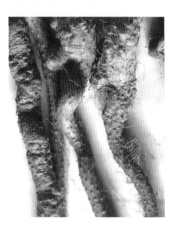

산약

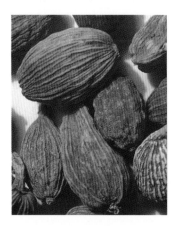

초과

>>>>> **구기자**

성질은 차고(寒) 무독하며 맛은 달다(甘).
구기자는 간신음허(肝腎陰虛)로 인하여 어지럽고 허리와 무릎에 힘이 없으며, 남자의 경우 유정(遺精)이 있으면서 임신을 못 시킬 때, 물체가 흐릿하게 보이는 증상 등을 다스린다.
주로 근골을 보하고 풍을 없애며, 대·소장을 잘 통하게 하고 건조한 기침, 갈증을 치유하며, 간을 자양(滋養:몸에 영양이 되도록 양육함)하고 신(腎)을 이롭게 하며, 정을 만들어 양기를 돕고 신을 자양하며 폐를 윤활하게 한다. 간신(肝腎:간장과 신장)의 음기(陰氣)를 보하고 갈증을 그치게 하며 소갈증에도 유효하다.
간신의 기능 부족으로 음혈(陰血)이 허약해져서 얼굴빛이 황색이 되고 머리카락이 일찍 세며 밤에 잠을 못 이루는 증상에 쓰인다.
외사(外邪:외부에서 오는 몸에 병을 가져오는 나쁜 기운:풍한서습조화)로 인한 실열(實熱:실제로 열이 있는 것), 비(脾)가 허하고 습이 있으며 장이 매끄러운 사람은 복용 시 주의하여야 한다. 혈당과 혈압강하작용이 나타난다.
혈중 콜레스테롤치의 강하효과와 항지방간의 작용이 있고, 생장촉진작용이 있다.

>>>>> **무**

성질은 서늘하고(凉) 맛은 달고(甘) 맵다(辛).
음식의 소화를 도우며 체하여 뭉쳐 있는 것을 풀어준다.
관절을 부드럽게 하고 오장의 나쁜 기운을 없애준다. 폐의 기능이 약하여 토혈(肺瘻吐血)이 있을 경우, 힘들어 수척해진 경우, 해수(咳嗽:기침), 신물 올라오는 경우를 치료한다.
대소변을 잘 보게 하고 술독을 풀며, 밀가루와 가지의 독을 풀어 주고 두부가 잘 소화되게 한다.
기를 아래로 내리며 열을 내려주어 소갈(消渴:갈증으로 물을 많이 마시고 음식을 많이 먹으나 몸은 여위고 오줌의 양이 많아지는 병)을 그치게 하고 담을 풀어준다. 어혈을 흩어주며 지혈작용이 있다. 술독을 풀어주고 음주로 인한 증상을 완화시킨다. 생선요리의 비린내를 없애주고, 소화기가 허약한 체질과 음식을 잘 소화시키지 못하는 사람, 담습(痰濕)이 많은 체질, 장부(腸腑)가 깨끗하지 못한 사람, 알콜중독증, 임산부에게 좋다.
생것은 달고(甘) 서늘(凉)하나 익힌 것은 달고(甘) 따뜻(溫)하다. 음식을 소화시킬 때는 생것을 써야 하고, 담열(痰熱)을 내리려면 쪄서 즙을 내어 마셔야 하며, 몸을 건강하게 하는 데는 삶은 것을 사용한다.
소화기가 허하고 속이 찬 사람이 먹는 것은 좋지 않다.
기운을 내리는 작용이 아주 급속하여 오래 먹으면 영기(營氣:음양관계에 따라 기가 양에 속 하는 것을 양기陽氣라 하고 음에 속하는 것을 음기陰氣라 하며, 혈맥 밖에 있는 것을 위기衛氣라 하고 혈맥 내부에 있는 것을 영기營氣라 한다)와 위기(衛氣:몸의 겉면에 흐르는 양기陽氣. 땀구멍을 여닫는 기능으로 외부 환경에 잘 적응하게 하면서 몸을 보호하는 기능을 한다)를 흐트려, 머리카락이 빨리 센다.
지황과 하수오 등의 약재와 함께 먹으면 쉽게 머리카락이 센다.

>>>>> **생강**

성질은 따뜻(溫)하고 무독하며 맛은 맵다(辛).

담을 풀어주며 기침을 멎게 하고 위(胃)를 따뜻하게 하므로 위장이 차서 생기는 구토증상에 효과적이다.

또한 풍한(風寒)이 폐에 침범하여 해수 및 가래를 배출하는 증상에 유효하며, 위액분비 촉진과 장관(腸管)의 연동작용을 활성화시키므로 소화를 돕는다. 혈관운동중추, 호흡중추와 심장흥분작용이 있어서 혈압을 상승시킴과 동시에 혈액순환을 촉진시킨다. 항염증 및 진통작용이 있으며, 인플루엔자균·콜레라균·개선균 등의 억제작용도 한다.

〉〉〉〉〉 마늘

성질은 따뜻하고(溫) 맛은 맵다(辛).

갑자기 설사하고 구토(嘔吐)하며, 속이 불편한 경우에 효과가 있다. 위(胃)를 따뜻하게 하고 뭉친 것을 풀어주고 소화가 잘 되게 한다. 소화기가 약하여 음식을 적게 먹는 사람, 많이 먹어서 뚱뚱한 사람, 소화가 잘 되지 않는 사람에게 좋고 해독작용과 기생충에 대한 살충효과가 있다. 옹종(擁腫:부스럼 또는 혹)을 없애며 풍사(風邪:바람으로 인하여 몸에 병을 가져오는 나쁜 기운)를 물리치며 대·소변이 잘 소통되게 하여 대변이 시원히 배출되지 못하여 장부(腸腑)에 차 있는 사람과 감기 예방에 좋다. 오래 먹으면 눈과 간에 손상을 주고 사람의 마음을 흐트러지게 한다.

〉〉〉〉〉 파

성질은 부위에 따라 따뜻(溫)하고 평(平)하거나 혹은 시원(凉)하며 맛은 맵다(辛).

주로 땀을 내고 상하의 양기를 통하게 하며, 얼굴이 붓는 증상을 완화시킨다. 임산부의 경우 태아를 편안하게 하고 눈을 맑게 하며 간의 사기를 없애고 오장을 이롭게 한다. 모든 약의 독을 없애고 대·소변이 잘 통하게 한다. 많이 먹을 경우 기가 위로 치솟아 오장이 답답하게 된다.

〉〉〉〉〉 산약

성질은 평(平)하고 맛이 달다(甘).

비기(脾氣)를 보(補)해주고, 비(脾)기능 허약으로 인한 권태감과 무력감, 식욕감소, 설사를 다스린다. 폐기(肺氣)와 폐음(肺陰)의 부족으로 인한 허약증 및 해수, 천식, 점도가 높은 가래가 있는 증상에 효과가 있다.

혈당강하작용, 항노화작용, 항산화작용, 면역증강작용이 있으므로 수명연장효과가 있다. 아미노산 중 아르기닌(arginine) 성분은 자연보습인자로 피부를 촉촉하게 한다.

〉〉〉〉〉 초과

성질은 따뜻하고(溫) 무독하며 맛은 맵다(辛).

비위(脾胃)를 따뜻하게 하고 중초(中焦:삼초三焦의 하나. 횡경막 아래로부터 배꼽 이상의 부위로 비脾와 위胃를 말한다)의 습기를 제거하므로 복부가 차고 아픈 증상, 복부창만, 메스꺼움, 구토, 설사에 좋은 효과가 있다. 야채를 많이 먹고 복통과 설사를 일으킬 때에도 유효하다.

초과 달인 물은 장관(腸管) 흥분작용을 나타낸다.

구기자 산약 고등어조림

영양소 분석

	(1인 기준)
열량(kcal)	431.8
단백질(g)	26.5
당질(g)	24.1
지질(g)	25.2
콜레스테롤(mg)	98.4
n-3 지방산(g)	4.9
n-6 지방산(g)	0.4
n-3/n-6 ratio	12.3
P/M/S	1/1.4/1
비타민 A(μgRE)	53.4
비타민 B₁(mg)	0.3
비타민 B₂(mg)	0.6
비타민 B₆(mg)	0.7
나이아신(mg)	9.6
비타민 C(mg)	14.4
비타민 E(mg)	3.2
섬유소(g)	0.7
칼슘(mg)	67.4
인(mg)	306.2
나트륨(mg)	854.1
칼륨(mg)	711.2
철분(mg)	2.4
엽산(μg)	45.3
회분(g)	4.1

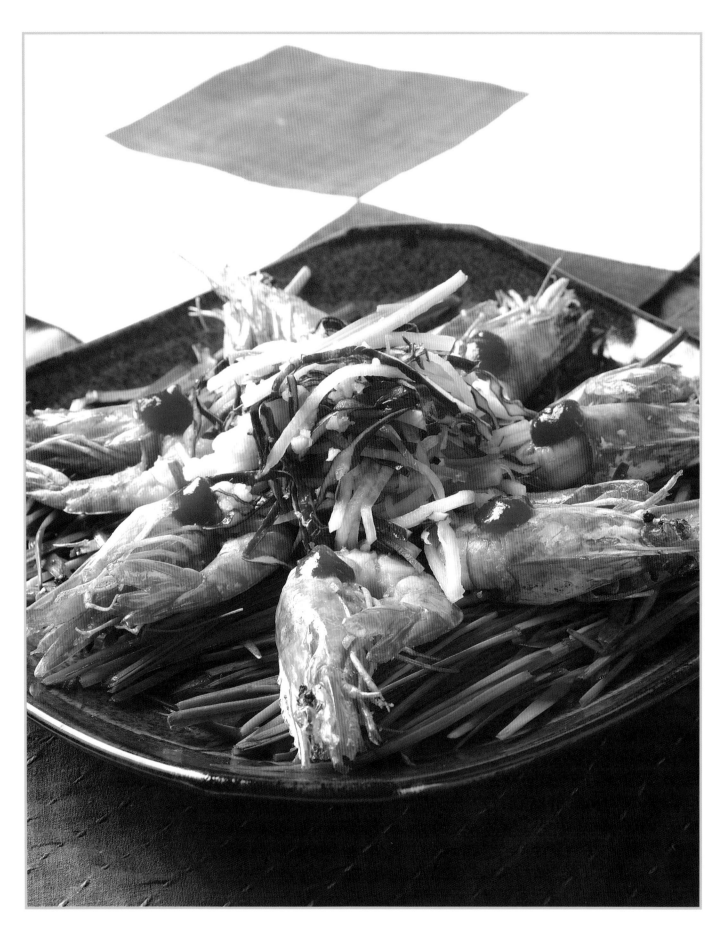

새우 부추볶음

신(腎)을 보하여 양기(陽氣)를 튼튼하게 하고, 혈액순환을 좋게 하며 몸이 찬 것을 따뜻하게
해준다. 기(氣)를 아래로 내려 주고 음(陰)과 혈(血)을 자양시켜 주므로 신(腎)이 허하여 발기불
능인 사람, 몸이 찬 체질, 자궁이 냉한 부녀자, 체력이 약한 사람, 산후에 몸이 냉한 사람에
게 효과적이다.

〉〉〉〉〉〉 만드는 법

01 그릇에 백포도주 200cc와 물 200cc를 반반 섞고 레몬 1개, 셀러리 40g
을 즙을 내어 섞는다.

02 중새우를 깨끗이 씻어서 새우 등껍질의 가장 동그란 부위를 1개만 떼어내
고 이쑤시개로 내장을 뺀다. 1의 액에 새우를 30분간 담가둔다. 키친 타월
로 물기를 잘 닦은 후 식용유 170~180℃에 튀긴다.

03 부추는 씻어서 8cm 길이로 자르고 프라이팬에 식용유 1ts을 두르고 소금
1/2ts, 설탕 1ts로 간을 하여 살짝 익혀낸다.

04 접시에 부추를 얇게 깔고 그 위에 튀긴 새우를 기름을 빼고 가지런히 올려
놓는다.

05 적채, 당근, 무, 셀러리를 씻어서 채를 썰어 골고루 섞은 후 썰어 놓은 야
채를 접시 중앙에 얹고 소스를 끼얹는다(소스 양념 : 식초 2Ts, 설탕 2Ts,
마늘 2Ts, 소금 2ts, 물 2Ts).

06 새우와 야채의 경계선에 칠리 소스 2Ts을 뿌려서 상차림한다.

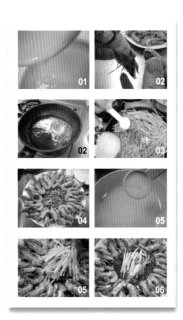

칠리 소스 만들기

곱게 다진 칠리 1개(칠리, 웬디스 14g), 파슬리 가루 4Ts, 다진 오레가
노 1Ts, 라임즙 4Ts(식초로 대신할 수 있음), 레몬 주스 125mL(과즙),
다진 마늘 1ts, 설탕 소금 약간(1g씩), 레몬 주스와 라임즙을 담은 용기
에 나머지 재료를 한꺼번에 넣고 잘 섞어 걸쭉하게 한다.

재 료 (5인 기준)
중새우 30마리(껍질 포함 1마리=34g),
부추 400g, 적채 200g, 당근 100g,
무 150g, 셀러리 200g,
백포도주 1병(200mL), 레몬 1개,
칠리 소스 2Ts, 식용유 1ts,
소금 1/2ts, 설탕 1ts,
(튀김용 식용유 400cc : 실 사용량 25g)

소스 양념
식초 2Ts, 설탕 2Ts, 마늘 2Ts,
소금 2ts, 물 2Ts

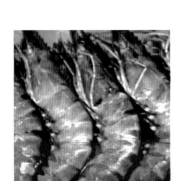

새우

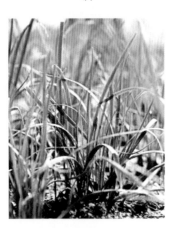

부추

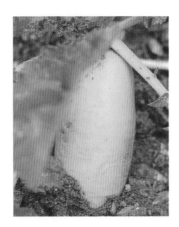

무

《새우 부추볶음》

〉〉〉〉〉 바닷새우

성질이 따뜻(溫)하고 맛은 짜며(鹹) 달다.
신을 보하고 양기를 돋우며 음과 혈을 자양하여 준다.
신(腎)이 허한 체질, 발기불능인 사람, 몸이 여위고 체력이 약한 사람에게 좋다.
종기와 음창 및 치질을 치료하며 많이 먹으면 사람이 상한다. 또한 수염이 없는 새우는 먹지 않는 것이 좋다.

〉〉〉〉〉 부추

성질은 따뜻하고(溫) 맛은 맵다(辛).
심장으로 들어가 오장을 평안하게 하고 중초(中焦)와 오장을 따뜻하게 한다. 양기(陽氣)를 도와 몸이 찬 것을 제거하며, 기(氣)를 아래로 내려주며, 위중열(胃中熱)을 없앤다.
간경혈분으로 들어가 기를 소통시키고 폐기를 부드럽게 하고 어혈을 풀어주며, 담이 뭉친 것을 풀어준다.
토혈로 인한 손상을 치료하며, 일체의 혈병, 가슴이 답답한 것 그리고 위장병을 치료한다. 약의 독과 음식의 독을 풀며, 가슴이 막히고 심장이 칼로 찌르듯이 아픈 경우, 땀이 나오지 않는 경우를 치료한다.
몸이 찬 체질, 발기불능, 부녀자의 자궁이 냉할 때, 산후에 배가 찬 사람에게 식용으로 하면 좋다.
많이 먹으면 어지럽고 꿀과 쇠고기와 함께 섭취하는 것은 피한다.

〉〉〉〉〉 무

성질은 서늘하고(凉) 맛은 달고(甘) 맵다(辛).
음식의 소화를 도우며 체하여 뭉쳐 있는 것을 풀어준다.
관절을 부드럽게 하고 오장의 나쁜 기운을 없애준다. 폐의 기능이 약하여 토혈(肺痿吐血)이 있을 경우, 힘들어 수척해진 경우, 해수(咳嗽:기침), 신물 올라오는 경우를 치료한다.
대소변을 잘 보게 하고 술독을 풀며, 밀가루와 가지의 독을 풀어 주고 두부가 잘 소화되게 한다.
기를 아래로 내리며 열을 내려주어 소갈(消渴:갈증으로 물을 많이 마시고 음식을 많이 먹으나 몸은 여위고 오줌의 양이 많아지는 병)을 그치게 하고 담을 풀어준다. 어혈을 흩어주며 지혈작용이 있다. 술독을 풀어주고 음주로 인한 증상을 완화시킨다. 생선요리의 비린내를 없애주고, 소화기가 허약한 체질과 음식을 잘 소화시키지 못하는 사람, 담습(痰濕)이 많은 체질, 장부(腸腑)가 깨끗하지 못한 사람, 알콜중독증, 임산부에게 좋다.
생것은 달고(甘) 서늘(凉)하나 익힌 것은 달고(甘) 따뜻(溫)하다. 음식을 소화시킬 때는 생것을 써야 하고, 담열(痰熱)을 내리려면 찧어서 즙을 내어 마셔야 하며, 몸을 건강하게 하는 데는 삶은 것을 사용한다.
소화기가 허하고 속이 찬 사람이 먹는 것은 좋지 않다.

기운을 내리는 작용이 아주 급속하여 오래 먹으면 영기(營氣:음양관계에 따라 기가 양에 속 하는 것을 양기陽氣라 하고 음에 속하는 것을 음기陰氣라 하며, 혈맥 밖에 있는 것을 위기衛氣라 하고 혈맥 내부에 있는 것을 영기營氣라 한다)와 위기(衛氣:몸의 겉면에 흐르는 양기陽氣. 땀구멍을 여닫는 기능으로 외부 환경에 잘 적응하게 하면서 몸을 보호하는 기능을 한다)를 흐트려, 머리카락이 빨리 센다.
지황과 하수오 등의 약재와 함께 먹으면 쉽게 머리카락이 센다.

〉〉〉〉〉 포도주

성질이 뜨겁고(大熱) 맛은 쓰고(苦) 달고(甘) 맵다(辛).
포도로 만든 술이다. 빈혈, 가슴이 두근두근거릴 때, 뼈마디가 저리고 아플 때, 관상심장질환 등에 사용한다. 신(腎)을 따뜻하게 한다.

〉〉〉〉〉 백설탕

성질은 차고(寒) 맛은 달고(甘) 독은 없다.
주로 가슴과 복부에 열이 차오르는 것과 입 안의 건조함, 갈증을 해소하고 심폐를 윤활하게 한다. 진액을 생성시키고 술독을 풀며, 비(脾)의 기능을 도와 속을 조화롭게 하고 간기(肝氣:간의 기운)를 온화하게 한다.
많이 먹으면 심통이 생기고 치아를 손상시킨다.

〉〉〉〉〉 흑설탕

성질은 따뜻하고(溫) 맛은 달다(甘).
혈액순환을 도와 어혈(瘀血)을 풀어주고 중초(中焦)를 따뜻하게 하며 몸이 허한 것을 보해주고 급하게 느껴지는 통증을 완만하게 풀어준다.
소화기가 허하고 찬 경우, 분만 후나 여성의 월경통 등이 있을 때 먹으면 좋다.

새우 부추볶음

영양소 분석 (1인 기준)

열량(kcal)	306.0
단백질(g)	31.5
당질(g)	22.8
지질(g)	8.2
콜레스테롤(mg)	191.1
n-3 지방산(g)	0.5
n-6 지방산(g)	3.1
n-3/n-6 ratio	0.16
P/M/S	4/1.6/1
비타민 A(μgRE)	863.5
비타민 B$_1$(mg)	0.4
비타민 B$_2$(mg)	0.3
비타민 B$_6$(mg)	0.9
나이아신(mg)	4.1
비타민 C(mg)	101.7
비타민 E(mg)	9.3
섬유소(g)	2.8
칼슘(mg)	261.7
인(mg)	419.0
나트륨(mg)	984.5
칼륨(mg)	1337.1
철분(mg)	11.2
엽산(μg)	80.9
회분(g)	6.1

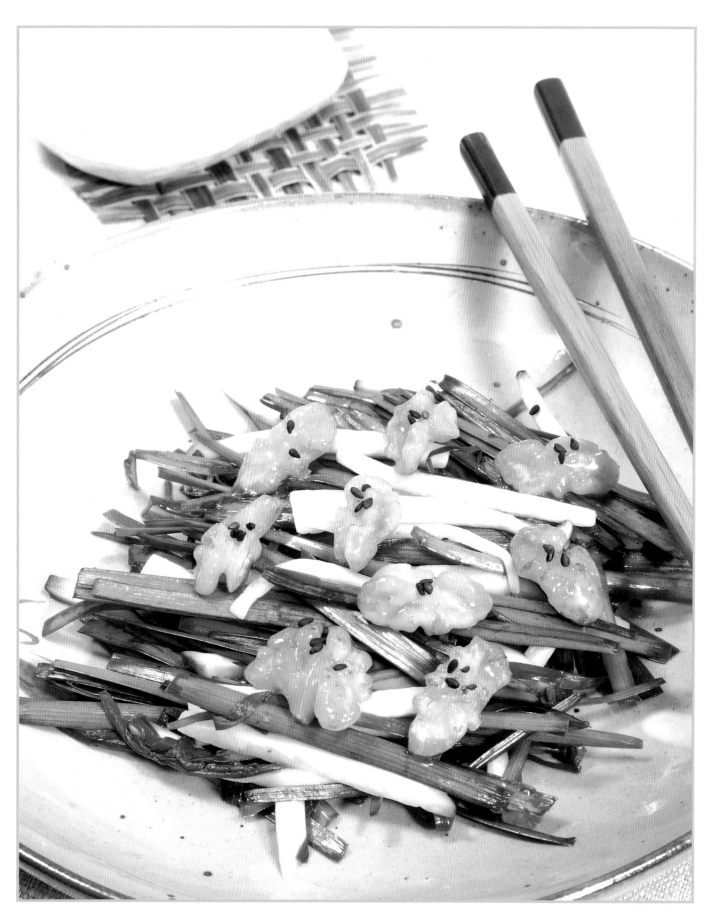

부추 호두볶음

양(陽)이 허하여 신(腎)이 찰 때, 발기불능 혹은 허리와 무릎이 시리고 아플 때, 수면 중에 사정(射精)을 할 때 사용한다. 음식물에 체해 설사를 할 때 부추로 된장국을 끓여 먹으면 효과가 있고 구토날 때 부추즙에 생강즙을 조금 타서 마시면 효과가 있다. 산후에는 감초와 함께 달여 먹으면 좋다.
부추는 다른 파에 비해 비타민 A, 단백질, 회분이 많다.

>>>>>> 만드는 법

01 부추는 다듬어 씻어서 5cm 길이로 썰어 체에 받쳐 물기를 빼놓는다.

02 냄비에 물 1,200cc를 붓고 끓으면 식초를 2ts를 넣고 호두를 넣어 살짝 익히고 호두의 껍질을 벗긴다.

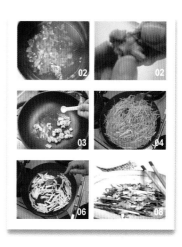

03 프라이팬을 달구어 놓고 껍질을 벗긴 호두를 넣어 물기가 없도록 건조시켜 바삭거릴 때까지 볶는다. 소금 1¼ts, 설탕 1⅔Ts를 넣고 노릇하게 볶아 1.3cm 크기로 작게 자른다.

04 프라이팬에 식용유 2ts를 넣고 부추의 뿌리와 가까운 굵은 부분부터 프라이팬에 넣고 살짝 익힌다. 소금 1¼ts와 설탕 2ts으로 간을 한다. 부추의 숨이 죽기 전에 불을 끈다.

05 새송이버섯은 씻어서 길이는 약 5cm, 두께와 폭은 약 0.3cm 정도로 썰어 놓는다.

06 프라이팬에 기름 1ts를 두르고 뜨거워지면 5의 새송이버섯을 볶다가 소금 1¼ts, 설탕 1¼ts로 간을 한다.

07 그릇에 새송이버섯 볶은 것과 부추 볶은 것을 넣고 잘 섞어 놓는다.

08 접시에 7의 재료를 담고 3의 구운 호두를 골고루 위에 얹어 상차림한다.

재 료 (5인 기준)
부추 500g,
호두 125g(껍질 벗긴 것),
새송이버섯 250g

양 념
소금 1Ts과 3/4ts, 설탕 2Ts과 2 ¼ts,
식초 2ts, 식용유 1Ts

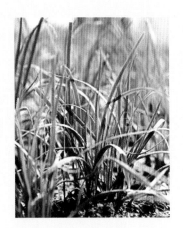

부추
호두볶음

>>>>> 부추

성질은 따뜻하고(溫) 맛은 맵다(辛).

심장으로 들어가 오장을 평안하게 하고 중초(中焦)와 오장을 따뜻하게 한다. 양기(陽氣)를 도와 몸이 찬 것을 제거하며, 기(氣)를 아래로 내려주며, 위중열(胃中熱)을 없앤다.

간경혈분으로 들어가 기를 소통시키고 폐기를 부드럽게 하고 어혈을 풀어주며, 담이 뭉친 것을 풀어준다.

토혈로 인한 손상을 치료하며, 일체의 혈병, 가슴이 답답한 것 그리고 위장병을 치료한다. 약의 독과 음식의 독을 풀며, 가슴이 막히고 심장이 칼로 찌르듯이 아픈 경우, 땀이 나오지 않는 경우를 치료한다.

몸이 찬 체질, 발기불능, 부녀자의 자궁이 냉할 때, 산후에 배가 찬 사람에게 식용으로 하면 좋다.

많이 먹으면 어지럽고 꿀과 쇠고기와 함께 섭취하는 것은 피한다.

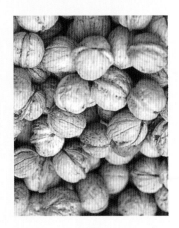

부추

>>>>> 호두

성질은 따뜻하고(溫) 맛은 달다(甘).

몸을 살찌우고 건강하게 하며 피부를 윤택하게 하고 모발을 검게 한다. 폐와 장을 보해주며 천식을 가라앉히고, 장을 매끄럽게 하여 대변을 잘 통하게 해준다. 또한 소변을 잘 나오게 하며 눈썹 사이가 떨리는 증상을 없애준다.

신(腎)을 보하여 양기(陽氣)를 도와주며 허리를 튼튼하게 해준다. 정액을 굳게 지켜 저절로 흐르는 것을 방지해 주며 안색을 좋게 하며 노화를 방지한다.

몸이 허하고 찬 체질, 폐신(肺腎)이 허한 체질, 산후의 허약해진 산모, 변비가 있는 사람, 체력이 쇠약해진 노인에게 좋다. 담이 많고 열이 많은 사람은 적게 먹는 것이 좋다.

호두

>>>>> 송이버섯

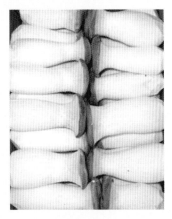

성질은 평(平)하고 맛은 달다(甘).

맛이나 향기가 진한 것에는 소나무의 기운이 들어 있다. 혈액의 콜레스테롤을 저하시키는 작용과 항암작용이 있다. 강장양생하는 식품으로 체질이 허약한 사람 및 특별한 병이 없고 건강한 사람에게 음식으로서 적당하다. 특히 소변을 참기 어렵고 소변색깔이 탁한 사람에게서 치료효과를 얻을 수 있다.

송이버섯

>>>>> 참기름

성질은 약간 차가우며(微寒) 맛은 달고(甘) 독은 없다.
주로 대장을 원활히 하고 장 내의 열이 뭉친 것을 치료하며 태를 부드럽게
하여 부스럼이나 종기를 치료(滑胎療瘡)한다. 그러나 많이 먹으면 목소리가
상하고 체중이 증가한다.

>>>>> 후추

성질은 아주 따뜻하고(大溫)하고 열(熱)하며 맛은 맵고 독이 없다.
주로 기(氣)를 아래로 내리고, 속을 따뜻하게 하고 담을 없애며, 오장육부
에 있는 풍냉을 제거한다. 오장을 조절하고 신기를 튼튼히 하며, 장과 위를
따뜻하게 한다. 치아에 열이 뜨고 통증이 있는 것을 치료한다. 모든 생선류
와 금계류, 버섯류의 독을 제거하며, 곽란(癨亂:급성 위장병으로 어지러움), 심복
(心腹)의 냉통을 멈추게 한다. 많이 먹으면 폐를 상하게 한다.

부추 호두볶음
영양소 분석

	(1인 기준)
열량(kcal)	266.8
단백질(g)	9.4
당질(g)	13.6
지질(g)	21.8
콜레스테롤(mg)	0
n-3 지방산(g)	0.3
n-6 지방산(g)	2.3
n-3/n-6 ratio	0.13
P/M/S	4.1/1.7/1
비타민 A(μgRE)	639.0
비타민 B$_1$(mg)	0.5
비타민 B$_2$(mg)	0.2
비타민 B$_6$(mg)	0.4
나이아신(mg)	2.7
비타민 C(mg)	41.0
비타민 E(mg)	6.4
섬유소(g)	2.4
칼슘(mg)	60.6
인(mg)	131.1
나트륨(mg)	811.7
칼륨(mg)	744.0
철분(mg)	4.3
엽산(μg)	64.4
회분(g)	3.7

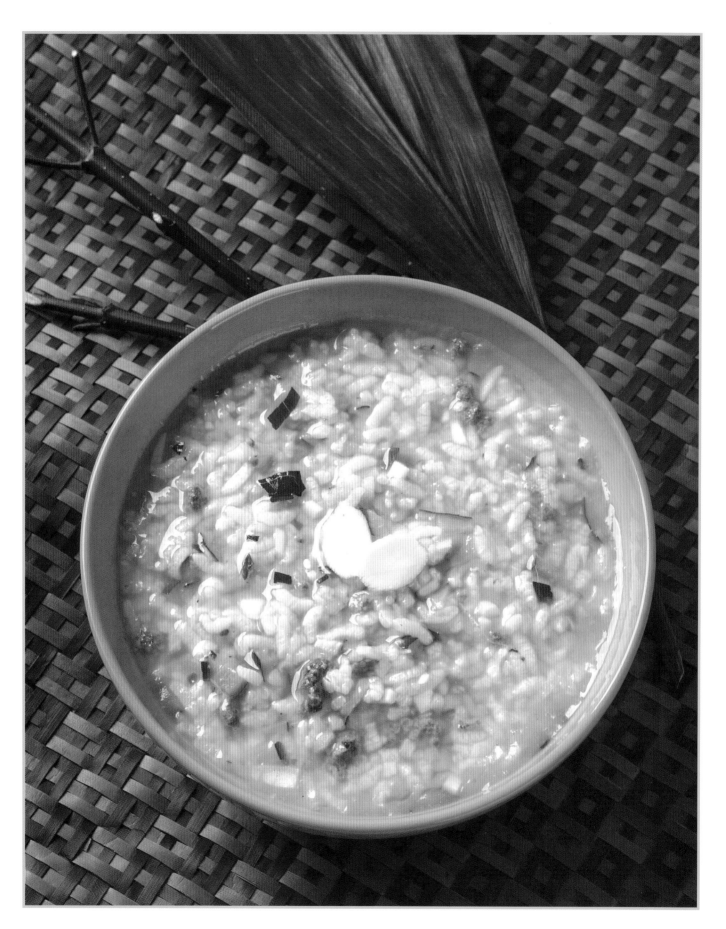

양고기 인삼죽

몸이 여위고 양기(陽氣)가 부족할 때 양기를 튼튼하게 할 목적으로 사용한다.
원기를 북돋아주며 진액을 생성하고 정신을 안정시키고 건망증이 심한 경우 머리가 어지럽
고 두통이 있으며 갈증이 나는 증상, 땀이 많이 나는 경우, 기(氣)와 혈(血)이 부족하고 진액
이 부족하여 허약한 증상에 사용한다.

>>>>>> 만드는 법

01 양고기(또는 쇠고기)를 갈아 놓는다.

02 인삼(수삼)을 얇게 저며 쌀알만한 크기로 썬다.

03 황기를 물 1,000cc에 넣고 끓여서 식힌다.

04 복령을 쌀알 크기로 작게 썰어놓는다.

05 대추는 씨를 빼고 가늘게 채썰어 쌀알 크기로 썰어 놓는다.

06 쌀을 씻어서 쌀과 위의 재료를 냄비에 넣고 3의 황기 우린 물과 찬물
1,000cc를 넣고 약한 불에 은근히 끓인다.

07 소금으로 간을 하여 먹는다.

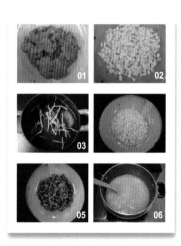

재 료 (5인 기준)
양고기(쇠고기) 간 것 60g(양고기 살코기),
인삼 30g(수삼), 복령 20g, 황기 20g,
대추 20g(말린 것),
멥쌀 150g(일반 쌀),
소금 1/2ts

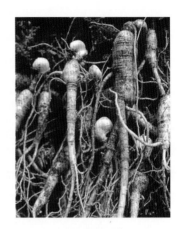

인삼

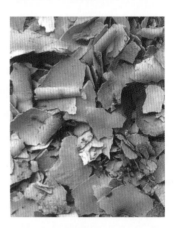

복령

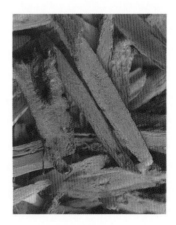

황기

양고기
인삼죽

>>>>> 양고기

성질은 따뜻하고(溫) 맛은 달다(甘).

음을 보하며, 신체를 풍성하게 하고 피부를 윤택하게 한다.

양기를 도와 정과 혈을 보해주고 근골을 강건하게 하며 땀구멍을 치밀하게 하여 찬바람을 막아준다. 어지럼증, 장부의 기가 허한 것을 다스린다. 중초(中焦)와 하초(下焦)를 따뜻하게 해주므로 과로로 몸이 여위었을 때, 산후에 몸이 허약해졌을 때, 노동자가 몸이 극도로 허약할 때, 신(腎)이 허하여 양기(陽氣)가 쇠약해졌을 때, 허리와 무릎이 시리고 연약해졌을 때, 발기불능과 음부(陰部)가 찰 때 먹으면 좋다.

정기(精氣:원기元氣, 생기生氣, 기력氣力)가 허하고 속이 찬 체질이나 추위를 잘 타며 찬 것을 싫어하거나 산후에 허약할 때, 몸이 여위고 약해졌을 때, 노년에 체력이 쇠약해졌을 때, 겨울철에 보양식품으로 먹으면 좋다.

>>>>> 인삼

성질은 따뜻하고(溫) 맛은 달고 약간 쓰다(甘微苦).

원기(元氣)를 보하고 오장의 기능을 왕성하게 하는데 특히 비(脾)와 폐(肺)의 기능을 튼튼하게 한다. 진액을 생성하게 하여 갈증을 없앤다. 정신을 안정시키고 눈을 밝게 하며 정력을 강하게 하고 사고력을 높여 명석하게 한다.

원기부족으로 인한 신체허약, 권태, 피로, 땀이 많은 증상과 비위(脾胃) 기능의 감퇴로 인해 나타나는 식욕부진, 구토, 설사에 활용한다.

폐기능이 허약하여 호흡하기가 곤란하고 움직일 때마다 기침이 나며 사지가 무력하고 맥이 매우 약하며 땀이 많은 증상에 효과적이다.

안신(安神)작용이 있어서 꿈이 많고 잠을 이루지 못하면서 잘 놀라는 증상에 쓴다. 건망증을 없애주고 지력(智力)을 높이며, 정신력을 증강시키고 사고력과 영적(靈的)활동을 높이는 데 사용한다.

기혈(氣血:기와 혈을 아울러 이르는 말)을 보하고 기운을 더하여 양기(陽氣:몸 안에 있는 양의 기운. 또는 남자 몸 안의 정기精氣)를 튼튼하게 하므로 허약해서 혈허 증상을 나타내는 사람에게 좋다. 그 밖에도 신(腎)기능 허약으로 음위증(陰萎症:발기부전)을 일으킬 때에 강장효과가 있다.

대뇌피질의 흥분과 억제에서 평형을 유지시키며, 긴장으로 인한 신경의 문란한 체계를 회복시킨다(인삼은 두뇌활동과 체력을 향상시키므로 항피로작용과 항노화작용이 있어 집중력과 기억력 감퇴, 지력 손상 등에 유효하다). 신체의 면역기능 개선효과와 단백질 합성촉진작용을 나타낸다. 소량을 사용하면 심장의 수축력을 높이나 다량을 사용하면 약화반응을 보인다. 성선촉진작용도 있으며, 고혈당에서 혈당억제작용을 보인다. 그 밖에도 항상성(恒常性) 유지효과와 암세포의 발육억제작용, 간장해독기능 강화 등이 입증되었다.

>>>>> 대추(대조)

성질은 따뜻(溫)하고 무독하며 맛은 달다(甘).

비위(脾胃)기능 허약으로 피곤을 많이 느끼면서 기운이 없고 식욕이 줄며 변을 묽게 보는 증상에 유효하다. 혈허(血虛)로 인하여 신체에 영양을 고르게 공급하지 못해서 나타나는 얼굴의 황색증, 입술이 건조하고 피부가 마르며 어지럽고 눈앞에서 꽃이나 별과 같은 헛것이 보이는 증상에 활용한다. 정신황홀, 불면, 신경과민, 히스테리, 갱년기장애 등과 같은 증상에 정신안정효과가 좋다. 완화작용이 있어서 독성을 감소시킨다.

항알레르기, 항암작용이 있으며 진해·거담작용을 가지고 있다. 또한 항산화작용을 하는데, 동물실험 결과 이 추출물이 쥐의 간장에서 지방산화를 억제하는 효과가 입증되었다.

〉〉〉〉〉 복령

성질은 평(平)하고 독이 없으며 맛은 달고(甘) 싱겁다(淡).

수분대사를 조절하여 소변을 잘 보게 하고 비장을 보하며 심장을 편안하게 한다. 수종을 다스리고 소변을 잘 보지 못하고 배와 전신이 붓는 증상에 효력을 나타내며, 담음(痰飮)으로 해수, 구토, 설사가 있는 것을 치료한다. 신경과민으로 가슴이 뛰고 잘 놀라며 건망증, 유정(遺精)이 있는 것을 다스린다. 심장부종에도 현저한 반응을 나타낸다.

복령 달인 물은 이뇨작용이 현저하나 건강한 사람에게는 나타나지 않는다. 실험관 내에서는 균을 억제하는 작용이 나타난다. 동물실험에서 토끼의 장관(腸管)을 이완시키는 작용이 있으며, 흰쥐의 유문부 결찰로 인한 궤양 형성에 예방효과가 있다. 혈당을 내리고, 알코올 추출물은 심장의 수축력을 증강시킨다. 면역증강작용, 항종양작용이 있다.

〉〉〉〉〉 황기

성질은 따뜻하고(溫) 독이 없으며 맛은 달다(甘).

비를 보하여 기를 더해주고 원기를 북돋아 주어 땀이 많이 나는 증상을 완화시킨다. 혈액 생성을 촉진하고 수분대사를 원활히 하여 종기를 다스린다.

비기(脾氣) 허약으로 인하여 얼굴빛이 희거나 황색을 띠는 증상, 사지권태무력, 대변이 묽은 증상, 어지러우며 기운이 없는 증상, 말하기가 힘들고 식은땀이 나면서 가슴이 뛰고 잠을 이루지 못하는 증상에 사용한다. 기허(氣虛)하여 조혈기관이 약화됨으로써 나타나는 권태감·무력감 및 얼굴빛이 창백하며 광택이 없고, 토혈·변혈·피하출혈·자궁출혈 등의 증상이 나타날 때 사용한다. 상승작용이 있어서 위하수, 탈항, 장기탈수, 기운하강 등의 증상에 유효하다.

기허무력(氣虛無力)으로 과다하게 수분이 체내에 정체되어 배설되지 못하는 증상, 기운이 없고 혈행장애로 인한 피부마비와 감각마비에 사용한다. 소갈증에 진액 생성을 촉진시킨다. 그 밖에도 각종 암증(癌症)에 널리 사용한다.

신체의 면역증강작용이 있어서 망상내피세포의 탐식능력을 증강시키고 신체의 대사기능을 활성시키므로 단백질대사를 촉진시킨다. 정상인에게서는 현저한 이뇨작용을 나타낸다. 심장의 수축력을 증강시키므로 강심작용이 있으며, 황기 달인 물, 물에 우린 액 등은 혈관확장작용을 하여 혈압을 내리며 간 보호작용이 있다.

양고기 인삼죽

영양소 분석

(1인 기준)

열량(kcal)	139.1
단백질(g)	4.4
당질(g)	27.1
지질(g)	1.2
콜레스테롤(mg)	6.4
n-3 지방산(g)	0
n-6 지방산(g)	0
n-3/n-6 ratio	-
P/M/S	0
비타민 A(μgRE)	0
비타민 B₁(mg)	0.1
비타민 B₂(mg)	0
비타민 B₆(mg)	0.1
나이아신(mg)	1.1
비타민 C(mg)	1.2
비타민 E(mg)	0.1
섬유소(g)	0.3
칼슘(mg)	12.7
인(mg)	55.8
나트륨(mg)	108.8
칼륨(mg)	116.1
철분(mg)	1.2
엽산(μg)	4.2
회분(g)	0.6

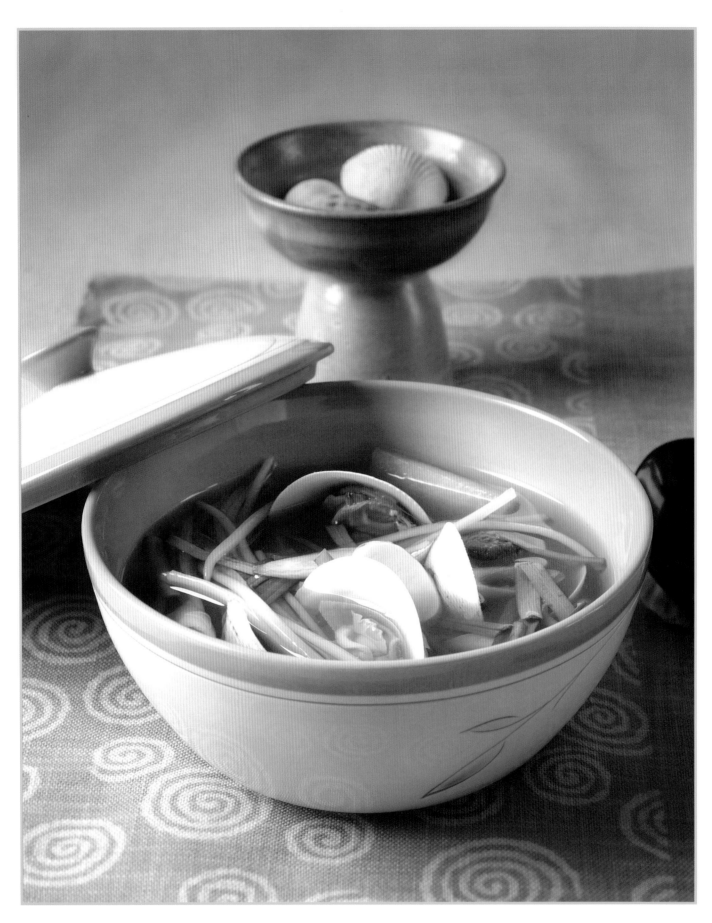

복령 용안육국

소변을 잘 보지 못하고 붓는 증상에 좋으며 해수, 구토, 설사 등에 사용한다. 건망증, 잠을 깊이 이루지 못하고 소화력이 떨어지는 증상이나 변이 묽은 증상을 해소시키며 신경과민 등에 효과가 있다. 배를 따뜻하게 해주고 혈액순환을 좋게 하여 하복부 냉증, 부녀자의 자궁이 냉한 증상, 발기불능 등에 효과가 있으며 양기(陽氣)를 도와 몸이 찬 것을 없애준다.

>>>>>> 만드는 법

01 조개를 깨끗하게 손질한 다음 냄비에 넣고, 멸치와 함께 물 2,000cc를 넣어 약한 불에 끓인다.

02 어느 정도 끓어오를 때 생기는 거품은 걷어 낸다.

03 조개가 벌어지면 국물을 다른 냄비에 옮겨 담고 조개는 해감을 빼고 다시 냄비에 넣는다.

04 3에 복령과 용안육, 무를 넣고 다시 끓인다.

05 4에 양송이버섯을 넣는다.

06 콩나물은 머리와 꼬리를 떼고 5에 넣는다.

07 다진 마늘 1Ts, 소금 1ts, 된장 1Ts으로 간을 한다.

08 부추는 잘 다듬어서 씻은 후 5cm 길이로 썬다. 파와 부추를 마지막으로 넣고 살짝 익힌다.

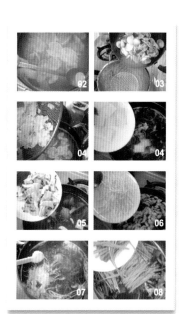

재 료 (5인 기준)
멸치 20g, 복령 40g, 부추 80g,
모시조개 400g, 용안육 15g,
무(조선무) 100g, 양송이버섯 90g,
콩나물 150g, 다진 마늘 1Ts,
소금 1ts, 된장 1Ts, 파 2Ts

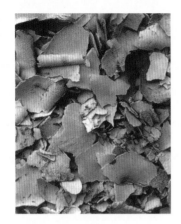

복령

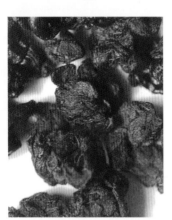

용안육

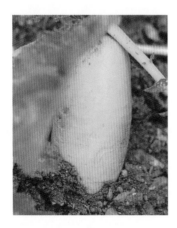

무

복령
용안육국

〉〉〉〉〉 복령

성질은 평(平)하고 독이 없으며 맛은 달고(甘) 싱겁다(淡).
수분대사를 조절하여 소변을 잘 보게 하고 비장을 보하며 심장을 편안하게
한다. 수종을 다스리고 소변을 잘 보지 못하고 배와 전신이 붓는 증상에 효
력을 나타내며, 담음(痰飮)으로 해수, 구토, 설사가 있는 것을 치료한다. 신
경과민으로 가슴이 뛰고 잘 놀라며 건망증, 유정(遺精)이 있는 것을 다스린
다. 심장부종에도 현저한 반응을 나타낸다.
복령 달인 물은 이뇨작용이 현저하나 건강한 사람에게는 나타나지 않는다.
실험관 내에서는 균을 억제하는 작용이 나타난다. 동물실험에서 토끼의 장
관(腸管)을 이완시키는 작용이 있으며, 흰쥐의 유문부 결찰로 인한 궤양 형
성에 예방효과가 있다. 혈당을 내리고, 알코올 추출물은 심장의 수축력을
증강시킨다. 면역증강작용, 항종양작용이 있다.

〉〉〉〉〉 용안육

성질은 따뜻(溫)하고 맛은 달다(甘).
비위를 보하여 영혈부족(營血不足)을 치료한다.
심(心)과 비(脾)가 허약하여 잠을 못이루는 증상, 잘 놀라며 생각과 염려가
많아 가슴이 두근거리는 증상, 건망증, 걱정이 많은 증상, 소화력이 떨어
지며 변이 묽은 증상을 해소시킨다.
항균, 항암, 항노화, 항산화, 면역기능 활성화, 강장작용 등이 있다.
오래 먹으면 의지가 강해지고 총명해지며 건망증이 없어진다.

〉〉〉〉〉 부추

성질은 따뜻하고(溫) 맛은 맵다(辛).
심장으로 들어가 오장을 평안하게 하고 중초(中焦)와 오장을 따뜻하게 한
다. 양기(陽氣)를 도와 몸이 찬 것을 제거하며, 기(氣)를 아래로 내려주며,
위중열(胃中熱)을 없앤다.
간경혈분으로 들어가 기를 소통시키고 폐기를 부드럽게 하고 어혈을 풀어
주며, 담이 뭉친 것을 풀어준다.
토혈로 인한 손상을 치료하며, 일체의 혈병, 가슴이 답답한 것 그리고 위장
병을 치료한다. 약의 독과 음식의 독을 풀며, 가슴이 막히고 심장이 칼로
찌르듯이 아픈 경우, 땀이 나오지 않는 경우를 치료한다.
몸이 찬 체질, 발기불능, 부녀자의 자궁이 냉할 때, 산후에 배가 찬 사람에
게 식용으로 하면 좋다.
많이 먹으면 어지럽고 꿀과 쇠고기와 함께 섭취하는 것은 피한다.

〉〉〉〉〉 무

성질은 서늘하고(凉) 맛은 달고(甘) 맵다(辛).

음식의 소화를 도우며 체하여 뭉쳐 있는 것을 풀어준다.

관절을 부드럽게 하고 오장의 나쁜 기운을 없애준다. 폐의 기능이 약하여 토혈(肺痿吐血)이 있을 경우, 힘들어 수척해진 경우, 해수(咳嗽:기침), 신물 올라오는 경우를 치료한다.

대소변을 잘 보게 하고 술독을 풀며, 밀가루와 가지의 독을 풀어 주고 두부가 잘 소화되게 한다.

기를 아래로 내리며 열을 내려주어 소갈(消渴:갈증으로 물을 많이 마시고 음식을 많이 먹으나 몸은 여위고 오줌의 양이 많아지는 병)을 그치게 하고 담을 풀어준다.

어혈을 흩어주며 지혈작용이 있다. 술독을 풀어주고 음주로 인한 증상을 완화시킨다. 생선요리의 비린내를 없애주고, 소화기가 허약한 체질과 음식을 잘 소화시키지 못하는 사람, 담습(痰濕)이 많은 체질, 장부(腸腑)가 깨끗하지 못한 사람, 알콜중독증, 임산부에게 좋다.

생것은 달고(甘) 서늘(凉)하고 익힌 것은 달고(甘) 따뜻(溫)하다. 음식을 소화시킬 때는 생것을 써야 하고, 담열(痰熱)을 내리려면 찧어서 즙을 내어 마셔야 하며, 몸을 건강하게 하는 데는 삶은 것을 사용한다.

소화기가 허하고 속이 찬 사람이 먹는 것은 좋지 않다.

기운을 내리는 작용이 아주 급속하여 오래 먹으면 영기(營氣:음양관계에 따라 기가 양에 속 하는 것을 양기陽氣라 하고 음에 속하는 것을 음기陰氣라 하며, 혈맥 밖에 있는 것을 위기衛氣라 하고 혈맥 내부에 있는 것을 영기營氣라 한다)와 위기(衛氣:몸의 겉면에 흐르는 양기陽氣. 땀구멍을 여닫는 기능으로 외부 환경에 잘 적응하게 하면서 몸을 보호하는 기능을 한다)를 흐트려, 머리카락이 빨리 센다.

지황과 하수오 등의 약재와 함께 먹으면 쉽게 머리카락이 센다.

〉〉〉〉〉 콩나물

성질이 평(平)하고 독이 없고 맛은 달다(甘).

근육의 경련과 무릎의 통증을 나타내는 풍습비증(風濕痹)을 치료하며, 오장과 위의 뭉친 것을 풀어주고 기운을 돋운다. 또한 해독작용을 하고 기미 등을 다스려 피부를 윤택하게 한다. 부인들의 나쁜 피를 없애주며, 헛배가 부르는 증상을 다스리고, 표사(表邪:표면의 외적인 나쁜 기운)를 제거하고 습열(濕熱)을 내린다.

〉〉〉〉〉 마늘

성질은 따뜻하고(溫) 맛은 맵다(辛).

갑자기 설사하고 구토(嘔吐)하며, 속이 불편한 경우에 효과가 있다. 위(胃)를 따뜻하게 하고 뭉친 것을 풀어주고 소화가 잘 되게 한다. 소화기가 약하여 음식을 적게 먹는 사람, 많이 먹어서 뚱뚱한 사람, 소화가 잘 되지 않는 사람에게 좋고 해독작용과 기생충에 대한 살충효과가 있다. 옹종(癰腫:부스럼 또는 혹)을 없애며 풍사(風邪:바람으로 인하여 몸에 병을 가져오는 나쁜 기운)를 물리치며 대 · 소변이 잘 소통되게 하여 대변이 시원히 배출되지 못하여 장부(腸腑)에 차 있는 사람과 감기 예방에 좋다. 오래 먹으면 눈과 간에 손상을 주고 사람의 마음을 흐트러지게 한다.

복령 용안육국
영양소 분석 (1인 기준)

열량(kcal)	83.7
단백질(g)	11.8
당질(g)	6.1
지질(g)	1.6
콜레스테롤(mg)	59.1
n-3 지방산(g)	0
n-6 지방산(g)	0.3
n-3/n-6 ratio	-
P/M/S	4/1/1
비타민 A(μgRE)	112.4
비타민 B$_1$(mg)	0.2
비타민 B$_2$(mg)	0.3
비타민 B$_6$(mg)	0.5
나이아신(mg)	2.8
비타민 C(mg)	13.3
비타민 E(mg)	2.4
섬유소(g)	0.8
칼슘(mg)	165.2
인(mg)	191.4
나트륨(mg)	962.6
칼륨(mg)	555.4
철분(mg)	5.0
엽산(μg)	33.2
회분(g)	4.3

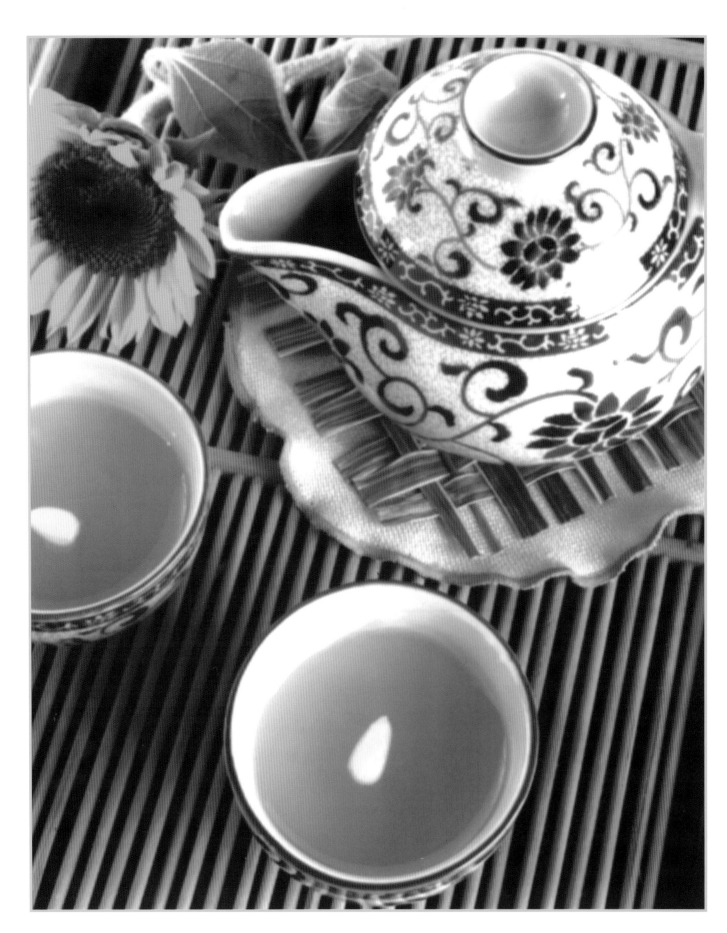

해바라기씨 산사차

부녀자의 월경통에 사용한다. 혈액순환을 도우며 음식의 소화가 잘 되도록 하여 체한 것을 통하게 하고 음액(陰液)을 자양(滋養)시켜 주고, 오장을 촉촉히 적셔 주며, 소화기능을 보해 주어 설사를 멈추게 한다. 어혈을 풀어주며 비만한 체질과 어혈체질에 사용하면 좋다.

>>>>>> 만드는 법

01 해바라기씨(껍질 벗긴 것)와 산사를 씻어서 물 2,000cc를 붓고 끓인다.

02 끓여서 색이 연하게 우러나오면 찻잔에 담아낸다.

03 꿀을 넣어 차의 맛이 새콤달콤한 맛이 나오도록 한다.

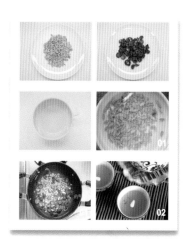

재 료 (5인 기준)
해바라기씨 15g,
산사 30g, 꿀 25cc,
물 2,000cc

해바라기씨
산사차

>>>>> 해바라기씨

성질은 평(平)하고 맛은 달고(甘) 싱겁다(淡).
음액을 자양(滋養)시켜주고 설사를 멎게 하며 발진이 올라온 종기의 독기를 다스린다.
형체가 마르고, 얼굴색이 어둡고 윤기가 없으며, 얼굴이 자주 붉어지고, 화끈화끈거리는 증상, 갈증이 자주 나고, 찬 음료수 마시는 것을 좋아하며, 몸이 뜨거운 것을 싫어하고 손발이 뜨겁고, 자주 화를 내고 짜증을 내는 등의 음이 허한 증상에 좋다. 또한 변비 기운이 있고, 소변량이 적으며 색이 붉은 색을 띠는 경우에 좋다. 월경통, 고지혈증, 고혈압 등에 좋다.

>>>>> 산사

성질은 약간 따뜻하고(微溫) 맛은 달고(甘) 시다(酸).
음식이 체한 것을 풀어주고 혈액순환을 도와 어혈을 흩어주며 비장의 기운을 도와 입맛이 돌게 하고 음주로 인한 증상을 풀어준다.
건위(健胃:위를 튼튼하게 함)작용 및 소화촉진작용이 있어 소화불량, 육식 소화장애, 복통 등에 탁월한 효과를 보인다. 혈액순환 개선으로 산후복통, 생리통 등에 활용된다. 어혈(瘀血)을 제거하므로 타박어혈동통의 통증을 가라앉힌다.
지질용해작용이 있어 관상동맥장애와 협심증, 고혈압, 고지혈증 등에 널리 응용된다.
강심작용이 있으며, 혈압강하, 관상동맥혈류량촉진, 혈관확장에 유효하다. 콜레스테롤의 흡수를 억제하고, 죽상동맥경화에 효력을 나타내며, 동물성 지방 식품의 소화촉진에 현저한 효과가 있다. 병원 미생물 억제작용, 진정작용이 있으며, 모세혈관 투과성을 높이고, 자궁수축작용을 나타낸다.

>>>>> 꿀

성질은 평(平)하고 맛은 달다(甘).
오장을 편안히 하고 기를 더하여 준다. 중초(中焦)를 보호하고 통증을 멈추게 하고 해독하는 작용이 있다. 심(心)을 보하여 정신이 안정되게 해주며, 비위를 조절하고, 장벽(腸癖:예전에, 이질痢疾을 이르던 말. 대변에 고름과 같이 곱이 섞여 나오는 것이 창자를 씻어 내는 것과 같다고 하여 붙인 이름이다. 피가 섞여 나오는 대변)을 그치게 하고, 구창을 치료하고 귀와 눈을 밝게 한다. 여러 병을 다스리고 여러 약을 조화롭게 하고 영기(營氣:음양관계에 따라 기가 양에 속하는 것을 양기陽氣라 하고 음에 속하는 것을 음기陰氣라 하며, 혈맥 밖에 있는 것을 위기衛氣라 하고 혈맥 내부에 있는 것을 영기營氣라 한다)와 위기(衛氣:몸의 겉면에 흐르는 양기陽氣. 땀구멍을 여닫는 기능으로 외부 환경에 잘 적응하게 하면서 몸을 보호하는 기능을 한다)를 조화되게 하며, 장부를 원활히 하여 삼초(三焦:한방에서 이르는 육부六腑의 하나, 상초·중초·하초로 나뉨)를 잘 통하게 한다. 장을 매끄럽게 하여 변을 잘 보게 하여 변비를 통하게 하며, 폐가 마르고 건조하여 생긴 해수(咳嗽:기침)와 폐허로 인하여 오래된 해수, 인후가 건조하고 입이 마름을 치유하고 피부를

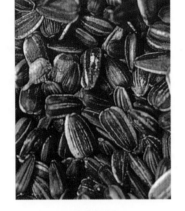

해바라기씨

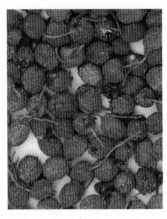

산사

윤택하게 한다. 또한, 노화를 지연시켜 수명을 연장시키고 신체를 튼튼하게 해준다. 설사를 하며 속이 더부룩한 사람은 삼가하여야 하며, 비위가 부실한 사람, 신기가 허활한 사람, 습열로 담이 막힌 사람 그리고 외감(外感)병이 생긴 사람은 피한다.

어혈(瘀血)이란?

체내의 혈액이 일정한 자리에 정체되어 노폐물이 많아져 어체물(瘀滯物)을 많이 함유하는 혈액을 말하며 한의학상의 병증이다.

어혈(瘀血) 형성 원인

혈액순환이 원활하게 되지 못하여 어혈이 생기는 원인은 기허(氣虛), 기체(氣滯), 혈열(血熱), 혈한(血寒) 등이다.

양기가 허약하여 혈(血)을 이끌지 못하면 혈의 흐름이 지체되고 기(氣) 순환이 원활하지 못하면 혈의 흐름이 막혀서 어혈이 생긴다.

기는 혈을 주관함으로 기가 운행되어야 혈이 순환되고 기가 울체되면 곧 어혈이 되므로 기의 혈에 대한 영향은 매우 크다.

한(寒), 열(熱)이 치우쳐 왕성한 것도 어혈이 형성되는 원인이 된다.

한(寒)이 경맥에 들어가 경맥이 수축되고 혈액이 엉켜도 어혈이 된다. 또한 열이 영혈(營血)에 들어가 혈열이 서로 엉키고 혈액의 유동성을 잃으면 어혈(瘀血)이 된다.

타박상 때 경맥을 떠난 혈액이 체내에 저류되어 없어지지 않아도 역시 어혈을 형성한다.

어혈의 증후와 특징

- 심(心)에 어혈이 생기면: 심계, 심통, 가슴이 답답하고 그득함
- 폐에 어혈이 생기면: 흉통, 객혈
- 위장에 어혈이 생기면: 토혈, 흑변
- 자궁에 어혈이 생기면: 월경불순, 월경곤란, 폐경 등의 특징이 있다.

해바라기씨 산사차
영양소 분석 (1인 기준)

열량(kcal)	33.0
단백질(g)	0.6
당질(g)	4.4
지질(g)	1.7
콜레스테롤(mg)	0
n-3 지방산(g)	0
n-6 지방산(g)	1
n-3/n-6 ratio	–
P/M/S	6.8/1.8/1
비타민 A(μgRE)	0.1
비타민 B$_1$(mg)	0.1
비타민 B$_2$(mg)	0
비타민 B$_6$(mg)	0
나이아신(mg)	0.2
비타민 C(mg)	0.2
비타민 E(mg)	0.1
섬유소(g)	0.1
칼슘(mg)	3.0
인(mg)	16.4
나트륨(mg)	0.4
칼륨(mg)	16.0
철분(mg)	0.2
엽산(μg)	7.2
회분(g)	0.1

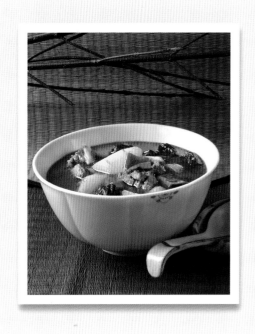

간(肝)에 좋은
우리 음식

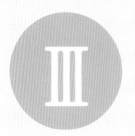

III

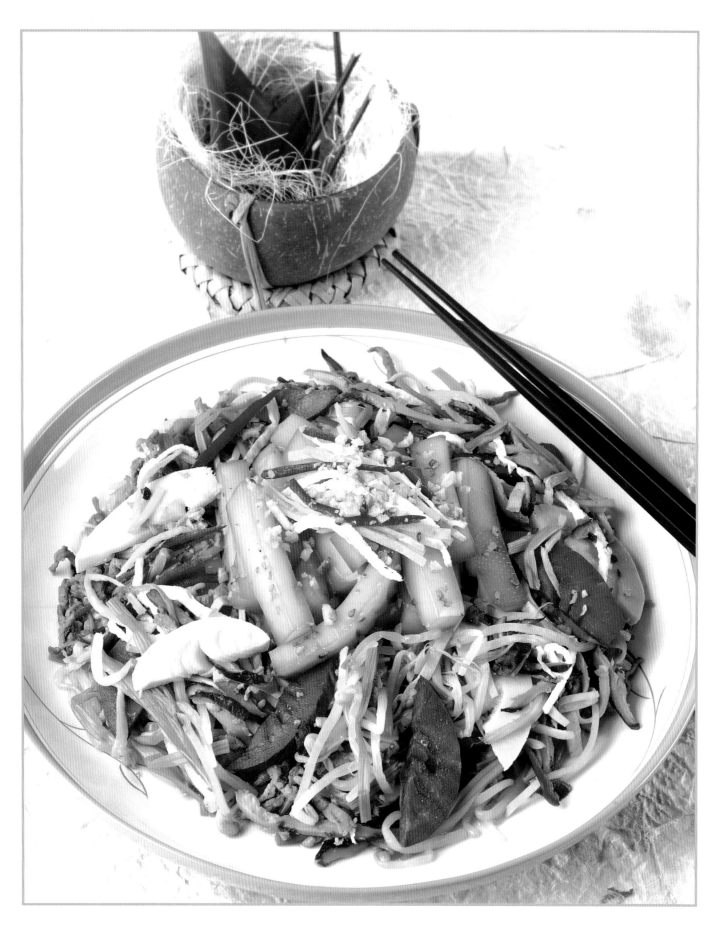

한방 탕평채

열을 내려주고, 소변을 원활히 해주며, 지혈작용이 있어 열이 많은 체질, 머리가 어지럽고 눈이 충혈된 사람에게 좋다. 주로 열이 심해서 생긴 증상을 없앨 때, 술을 많이 마셨거나 자주 마셔서 생긴 증상을 완화하기 위하여 사용한다. 피부를 윤택하게 하고, 살이 오르게 하며, 노화를 방지하고 변비에 좋다.

>>>>>> 만드는 법

01 청포묵은 길이 5cm, 가로, 세로가 0.6cm 되게 썰어서 끓는 물에 살짝 데친다.

02 숙주는 씻어서 끓는 물에 살짝 데친다.

03 미나리도 씻어서 5cm 길이로 썰어 끓는 물에 소금을 넣고, 살짝 데친다.

04 마른 표고버섯을 물에 불려서 얇게 채썰어 놓고 쇠고기는 5cm 길이로 가늘게 채썰어 두 재료를 섞어서 고기 양념(간장 1Ts, 다진 파 1ts, 다진 마늘 1ts, 설탕 1ts, 깨소금 1ts, 참기름 1ts, 후추 1/5ts)을 하여 볶는다.

05 오디는 깨끗이 씻어서 냄비에 물 750cc를 넣고 약한 불로 끓여서 색이 우러나오도록 한 후 소금 1/4ts, 설탕 1ts로 간을 한다.

06 죽순은 속의 하얀 알갱이를 깨끗이 씻어서 빗살무늬가 나오도록 얇게 썰어 끓는 물에 살짝 데친다.

07 5의 오디물이 우러나오면 죽순을 반만 넣고 살짝 끓인 후 불에서 내려 죽순을 그대로 오디물에 담가둔 채 검은색이 스며들도록 놔둔다.

08 홍고추는 씨를 빼서 5cm 길이로 채를 썬다.

09 계란은 프라이팬에 식용유 1ts을 두르고 황백지단을 부쳐서 5cm 길이로 가늘게 썰어 놓는다.

10 숙주, 미나리, 남겨 놓은 죽순, 오디물이 밴 죽순, 홍고추 1/2 분량에 식초 2Ts, 설탕 2ts, 소금 1½ts로 고루 섞어 양념을 하고 4의 쇠고기표고볶음과 황백지단 1/2도 섞어 놓는다.

11 오디 물 5Ts, 식초 2Ts, 간장 4Ts, 설탕 2Ts, 다진 마늘 1ts, 다진 파 1ts, 깨소금 4ts로 소스를 만든 후 1의 썰어놓은 청포묵을 넣어 무친다.

12 접시에 양념한 청포묵을 가운데 놓고 버무려 놓은 10의 재료를 접시에 돌려 담는다.

13 호두 20g은 깨끗이 씻어 프라이팬에 노릇노릇하게 볶아서 설탕 1ts을 넣어 바삭바삭해지면 불에서 내려 칼로 조그만 크기로 썬다.

14 잣도 잘게 다진다.

15 12의 음식에 나머지 황·백지단과 홍고추를 얹고 13, 14의 호두와 잣 고명을 얹어 상차림한다.

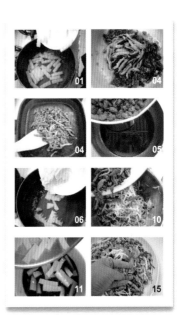

재 료 (5인 기준)
청포묵 1모(480g), 숙주 300g,
죽순 100g, 미나리 200g,
쇠고기 100g(등심), 표고버섯 12g(말린 것),
홍고추 1개, 계란 2개, 오디 40g,
호두 20g(깐 것), 잣 10g
간장 5Ts, 식초 4Ts,
설탕 3Ts과 2ts, 소금 1¾ts,
다진 파 2ts, 다진 마늘 2ts,
깨소금 1Ts과 2ts, 참기름 1ts,
후추 1/5ts, 식용유 1ts

한방 탕평채

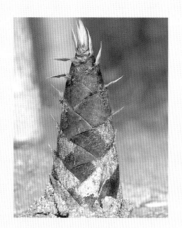

죽순

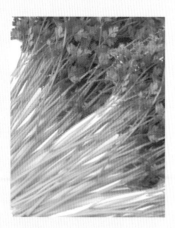

미나리

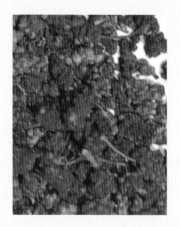

오디

>>>>> **죽순**

성질은 차갑고(寒) 맛은 달다(甘).
주로 갈증을 멈추고 기를 북돋우며 번열(煩熱:몸에 열이 몹시 나고 가슴속이 답답하며 괴로운 증세)을 해소하고 흉격 아래의 열을 없앤다. 또한 담을 없애고 위를 시원하게 하며, 기가 역상하는 것과 망동(妄動:분별없이 망령되게 움직임)하는 것을 억제한다.
열이 심하여 생긴 피부의 발진을 잘 돋게 하여 빠르게 치유되도록 도와주고, 대변이 원활히 배설되도록 해주므로 담열(痰熱)이 많은 체질, 대변이 시원히 배설되지 못하고 장에 차 있는 사람에게 좋다. 소화기가 허하고 설사를 자주하는 사람에게는 좋지 않다.

>>>>> **미나리**

성질은 서늘(凉)하고 맛은 달고(甘) 맵다(辛).
열을 내려주고, 정을 기르며, 혈맥을 보호하고, 기운을 복돋우며 밥맛이 나게 하고, 정신과 힘을 길러주며 번갈(煩渴:병적으로 가슴이 답답하고 몹시 목이 마른 것)을 멈추게 한다. 대·소변을 원활히 해주며, 지혈작용이 있으므로 열이 많은 체질, 머리가 어지럽고 눈이 충혈된 사람, 소변의 양이 적고 붉은 사람에게 좋으며 술 마신 후의 열독을 제거한다.

>>>>> **쇠고기**

성질은 평(平)하며 맛은 달다(甘).
비위(脾胃)의 기능을 도와 기운을 돋우며 갈증, 구토, 설사를 멈추게 하고 수종을 없앤다. 근골을 강하게, 허리와 다리를 튼튼하게 한다.
몸이 마르고 약할 때, 병을 앓고 난 후 몸이 약할 때, 기혈허약, 비위허약, 수술 후 몸조리할 때 좋다. 또한 부녀자 산후에도 좋으며 특별한 병이 없고 건강한 사람의 건강식으로도 적당한 식품이다.

>>>>> **표고버섯**

성질은 평(平)하고 맛은 달고(甘) 독이 없다.
기를 더하고 위기(胃氣)를 도와주어 소화를 돕고 구토와 설사를 멎게 하며 신체가 쇠약해지는 것을 예방한다. 정신을 기쁘게 하고, 피부발진을 없애준다. 고혈압 및 심혈관 질환을 예방하고 신체를 강하게 한다. 개위(開胃:위에서 음식을 받아들일 수 있게 위의 활동을 도와 식욕을 돋우게 함)하며 담을 풀어주어 기(氣)의 흐름을 좋게 한다.
표고버섯은 향기가 진한 것이 좋다.

>>>>> **계란**

성질은 평(平)하고 맛은 달다(甘).
주로 열화(熱火)로 인한 창(瘡)을 제거하고 음액(陰液)이 마른 것을 촉촉히 적셔주어 마음을 진정시킨다. 인후(咽喉)의 불쾌감을 제거하고 인후를 맑게 하여 소리가 잘 나오게 한다.
오장을 편안히 하고 혈(血)을 자양(滋養)시켜 임산부의 경우 태아를 편안하게 해준다. 신(腎)을 보하여 두뇌의 피로를 풀어준다.
음혈(陰血)이 부족한 사람, 병을 앓고 난 후 또는 산후 신체가 허약해진 사람, 두뇌를 지나치게 사용하는 사람 및 소아, 임산부, 노인과 성대(聲帶)를 보호하고자 하는 사람 등이 식용하면 좋다. 풍기가 동할 때는 많이 먹지 않는다.

>>>>> 오디

성질이 따뜻하거나(溫) 혹은 서늘하고(凉), 독이 없으며 맛은 달고(甘)시다(酸). 오장(五臟:한방에서 다섯 가지 내장을 통틀어 이르는 말. 곧 간장, 심장, 비장, 폐장, 신장)을 보호해주고 눈과 귀를 밝게 하며 관절을 부드럽게 해주고 기혈을 소통시키며 경맥(經脈:기혈이 순환하는 기본 통로)을 조화시키고 정신을 건강하게 하며 신수(腎水)를 보해주고 진액을 생성시켜 갈증을 제거한다. 수액대사를 강화시켜 종기를 제거하고 술을 깨게 하며 모발을 검게 한다. 소화기가 허약하고 설사를 하는 사람은 복용하지 않는 것이 좋다.

>>>>> 호두

성질은 따뜻하고(溫) 맛은 달다(甘).
몸을 살찌우고 건강하게 하며 피부를 윤택하게 하고 모발을 검게 한다. 폐와 장을 보해주며 천식을 가라앉히고, 장을 매끄럽게 하여 대변을 잘 통하게 해준다. 또한 소변을 잘 나오게 하며 눈썹 사이가 떨리는 증상을 없애준다.
신(腎)을 보하여 양기(陽氣)를 도와주며 허리를 튼튼하게 해준다. 정액을 굳게 지켜 저절로 흐르는 것을 방지해 주며 안색을 좋게 하며 노화를 방지한다.
몸이 허하고 찬 체질, 폐신(肺腎)이 허한 체질, 산후의 허약해진 산모, 변비가 있는 사람, 체력이 쇠약해진 노인에게 좋다. 담이 많고 열이 많은 사람은 적게 먹는 것이 좋다.

>>>>> 잣

성질은 약간 따뜻하고(微溫) 맛은 달다(甘).
폐·위를 보해주고 해수를 치료해 주며 오장을 윤기 있게 해주고 변비에 효과가 있다.
음액(陰液)을 자양(滋養)하여 간풍(肝風)을 없애고 기혈(氣血)을 보해주며 위장을 따뜻하게 해주고 살이 찌게 하며 노화를 방지한다.
관절이 쑤시거나 머리가 어지러울 때 효과가 있으며 마비된 근육을 풀어주고 저린 증상을 없애주고 피부를 윤택하게 해준다.
몸이 마르고 여윈 사람, 변비가 있는 사람, 노년의 신체가 쇠약한 사람에게 좋다.

>>>>> 식초

성질은 따뜻하고(溫) 맛은 시고(酸) 쓰며(苦) 독은 없다.
혈액순환을 도우며 어혈을 없앤다. 지혈작용이 있으며 회충을 움직이지 않게 한다. 주로 옹종(癰腫:부스럼 또는 혹)을 없애고 수기(水氣:물기운. 한방에서 '신경腎經의 음기陰氣를 이르는 말)를 흩어주며, 사독(邪毒:몸에 병을 가져오는 독)을 없애고 모든 독을 풀어주며 물고기, 채소의 독을 없앤다. 혈이 부족하여 어지러운 증상에 효과가 있으며 산후 혈허로 인한 현훈(眩暈:정신이 어찔어찔 어지러움)과 실혈(失血:혈액의 손실) 과다로 인한 현훈을 치유한다. 심통과 인후통을 그치게 한다. 많이 먹으면 근을 상하게 하므로 많이 먹는 것을 금한다. 기육과 뼈를 손상시키고 대합조개와 상반되므로 같이 먹지 않는다.

한방 탕평채
영양소 분석 (1인 기준)

열량(kcal)	245.2
단백질(g)	12.7
당질(g)	21.9
지질(g)	12.7
콜레스테롤(mg)	107.8
n-3 지방산(g)	0.1
n-6 지방산(g)	1.2
n-3/n-6 ratio	0.08
P/M/S	1.5/1.6/1
비타민 A(μgRE)	169.2
비타민 B$_1$(mg)	0.3
비타민 B$_2$(mg)	0.2
비타민 B$_6$(mg)	1.0
나이아신(mg)	3.4
비타민 C(mg)	15.6
비타민 E(mg)	3.6
섬유소(g)	1.7
칼슘(mg)	81.2
인(mg)	227.1
나트륨(mg)	1202.6
칼륨(mg)	649.1
철분(mg)	3.9
엽산(μg)	108.0
회분(g)	4.9

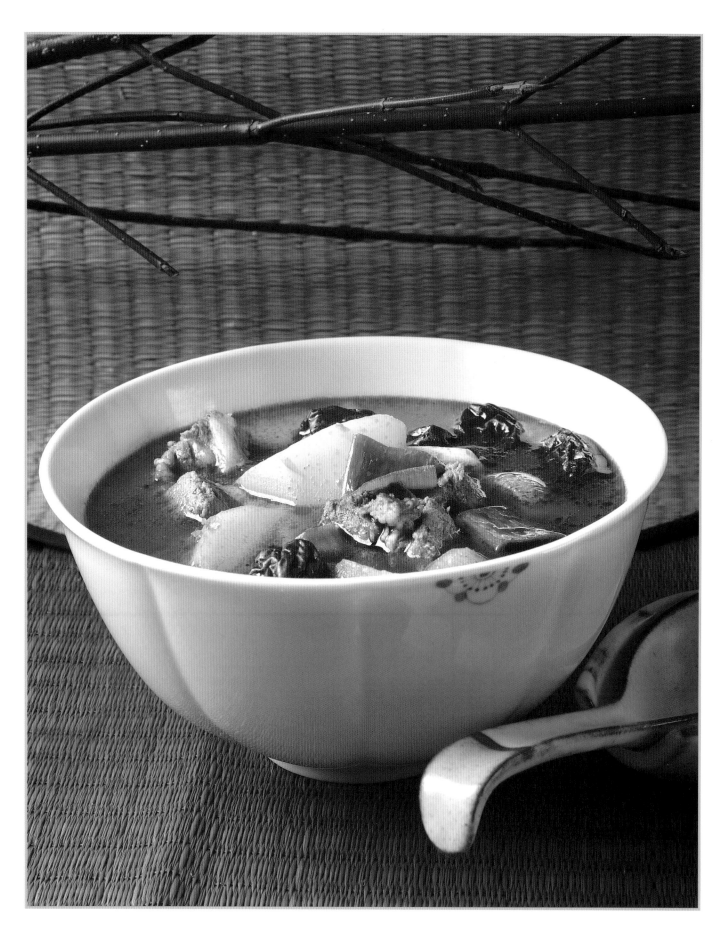

보양 보기탕

기(氣), 혈(血), 음(陰), 양(陽)의 모든 허증에 사용한다. 마른기침을 할 때, 변비가 있을 때, 피부가 건조할 때 음액(陰液)을 자양(滋養)시켜 메마른 것을 촉촉히 적셔 증상을 완화시킨다. 간혈(肝血)을 보해주며, 기력을 더하고 기와 음을 보하고 뇌기능을 원활하게 한다. 근골을 튼튼하게 하며 모발을 윤기있게 만들고 귀와 눈을 밝게 할 뿐 아니라 항노화작용이 있다. 허약하여 땀을 많이 흘리는 사람, 신체를 튼튼하게 유지하고자 하는 사람에게 사용하면 좋다.

>>>>>> 만드는 법

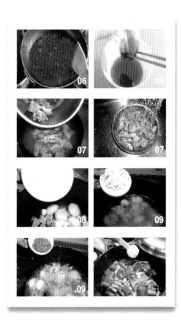

01 감자는 작은 것으로 골라 껍질을 벗기고 찬물에 담갔다가 건진다. 통으로 삶기에 너무 큰 것은 잘 익지 않으므로 반으로 갈라 놓는다. 모서리를 동그랗게 다듬어 놓는다.

02 산약도 껍질을 벗겨서 먹기 좋은 크기로 썰어 모서리를 다듬고 물에 담가 놓는다.

03 생강은 얇게 저민다.

04 대파는 깨끗이 다듬고 씻어 4cm 길이로 토막낸다. 양파는 껍질을 벗겨 깨끗이 씻어 4 등분한다.

05 들깨는 씻어서 물에 담갔다가 건져, 팬에 기름 없이 고소하게 볶아서 분마기에 넣고 빻는다.

06 고추기름은 작은 냄비나 팬에 식용유 1Ts을 둘러 뜨거워지면 고춧가루 2Ts을 넣고 고루 섞어 기름에 고춧가루의 매콤한 향이 배게 볶아 놓는다.

07 돼지갈비는 5cm 길이로 토막내어 찬물에 1~2시간 담가 핏물을 뺀다. 핏물이 깨끗이 빠지면 표면에 붙은 기름을 떼어낸다. 손질한 갈비는 끓는 물에 채썬 생강 10g을 넣고 겉만 살짝 익을 정도로 데쳐서 찬물에 헹군다 (갈비의 누린냄새와 겉기름 제거).

08 냄비에 식용유 1Ts을 두르고 달구어지면 데친 돼지갈비와 손질한 감자, 산약, 통마늘 30g을 넣어 함께 볶는다.

09 돼지갈비와 감자, 산약의 표면이 어느 정도 익으면 냄비에 물 10컵을 붓고 연자육, 백복령, 소회향, 대추와 준비한 고추기름과 다진 마늘 80g, 다진 생강 10g, 양파 200g, 청주 1Ts을 넣어 끓인다.

10 처음에는 센 불로 끓이다가 불을 줄여 은근한 불에서 푹 끓인다. 감자가 무르게 익고 얼큰한 맛이 어우러지면, 파와 후춧가루를 넣고 소금으로 간을 맞추어 불에서 내린다.

11 들깨가루 4Ts을 뿌려 구수한 맛을 낸다.

12 커다란 국그릇에 담아 상차림한다.

재 료 (5인 기준)
돼지갈비 600g, 산약 400g,
감자 5개(1개 130g), 연자육 20g,
백복령 20g, 소회향 1g,
대추 12개(1개=2.5g),
통마늘 30g, 식용유 2Ts,
생강 20g, 대파 200g,
다진 마늘 80g, 양파 1개(200g),
청주 1Ts, 소금 1Ts, 후추 1/2 ts,
물 10컵, 들깨가루 4Ts,
고춧가루 2Ts

보양 보기탕

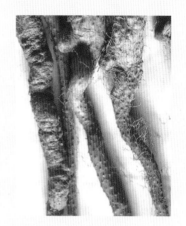

산약

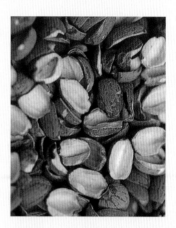

연자육

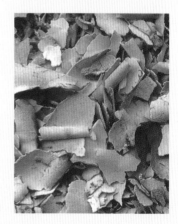

복령

성질은 평(平)하고 맛은 달고(甘) 짜다(鹹).

진액을 생기게 하며 음액을 자양시켜 열을 내리고 메마른 것을 촉촉하게 하여 정(精)과 수(髓)를 보해주고, 간혈(肝血)을 보하여, 기력을 더해주고 피부를 윤택하게 한다.

막힌 혈맥, 약한 근골, 약한 근육을 강하게 하고 장과 위를 부드럽게 하며 몸을 풍성하게 한다. 몸이 허약하고 마르거나, 갈증을 느낄 때, 마른기침을 할 때, 변비가 있을 때는 잣 등을 함께 넣으면 좋다.

많이 먹으면 담이 생기고 풍이 생기며 학질 환자가 먹게 되면 재발한다. 따라서 오래 먹지 말아야 하며, 쇠붙이의 창상이 있는 사람은 더욱 상처가 심해진다.

황련, 오매, 길경 등의 약재와 같이 쓰지 말며, 같이 사용하면 설사와 이질을 유발한다.

>>>>> 산약

성질은 평(平)하고 맛이 달다(甘).

비기(脾氣)를 보(補)해주고, 비(脾) 기능 허약으로 인한 권태감과 무력감, 식욕감소, 설사를 다스린다. 폐기(肺氣)와 폐음(肺陰)의 부족으로 인한 허약증 및 해수, 천식, 점도가 높은 가래가 있는 증상에 효과가 있다.

혈당강하작용, 항노화작용, 항산화작용, 면역증강작용이 있으므로 수명연장효과가 있다. 아미노산 중 아르기닌(arginine) 성분은 자연보습인자로 피부를 촉촉하게 한다.

>>>>> 연자육

성질은 평(平)하고 맛은 달고(甘) 떫다(澁).

연자육은 연꽃의 씨로 기능이 허약하여 설사를 할 때 비(脾) 기능을 보(補)하여 설사를 멈추게 한다. 신경이 예민한 사람은 밥에 넣어 먹기도 한다.

비암(鼻癌)과 인후암을 억제하는 약리작용이 있고, 연자심의 리엔시닌(liensinine)은 혈압을 지속적으로 내리는 작용이 있다.

신(腎)기능이 약해서 유정(遺精) 및 몽정(夢精)이 있을 때에 토사자(兎絲子), 녹용(鹿茸)을 배합해서 쓰고, 음혈(陰血)이 손상을 받아 가슴이 뛰고 잘 놀라며 잠을 못 자는 증상에 산조인(酸棗仁), 맥문동(麥門冬)을 배합하여 사용하면 그 효력이 매우 우수하다.

>>>>> 백복령

성질은 평(平)하고 독이 없으며 맛은 달고(甘) 싱겁다(淡).

수분대사를 조절하여 소변을 잘 보게 하고 비장을 보하며 심장을 편안하게 한다. 수종을 다스리고 소변을 잘 못 보고 배와 전신이 붓는 증상에 효력을

나타내며, 담음(痰飮)으로 해수, 구토, 설사가 있는 것을 치료한다. 신경과
민으로 가슴이 뛰고 잘 놀라며 건망증, 유정(遺精)이 있는 것을 다스린다.
심장부종에도 좋은 반응을 나타낸다.
백복령 달인 물은 이뇨작용이 현저하나 건강한 사람에게는 나타나지 않는
다. 동물실험에서 토끼의 장관(腸管)을 이완시키며, 흰쥐의 유문부 결찰로
인한 궤양 형성에 예방효과를 보였다. 혈당을 내리고, 알코올 추출물은 심
장의 수축력을 증강시킨다. 면역증강작용, 항종양작용이 있다.

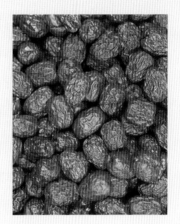

〉〉〉〉〉 소회향

성질은 따뜻하고(溫) 독이 없으며 맛은 맵다(辛).
신(腎)을 따뜻하게 하여 한기(寒氣)를 발산시키고 소화기를 편안하게 하며
기를 더하여 밥맛이 돌게 한다. 아랫배가 냉하여 나타나는 통증과 신(腎)이
허하여 생기는 통증, 위장통증, 구토 등을 다스린다. 건습각기(乾濕脚氣)에
도 효과가 있다.

대추

〉〉〉〉〉 대추(대조)

성질은 따뜻(溫)하고 무독하며 맛은 달다(甘).
비위(脾胃)기능 허약으로 피곤을 많이 느끼면서 기운이 없고 식욕이 줄며
변을 묽게 보는 증상에 유효하다. 혈허(血虛)로 인하여 신체에 영양을 고르
게 공급하지 못해서 나타나는 얼굴의 황색증, 입술이 건조하고 피부가 마
르며 어지럽고 눈앞에서 꽃이나 별과 같은 헛것이 보이는 증상에 활용한
다. 정신황홀, 불면, 신경과민, 히스테리, 갱년기장애 등과 같은 증상에 정
신안정효과가 좋다. 완화작용이 있어서 독성을 감소시킨다.
항알레르기, 항암작용이 있으며 진해·거담작용을 가지고 있다. 또한 항
산화작용을 하는데, 동물실험 결과 이 추출물이 쥐의 간장에서 지방산화를
억제하는 효과가 입증되었다.

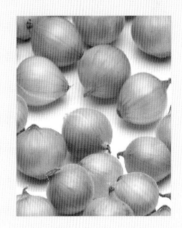

양파

〉〉〉〉〉 양파

성질은 따뜻하고(溫) 맛은 맵다(辛).
담(痰)을 없애 가래·기침을 멎게 하고 소변을 원활히 배출하도록 도와준다.
소화기를 튼튼히 하여 소화를 돕고, 땀이 나게 하여 체표에 침입한 사기(邪
氣: 몸에 병을 가져온다는 나쁜 기운)를 몰아내 준다.
음식에 체하여 배가 몹시 불러오면서 가득 찬 감이 있는 것, 풍(風)에 상하
여 감기가 든 것, 담습(痰濕)으로 인한 가래·기침, 당뇨병, 고지혈증에 사
용한다.
맵고 따뜻한 성질을 갖고 있어 열병을 앓은 직후 먹는 것은 진액을 마르게
하므로 좋지 않다.

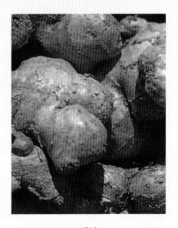

생강

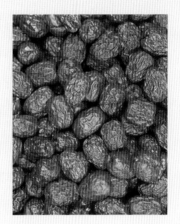

보양 보기탕

>>>>> **생강**

성질은 따뜻(溫)하고 무독하며 맛은 맵다(辛).
담을 풀어주며 기침을 멎게 하고 위(胃)를 따뜻하게 하므로 위장이 차서 생기는 구토증상에 효과적이다.
또한 풍한(風寒)이 폐에 침범하여 해수 및 가래를 배출하는 증상에 유효하며, 위액분비 촉진과 장관(腸管)의 연동작용을 활성화시키므로 소화를 돕는다. 혈관운동중추, 호흡중추와 심장흥분작용이 있어서 혈압을 상승시킴과 동시에 혈액순환을 촉진시킨다. 항염증 및 진통작용이 있으며, 인플루엔자균·콜레라균·개선균 등의 억제작용도 한다.

>>>>> **마늘**

성질은 따뜻하고(溫) 맛은 맵다(辛).
갑자기 설사하고 구토(嘔吐)하며, 속이 불편한 경우에 효과가 있다. 위(胃)를 따뜻하게 하고 뭉친 것을 풀어주고 소화가 잘 되게 한다. 소화기가 약하여 음식을 적게 먹는 사람, 많이 먹어서 뚱뚱한 사람, 소화가 잘 되지 않는 사람에게 좋고 해독작용과 기생충에 대한 살충효과가 있다. 옹종(擁腫:부스럼 또는 혹)을 없애며 풍사(風邪:바람으로 인하여 몸에 병을 가져오는 나쁜 기운)를 물리치며 대·소변이 잘 소통되게 하여 대변이 시원히 배출되지 못하여 장부(腸腑)에 차 있는 사람과 감기 예방에 좋다. 오래 먹으면 눈과 간에 손상을 주고 사람의 마음을 흐트러지게 한다.

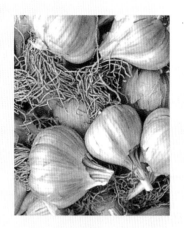

마늘

>>>>> **파**

성질은 부위에 따라 따뜻(溫)하고 평(平)하거나 혹은 시원(凉)하며 맛은 맵다(辛).
주로 땀을 내고 상하의 양기를 통하게 하며, 얼굴이 붓는 증상을 완화시킨다. 임산부의 경우 태아를 편안하게 하고 눈을 맑게 하며 간의 사기를 없애고 오장을 이롭게 한다. 모든 약의 독을 없애고 대·소변이 잘 통하게 한다. 많이 먹을 경우 기가 위로 치솟아 오장이 답답하게 된다.

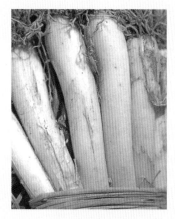

파

>>>>> **후추**

성질은 아주 따뜻하고(大溫) 열(熱)하며 맛은 맵고 독이 없다.
주로 기(氣)를 아래로 내리고, 속을 따뜻하게 하고 담을 없애며, 오장육부에 있는 풍냉을 제거한다. 오장을 조절하고 신기를 튼튼히 하며, 장과 위를 따뜻하게 한다. 치아에 열이 뜨고 통증이 있는 것을 치료한다. 모든 생선류와 금계류, 버섯류의 독을 제거하며, 곽란(癨亂:급성 위장병으로 어지러움), 심복(心腹)의 냉통을 멈추게 한다. 많이 먹으면 폐를 상하게 한다.

양허(陽虛)체질의 특징

■ 주로 피부가 하얗고 윤기가 없다.

■ 뚱뚱한 사람들에게 많다.

■ 안색이 하얗고 윤기가 없고, 식욕도 없다.

■ 갈증이 없다.

■ 추위를 싫어한다.

■ 따뜻한 것을 좋아한다.

■ 손발이 차다.

■ 원기 활력이 부족하다.

■ 땀이 잘 나고, 대변이 묽다.

■ 소변을 가늘고 오래 보게 된다.

■ 음식을 먹어도 혀에 맛을 못 느낀다.

■ 혀 주위에 이빨 자국이 있다.

■ 맥박이 느리고 약하다.

혈허(血虛)체질의 특징

■ 체구가 작고 마른다.

■ 안색이 창백하다.

■ 입술에 색깔이 없다.

■ 윤기가 없다.

■ 머리카락이 푸석푸석하고 잘 빠진다.

■ 눈이 쉽게 침침해진다.

■ 가슴이 자주 두근거린다.

■ 기억력이 없어 정신이 깜박깜박한다.

■ 깊은 잠을 못잔다.

■ 온몸이 나른하고 힘이 없다.

■ 변비 기운이 있고, 식욕이 없고 맥이 가늘고 약하다.

보양 보기탕

영양소 분석 (1인 기준)

열량(kcal)	520.9
단백질(g)	31.9
당질(g)	42.8
지질(g)	25.1
콜레스테롤(mg)	83.2
n-3 지방산(g)	0.4
n-6 지방산(g)	2.7
n-3/n-6 ratio	0.15
P/M/S	4/1.6/1
비타민 A(μgRE)	139.9
비타민 B$_1$(mg)	1.2
비타민 B$_2$(mg)	0.4
비타민 B$_6$(mg)	1.5
나이아신(mg)	10.5
비타민 C(mg)	51.5
비타민 E(mg)	6.4
섬유소(g)	3.6
칼슘(mg)	109.6
인(mg)	449.6
나트륨(mg)	626.7
칼륨(mg)	1442.4
철분(mg)	3.4
엽산(μg)	85.5
회분(g)	5.7

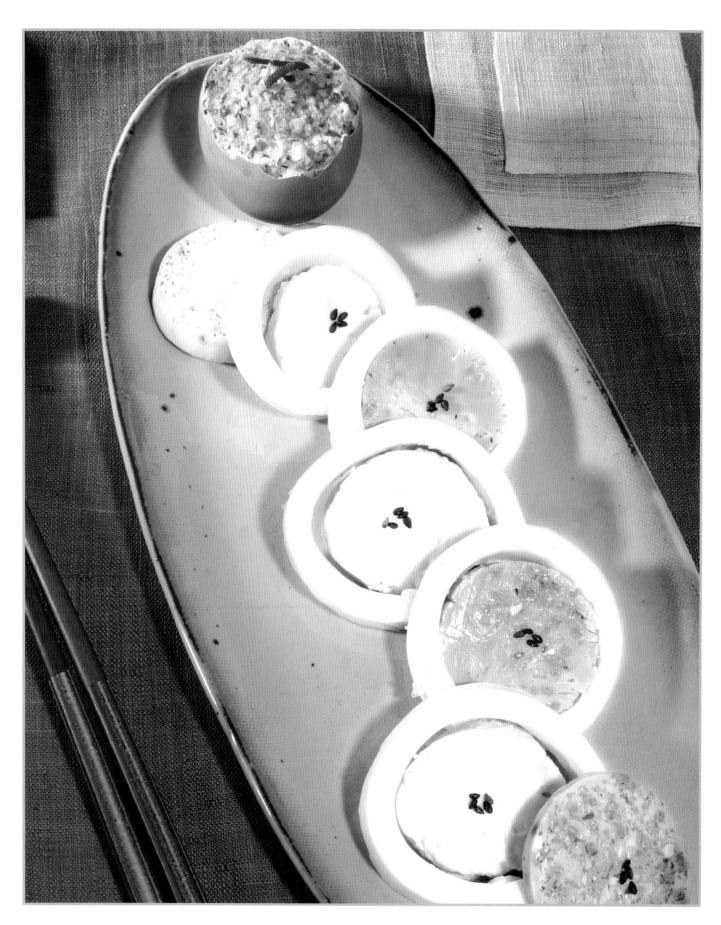

하수오 계란찜

간(肝)과 신(腎)을 보(補)하고 근골을 튼튼히 하며 정(精)과 혈(血)을 도와 노화를 더디게 한다.
신경과민으로 인한 불면과 꿈이 많은 증상을 완화시키고 음액(陰液)이 마른 것을 촉촉히 적
셔 목소리가 잘 나오게 해준다. 혈(血)을 자양(滋養)시켜 주고 머리카락이 일찍 세는 증상이나
허리와 다리가 연약해지는 증상에 효과가 있다.

〉〉〉〉〉 만드는 법

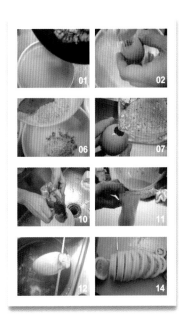

01 냄비에 물 500cc, 하수오 100g을 넣고 끓인다.

02 계란은 흐르는 물에 깨끗이 씻은 후 맨 윗부분에 젓가락으로 구멍을 내서
계란껍질을 부숴뜨리지 않고 흰자와 노른자를 따로 그릇에 담는다.

03 1의 하수오물이 우러나오면 흰자와 노른자가 담겨 있는 그릇에 하수오 우
린 물을 각각 70cc씩 넣는다.

04 계란 노른자와 흰자를 각각 체에 받쳐 입자를 곱게 한다.

05 대추와 잣, 호두, 피망은 곱게 다진다.

06 5의 다진 대추와 잣, 호두가루, 피망을 4에 넣고 소금 1/4ts, 설탕 1ts을 넣
어 간을 하고 젓는다.

07 계란껍질의 구멍을 통해서 6의 계란을 넣는다. 가득 채우지 않고 3/5만
넣는다.

08 7을 작은 사기그릇에 넣고 쏟아지지 않게 하여 찐다.

09 계란이 다 익으면 껍질을 벗겨 썰어 놓는다.

10 오징어는 속의 내장을 빼고 뼈를 꺼내되 배를 가르지 말고 둥근 원형이 그
대로 있게 씻어 놓는다.

11 오징어 속에 계란 풀어놓은 6을 넣는다. 이때 오징어의 속에 계란 풀은 것
을 2/3정도만 넣는다.

12 오징어의 끝에 젓가락 한 개를 끼운다.

13 12를 끓는 물에 넣고 젓가락을 냄비에 걸쳐서 12의 내용물이 쏟아지지 않
게 한다.

14 접시에 방울토마토로 장식을 하고 13의 오징어와 9의 계란을 놓아 상차림
한다.

재 료 (5인 기준)
하수오 100g, 계란 5개,
오징어 2마리,
대추 10g, 잣 10g, 호두 10g,
피망 1/2개, 적피망 1/2개,
소금 1/4ts,
설탕 1ts,
방울토마토 5개

하수오 계란찜

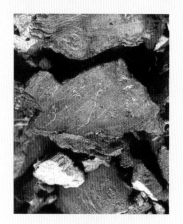

하수오

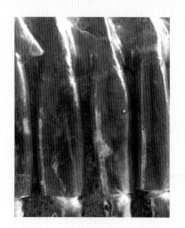

오징어

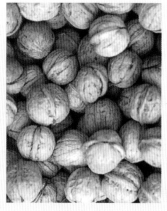

호두

〉〉〉〉〉 하수오

성질은 따뜻하고(溫) 독이 없으며 맛이 쓰고 달며(苦 甘) 떫다(澁).
간을 보하고 신의 기능을 도우며 혈을 자양하고 풍을 없애며 간신(肝腎:한방에서 넓은 의미의 간장肝臟과 신장腎臟)의 음이 손상된 것을 치료한다. 머리가 일찍 세는 것을 막아주고 혈이 부족하여 나타나는 어지러움증을 치료한다. 허리와 무릎이 연약한 것을 치료하고 근골의 쑤시는 증상을 완화시키며 정액을 저절로 흘리는 증상, 대하가 많이 나오는 증상에 좋으며 만성간염에 좋다.
결핵성 림프선염에도 효능을 보이며, 장관(腸管)이 건조해서 일어나는 변비증에 통변(通便) 작용을 나타낸다.
혈청 콜레스테롤치를 내리고, 죽상동맥경화를 감소시키거나 방지한다. 관상동맥 혈류량을 증가시키고, 심장 근육의 보호작용을 나타낸다.
동물실험에서 생쥐에게 추위에 견디는 능력을 높여주고 늙은 쥐의 흉선 위축을 막아 주어 면역기능에 관여함을 알 수 있었다. 장관의 연동작용을 촉진시키므로 변비에 유효하고 결핵균과 이질균의 발육을 억제하는 작용을 나타낸다.

〉〉〉〉〉 계란

성질은 평(平)하고 맛은 달다(甘).
주로 열화(熱火)로 인한 창(瘡)을 제거하고 음액(陰液)이 마른 것을 촉촉히 적셔주어 마음을 진정시킨다. 인후(咽喉)의 불쾌감을 제거하고 인후를 맑게 하여 소리가 잘 나오게 한다.
오장을 편안히 하고 혈(血)을 자양(滋養)시켜 임산부의 경우 태아를 편안하게 해준다. 신(腎)을 보하여 두뇌의 피로를 풀어준다.
음혈(陰血)이 부족한 사람, 병을 앓고 난 후 또는 산후 신체가 허약해진 사람, 두뇌를 지나치게 사용하는 사람 및 소아, 임산부, 노인과 성대(聲帶)를 보호하고자 하는 사람 등이 식용하면 좋다. 풍기가 동할 때는 많이 먹지 않는다.

〉〉〉〉〉 오징어

성질은 평(平)하고 맛은 짜다(鹹).
간과 신을 보하고 근골을 튼튼하게 하며 혈과 음을 자양하고 월경을 규칙적으로 하여 생리를 조절한다.
주로 기를 보충해 주고 의지를 강하게 하며 골수를 보충해 준다. 오래 먹으면 정액을 충만하게 한다. 혈(血)이 허하여 눈이 어두울 때, 토혈과 대변출혈이 있을 때, 빈혈 등에 사용하면 좋다.

〉〉〉〉〉 대추(대조)

성질은 따뜻(溫)하고 무독하며 맛은 달다(甘).
비위(脾胃)기능 허약으로 피곤을 많이 느끼면서 기운이 없고 식욕이 줄며 변을 묽게 보는 증상에 유효하다. 혈허(血虛)로 인하여 신체에 영양을 고르게 공급하지 못해서 나타나는 얼굴의 황색증, 입술이 건조하고 피부가 마

르며 어지럽고 눈앞에서 꽃이나 별과 같은 헛것이 보이는 증상에 활용한
다. 정신황홀, 불면, 신경과민, 히스테리, 갱년기장애 등과 같은 증상에 정
신안정효과가 좋다. 완화작용이 있어서 독성을 감소시킨다.
항알레르기, 항암작용이 있으며 진해·거담작용을 가지고 있다. 또한 항
산화작용을 하는데, 동물실험 결과 이 추출물이 쥐의 간장에서 지방산화를
억제하는 효과가 입증되었다.

〉〉〉〉〉 잣

성질은 약간 따뜻하고(微溫) 맛은 달다(甘).
폐·위를 보해주고 해수를 치료해 주며 오장을 윤기 있게 해주고 변비에
효과가 있다.
음액(陰液)을 자양(滋養)하여 간풍(肝風)을 없애고 기혈(氣血)을 보해주며 위
장을 따뜻하게 해주고 살이 찌게 하며 노화를 방지한다.
관절이 쑤시거나 머리가 어지러울 때 효과가 있으며 마비된 근육을 풀어주
고 저린 증상을 없애주고 피부를 윤택하게 해준다.
몸이 마르고 여윈 사람, 변비가 있는 사람, 노년의 신체가 쇠약한 사람에게
좋다.

〉〉〉〉〉 호두

성질은 따뜻하고(溫) 맛은 달다(甘).
몸을 살찌우고 건강하게 하며 피부를 윤택하게 하고 모발을 검게 한다. 폐
와 장을 보해주며 천식을 가라앉히고, 장을 매끄럽게 하여 대변을 잘 통하
게 해준다. 또한 소변을 잘 나오게 하며 눈썹 사이가 떨리는 증상을 없애준
다.
신(腎)을 보하여 양기(陽氣)를 도와주며 허리를 튼튼하게 해준다. 정액을 굳
게 지켜 저절로 흐르는 것을 방지해 주며 안색을 좋게 하며 노화를 방지한
다.
몸이 허하고 찬 체질, 폐신(肺腎)이 허한 체질, 산후의 허약해진 산모, 변비
가 있는 사람, 체력이 쇠약해진 노인에게 좋다. 담이 많고 열이 많은 사람
은 적게 먹는 것이 좋다.

〉〉〉〉〉 백설탕

성질은 차고(寒) 맛은 달고(甘) 독은 없다.
주로 가슴과 복부에 열이 차오르는 것과 입 안의 건조함, 갈증을 해소하고
심폐를 윤활하게 한다. 진액을 생성시키고 술독을 풀며, 비(脾)의 기능을 도
와 속을 조화롭게 하고 간기(肝氣:간의 기운)를 온화하게 한다.
많이 먹으면 심통이 생기고 치아를 손상시킨다.

〉〉〉〉〉 흑설탕

성질은 따뜻하고(溫) 맛은 달다(甘).
혈액순환을 도와 어혈(瘀血)을 풀어주고 중초(中焦)를 따뜻하게 하며 몸이 허
한 것을 보해주고 급하게 느껴지는 통증을 완만하게 풀어준다.
소화기가 허하고 찬 경우, 분만 후나 여성의 월경통 등이 있을 때 먹으면 좋다.

하수오 계란찜
영양소 분석 (1인 기준)

열량(kcal)	154.9
단백질(g)	14.6
당질(g)	4.4
지질(g)	8.7
콜레스테롤(mg)	328.7
n-3 지방산(g)	0.1
n-6 지방산(g)	0.7
n-3/n-6 ratio	0.14
P/M/S	0.5/1.3/1
비타민 A(μgRE)	125.9
비타민 B$_1$(mg)	0.1
비타민 B$_2$(mg)	0.2
비타민 B$_6$(mg)	0.1
나이아신(mg)	1.5
비타민 C(mg)	15.6
비타민 E(mg)	2.2
섬유소(g)	0.4
칼슘(mg)	36.8
인(mg)	209.1
나트륨(mg)	227.6
칼륨(mg)	295.9
철분(mg)	1.4
엽산(μg)	12.8
회분(g)	1.5

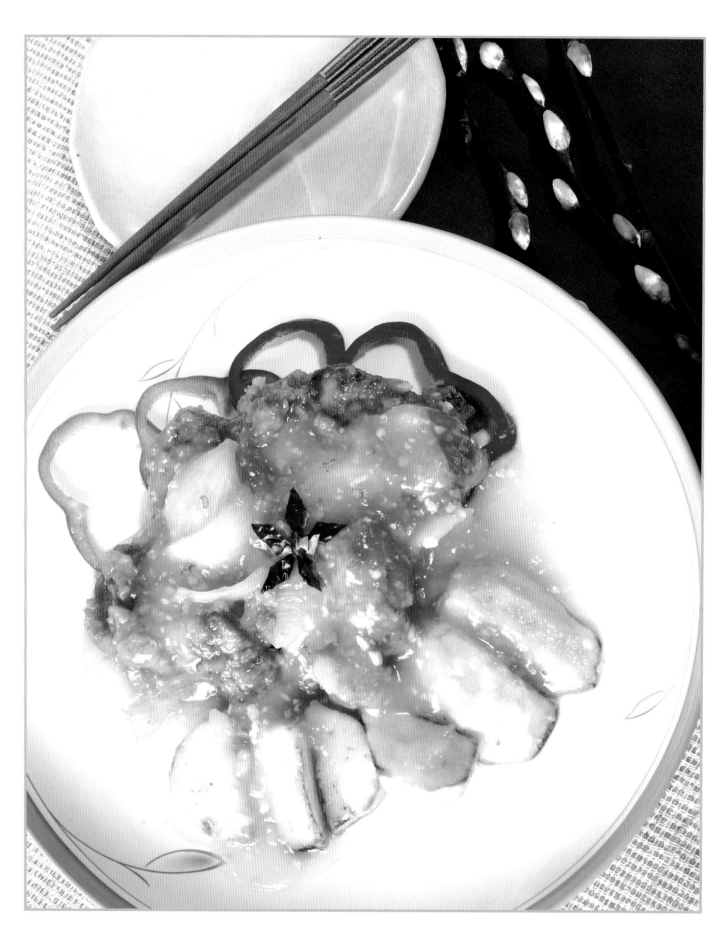

산사 돼지갈비조림

혈액순환을 좋게 하고 어혈(瘀血)을 흩어주며, 비(脾)를 건강하게 해주어 기(氣)의 움직임을 돕고 간혈(肝血)을 보해주며, 피부를 윤택하게하고 기력을 보해준다.

>>>>>> 만드는 법

01 돼지갈비를 5cm로 토막을 내어 찬물에 담가 핏물을 뺀 후 건져서 물기를 닦는다. 질긴 힘줄이나 기름 덩어리를 떼어내고 2cm 간격으로 칼집을 넣는다. 청주 10Ts와 생강즙 1Ts, 소금 1ts에 재어 놓는다.

02 끓는 물 1,000cc에 생강 10g을 채썰어 넣고 돼지갈비를 살짝 익혀 건져내고 끓인 물에서 기름을 걷어낸다.

03 고구마와 산약은 껍질을 벗기고 먹기 좋은 크기로 썰어 놓는다.

04 양파는 큼직하게 썬다.

05 생강은 곱게 다져서 즙을 내고, 파와 마늘은 곱게 다진다.

06 산사를 깨끗이 씻어 불순물을 없앤 후 물 800cc에 끓여서 물을 우려낸다. 산사 우린 물 400cc에 간장 5Ts, 다진 마늘 4Ts, 생강즙 3Ts, 물엿 2Ts, 다진 파 1Ts, 설탕 2Ts에 육수 300cc를 넣고 소스를 만들어 둔다.

07 돼지갈비에 녹말옷을 입히고 200℃의 기름에서 튀긴다. 산약, 고구마도 녹말옷을 입혀 노르스름하게 튀겨낸다.

08 냄비에 만들어 놓은 양념장을 넣고 돼지갈비와 양파를 넣고 앞뒤로 지진 다음 뚜껑을 덮고 익힌다.

09 다른 냄비에 산사 우린 물 300cc, 소금 1½ts, 설탕 4Ts, 다진 마늘 1Ts, 다진 파 1Ts, 식초 3Ts을 넣고 끓인 후 녹말 2Ts에 물 2Ts을 혼합하여 물녹말을 만들어 넣어 걸죽하게 소스를 만들고 얇게 썰어 놓은 청·홍색 피망을 3~4개 넣고 바로 가스 불을 끈다.

10 접시에 한쪽에는 고구마와 산약 튀긴 것을 담고 다른 한쪽에는 돼지갈비 익힌 것을 놓고 9의 소스를 뿌리고 청색, 홍색 피망으로 장식하여 상차림한다.

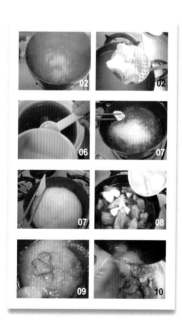

재 료 (5인 기준)
돼지갈비 800g, 산사 20g,
고구마 200g, 산약 200g,
양파 1개, 홍색·청색 피망 각각 1개,
파 2Ts, 생강 10g, 생강즙 4Ts,
소금 2½ ts, 후추 약간,
청주 10Ts, 녹말가루 4Ts,
간장 5Ts, 설탕 6Ts, 식초 3Ts,
다진 마늘 5Ts, 물엿 2Ts

산사
돼지갈비조림

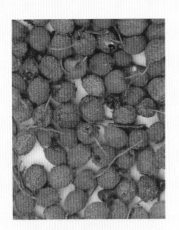

산사

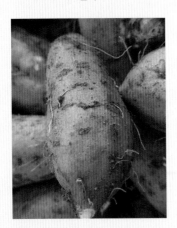

고구마

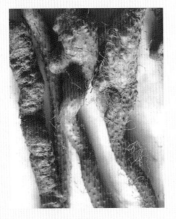

생강

산사

성질은 약간 따뜻하고(微溫) 맛은 달고(甘) 시다(酸).
음식이 체한 것을 풀어주고 혈액순환을 도와 어혈을 흩어주며 비장의 기운을 도와 입맛이 돌게 하고 음주로 인한 증상을 풀어준다.
건위(健胃:위를 튼튼하게 함)작용 및 소화촉진작용이 있어 소화불량, 육식 소화장애, 복통 등에 탁월한 효과를 보인다. 혈액순환 개선으로 산후복통, 생리통 등에 활용된다. 어혈(瘀血)을 제거하므로 타박어혈동통의 통증을 가라앉힌다.
지질용해작용이 있어 관상동맥장애와 협심증, 고혈압, 고지혈증 등에 널리 응용된다.
강심작용이 있으며, 혈압강하, 관상동맥혈류량촉진, 혈관확장에 유효하다. 콜레스테롤의 흡수를 억제하고, 죽상동맥경화에 효력을 나타내며, 동물성 지방 식품의 소화촉진에 현저한 효과가 있다. 병원 미생물 억제작용, 진정작용이 있으며, 모세혈관 투과성을 높이고, 자궁수축작용을 나타낸다.

돼지갈비

성질은 평(平)하고 맛은 달고(甘) 짜다(鹹).
진액을 생기게 하며 음액을 자양시켜 열을 내리고 메마른 것을 촉촉하게 하여 정(精)과 수(髓)를 보해주고, 간혈(肝血)을 보하여, 기력을 더해주고 피부를 윤택하게 한다.
막힌 혈맥, 약한 근골, 약한 근육을 강하게 하고 장과 위를 부드럽게 하며 몸을 풍성하게 한다. 몸이 허약하고 마르거나, 갈증을 느낄 때, 마른기침을 할 때, 변비가 있을 때는 잣 등을 함께 넣으면 좋다.
많이 먹으면 담이 생기고 풍이 생기며 학질 환자가 먹게 되면 재발한다. 따라서 오래 먹지 말아야 하며, 쇠붙이의 창상이 있는 사람은 더욱 상처가 심해진다.
황련, 오매, 길경 등의 약재와 같이 쓰지 말며, 같이 사용하면 설사와 이질을 유발한다.

고구마

성질은 평(平)하고, 독이 없고 맛은 달다(甘).
주로 허한 상태를 보하며 기력을 증진시키고 소화기와 신장의 음기를 이롭게 한다.

생강

성질은 따뜻(溫)하고 무독하며 맛은 맵다(辛).
담을 풀어주며 기침을 멎게 하고 위(胃)를 따뜻하게 하므로 위장이 차서 생기는 구토증상에 효과적이다.

또한 풍한(風寒)이 폐에 침범하여 해수 및 가래를 배출하는 증상에 유효하며, 위액분비 촉진과 장관(腸管)의 연동작용을 활성화시키므로 소화를 돕는다. 혈관운동중추, 호흡중추와 심장흥분작용이 있어서 혈압을 상승시킴과 동시에 혈액순환을 촉진시킨다. 항염증 및 진통작용이 있으며, 인플루엔자균·콜레라균·개선균 등의 억제작용도 한다.

>>>>> 마늘

성질은 따뜻하고(溫) 맛은 맵다(辛).
갑자기 설사하고 구토(嘔吐)하며, 속이 불편한 경우에 효과가 있다. 위(胃)를 따뜻하게 하고 뭉친 것을 풀어주고 소화가 잘 되게 한다. 소화기가 약하여 음식을 적게 먹는 사람, 많이 먹어서 뚱뚱한 사람, 소화가 잘 되지 않는 사람에게 좋고 해독작용과 기생충에 대한 살충효과가 있다. 옹종(擁腫:부스럼 또는 혹)을 없애며 풍사(風邪:바람으로 인하여 몸에 병을 가져오는 나쁜 기운)를 물리치며 대·소변이 잘 소통되게 하여 대변이 시원히 배출되지 못하여 장부(腸腑)에 차 있는 사람과 감기 예방에 좋다. 오래 먹으면 눈과 간에 손상을 주고 사람의 마음을 흐트러지게 한다.

>>>>> 파

성질은 부위에 따라 따뜻(溫)하고 평(平)하거나 혹은 시원(凉)하며 맛은 맵다(辛).
주로 땀을 내고 상하의 양기를 통하게 하며, 얼굴이 붓는 증상을 완화시킨다. 임산부의 경우 태아를 편안하게 하고 눈을 맑게 하며 간의 사기를 없애고 오장을 이롭게 한다. 모든 약의 독을 없애고 대·소변이 잘 통하게 한다. 많이 먹을 경우 기가 위로 치솟아 오장이 답답하게 된다.

>>>>> 산약

성질은 평(平)하고 맛이 달다(甘).
비기(脾氣)를 보(補)해주고, 비(脾)기능 허약으로 인한 권태감과 무력감, 식욕감소, 설사를 다스린다. 폐기(肺氣)와 폐음(肺陰)의 부족으로 인한 허약증 및 해수, 천식, 점도가 높은 가래가 있는 증상에 효과가 있다.
혈당강하작용, 항노화작용, 항산화작용, 면역증강작용이 있으므로 수명연장효과가 있다. 아미노산 중 아르기닌(arginine) 성분은 자연보습인자로 피부를 촉촉하게 한다.

산사 돼지갈비조림
영양소 분석
(1인 기준)

열량(kcal)	575.6
단백질(g)	34.4
당질(g)	52.1
지질(g)	22.7
콜레스테롤(mg)	110.7
n-3 지방산(g)	0
n-6 지방산(g)	0
n-3/n-6 ratio	–
P/M/S	2.3/0/1
비타민 A(μgRE)	65.8
비타민 B_1(mg)	1.3
비타민 B_2(mg)	0.3
비타민 B_6(mg)	1.3
나이아신(mg)	10.9
비타민 C(mg)	45.7
비타민 E(mg)	1.2
섬유소(g)	1.1
칼슘(mg)	61.1
인(mg)	426.0
나트륨(mg)	1381.4
칼륨(mg)	959.5
철분(mg)	2.0
엽산(μg)	60.8
회분(g)	6.5

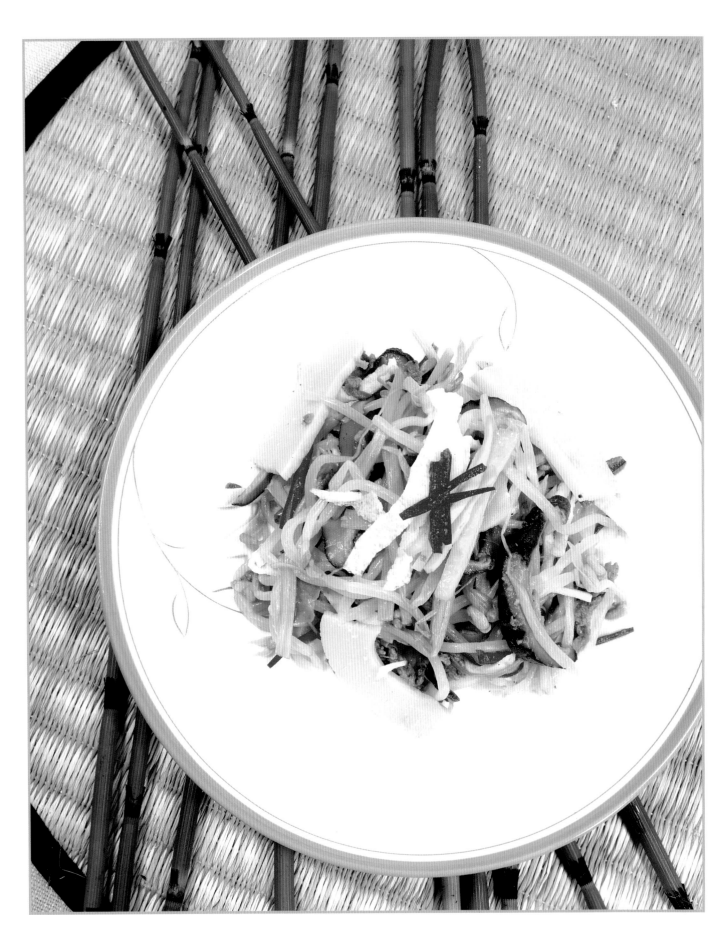

영양죽순채

열을 내리고 담(痰)을 없애주며 소변을 원활히 해주고, 지혈작용이 있다. 열이 많은 체질, 머리가 어지럽고 눈이 충혈된 사람, 소변의 양이 적고 붉은 사람, 위장(胃腸)이 편안하지 않은 사람 등에 좋다. 소변이 잘 나오지 않고 방울방울 떨어지며 요도와 아랫배가 당기면서 아픈 것을 완화시킨다. 열이 심하여 생긴 피부의 발진을 잘 돋게 하여 빠르게 치유되도록 도와주며, 대변이 원활히 배설되도록 해주므로 담열(痰熱)이 많은 체질, 대변이 시원히 배설되지 못하고 장에 차있는 사람이 식용하면 좋다. 기를 보하는 효능이 탁월하고 기혈을 잘 통하게 하여 비위를 튼튼하게 한다. 허약한 사람, 기혈허약, 비위허약, 몸이 마르고 약한 사람 등에 좋은 음식이다.

〉〉〉〉〉〉 만드는 법

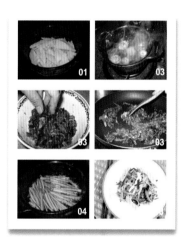

01 통조림된 죽순을 반으로 갈라서 흐르는 물에 깨끗이 씻는다. 뾰족한 꼬챙이를 이용하여 빗살무늬 사이의 하얀 알갱이를 말끔히 씻는다. 알갱이는 죽순의 전분이 노화된 것이다. 생 죽순도 삶아서 식히면 반드시 흰 알갱이가 생긴다. 먹어도 되지만 보기에 좋지 않고 씹는 느낌도 별로 좋지 않으므로 씻어내는 것이 좋다. 손가락으로 긁어내면 죽순의 빗살이 부서지므로 반드시 꼬챙이를 이용한다.

02 반을 가른 죽순을 빗살무늬가 나오도록 납작하게 썰어서 하얀 알갱이가 남아 있으면 흐르는 물에 씻고 끓는물에 살짝 데친 후 건져서 양념한다.

03 쇠고기는 기름기가 적은 부위로 곱게 채를 썰고 표고는 물에 불려서 기둥을 떼어내고 곱게 채썬다. 고기와 표고버섯은 고기양념을 하여 살짝 볶아서 식힌다.

04 미나리는 잎을 떼어내고 4cm 길이로 잘라 깨끗하게 씻어서 끓는 소금물에 살짝 데쳐서 건져놓는다.

05 숙주는 깨끗이 씻어서 끓는 물에 살짝 데쳐서 체로 건져낸다.

06 홍고추는 반을 가르고 씨를 빼낸 후에 채를 썬다.

07 프라이팬에 식용유 1ts를 두르고 계란으로 황·백지단을 부쳐서 4cm 길이로 곱게 썰어 놓는다.

08 지단을 조금 남기고 나머지 재료들은 소금 1ts과 설탕 1ts를 넣어 간을 하고 고루 섞어서 죽순채 양념으로 무친다. 그릇에 담고 위에 지단을 올려 상차림한다.

재 료 (5인 기준)
죽순 2개(160g), 쇠고기(등심) 150g,
표고버섯 6개(15g, 말린 것), 미나리 70g,
숙주 100g, 홍고추 1개 (20g),
계란 1개 (50g), 소금 1ts,
설탕 1ts, 식용유 1ts

죽순채 양념 재료
간장 2ts, 물 2ts,
설탕 2ts, 식초 2ts

쇠고기 양념
간장 2ts, 다진 마늘 1ts,
설탕 2ts, 참기름 1ts,
후추 약간(0.2g)

영양죽순채

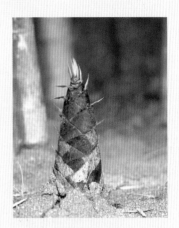

죽순

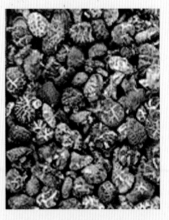

표고버섯

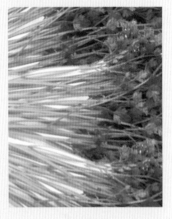

미나리

〉〉〉〉〉 죽순

성질은 차갑고(寒) 맛은 달다(甘).
주로 갈증을 멈추고 기를 북돋우며 번열(煩熱:몸에 열이 몹시 나고 가슴속이 답답하며 괴로운 증세)을 해소하고 흉격 아래의 열을 없앤다. 또한 담을 없애고 위를 시원하게 하며, 기가 역상하는 것과 망동(妄動:분별없이 망령되게 움직임)하는 것을 억제한다.
열이 심하여 생긴 피부의 발진을 잘 돋게 하여 빠르게 치유되도록 도와주고, 대변이 원활히 배설되도록 해주므로 담열(痰熱)이 많은 체질, 대변이 시원히 배설되지 못하고 장에 차 있는 사람에게 좋다. 소화기가 허하고 설사를 자주하는 사람에게는 좋지 않다.

〉〉〉〉〉 쇠고기

성질은 평(平)하며 맛은 달다(甘).
비위(脾胃)의 기능을 도와 기운을 돋우며 갈증, 구토, 설사를 멈추게 하고 수종을 없앤다. 근골을 강하게, 허리와 다리를 튼튼하게 한다.
몸이 마르고 약할 때, 병을 앓고 난 후 몸이 약할 때, 기혈허약, 비위허약, 수술 후 몸조리할 때 좋다. 또한 부녀자 산후에도 좋으며 특별한 병이 없고 건강한 사람의 건강식으로도 적당한 식품이다.

〉〉〉〉〉 표고버섯

성질은 평(平)하고 맛은 달고(甘) 독이 없다.
기를 더하고 위기(胃氣)를 도와주어 소화를 돕고 구토와 설사를 멎게 하며 신체가 쇠약해지는 것을 예방한다. 정신을 기쁘게 하고, 피부발진을 없애준다. 고혈압 및 심혈관 질환을 예방하고 신체를 강하게 한다. 개위(開胃:위에서 음식을 받아들일 수 있게 위의 활동을 도와 식욕을 돋우게 함)하며 담을 풀어주어 기(氣)의 흐름을 좋게 한다.
표고버섯은 향기가 진한 것이 좋다.

〉〉〉〉〉 미나리

성질은 서늘(凉)하고 맛은 달고(甘) 맵다(辛).
열을 내려주고, 정을 기르며, 혈맥을 보호하고, 기운을 복돋우며 밥맛이 나게 하고, 정신과 힘을 길러주며 번갈(煩渴:병적으로 가슴이 답답하고 몹시 목이 마른 것)을 멈추게 한다. 대·소변을 원활히 해주며, 지혈작용이 있으므로 열이 많은 체질, 머리가 어지럽고 눈이 충혈된 사람, 소변의 양이 적고 붉은 사람에게 좋으며 술 마신 후의 열독을 제거한다.

>>>>> 계란

성질은 평(平)하고 맛은 달다(甘).
주로 열화(熱火)로 인한 창(瘡)을 제거하고 음액(陰液)이 마른 것을 촉촉히 적셔주어 마음을 진정시킨다. 인후(咽喉)의 불쾌감을 제거하고 인후를 맑게 하여 소리가 잘 나오게 한다.
오장을 편안히 하고 혈(血)을 자양(滋養)시켜 임산부의 경우 태아를 편안하게 해준다. 신(腎)을 보하여 두뇌의 피로를 풀어준다.
음혈(陰血)이 부족한 사람, 병을 앓고 난 후 또는 산후 신체가 허약해진 사람, 두뇌를 지나치게 사용하는 사람 및 소아, 임산부, 노인과 성대(聲帶)를 보호하고자 하는 사람 등이 식용하면 좋다. 풍기가 동할 때는 많이 먹지 않는다.

>>>>> 계란 흰자

성질은 서늘(凉)하고 맛은 달다(甘).
속에 있는 열을 내려 준다. 인후를 촉촉히 적셔 부드럽게 해주어 인후가 건조하고 아픈 경우와 기침에 효과가 있다. 설사를 하는 경우에도 식용하면 좋다. 열이 많은 체질, 코피를 흘리는 어린이에게 좋다.

>>>>> 계란 노른자

성질은 평(平)하고 맛은 달다(甘).
음(陰)과 혈(血) 및 오장을 자양(滋養)시켜 두뇌를 보하고 튼튼하게 한다. 음진 부족으로 밤에 잠을 자면서 땀을 흘리는 경우에 좋다. 가슴이 답답하면서 잠을 자지 못할 때, 갑자기 헛구역질이 멈추지 않을 때, 폐결핵으로 열이 날 때, 설사, 과로로 인한 피로회복에 효과가 있다.
두뇌회전을 많이 해야 하는 사람, 임산부, 질병 후 회복을 위한 사람, 음혈(陰血)이 허약한 사람이 식용하면 좋다.

영양죽순채
영양소 분석 (1인 기준)

열량(kcal)	132.8
단백질(g)	10.3
당질(g)	6.5
지질(g)	7.6
콜레스테롤(mg)	66.7
n-3 지방산(g)	0.1
n-6 지방산(g)	1.1
n-3/n-6 ratio	0.09
P/M/S	1.9/1.7/1
비타민 A(μgRE)	86.2
비타민 B_1(mg)	0.1
비타민 B_2(mg)	0.2
비타민 B_6(mg)	0.5
나이아신(mg)	3.0
비타민 C(mg)	9.2
비타민 E(mg)	2.2
섬유소(g)	1.0
칼슘(mg)	21.7
인(mg)	122.4
나트륨(mg)	482.0
칼륨(mg)	448.3
철분(mg)	1.9
엽산(μg)	28.0
회분(g)	2.4

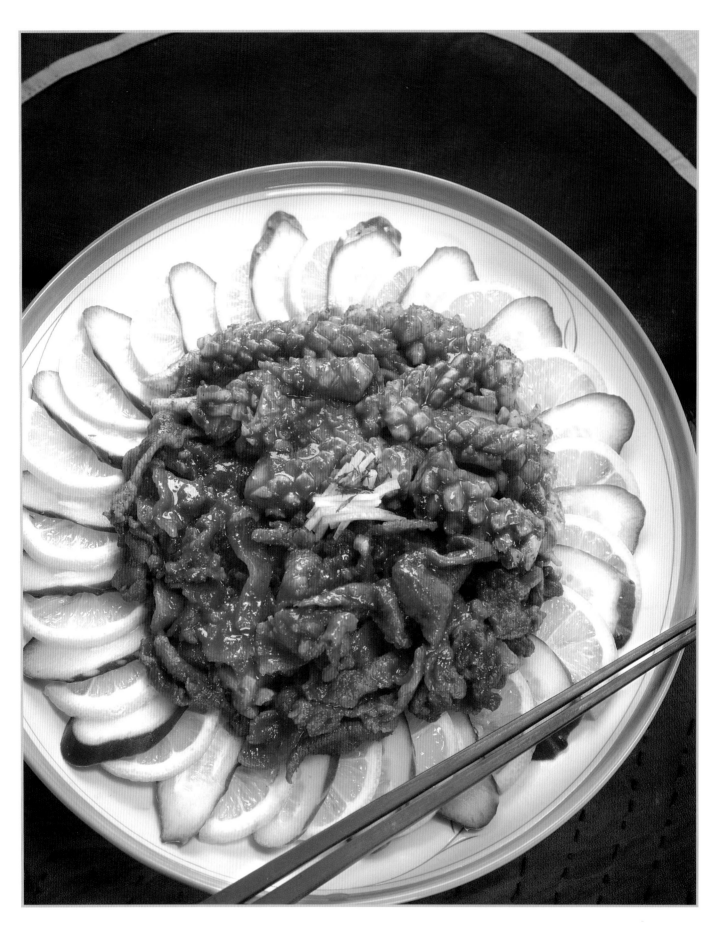

오징어 돼지고기 양념구이

진액이 마르고, 신체 허약으로 땀을 많이 흘리는 경우, 신경쇠약 및 혈(血)이 부족할 때, 여성의 경우 대하가 있을 때 혈(血)과 음(陰)을 자양시켜주어 신체를 튼튼하게 해준다.

〉〉〉〉〉〉 만드는 법

01 돼지고기를 2mm 두께로 얇게 저민다.

02 돼지고기에 칼집을 내고 먹기 좋은 크기로 썬다.

03 물오징어는 내장을 빼고 소금으로 겉껍질을 벗긴다. 속의 막까지 벗기고 오징어의 안쪽에 대각선 방향으로 칼집을 내서 먹기 좋은 크기로 썰어 놓는다 (오징어는 속의 막까지 벗기고 조리하여야 질기지 않고 연하다. 열이 가해지면 오징어가 솔방울 모양이 된다).

04 양념 소스를 만든다. 생강과 마늘은 즙을 내고, 물엿 2Ts, 마늘 30g, 청주 2Ts, 설탕 2Ts, 생강 10g, 고추장 3Ts, 참기름 1Ts 간장 2Ts, 소금 2ts, 고춧가루 2Ts, 후추 1/2ts, 깨소금 1Ts을 섞는다.

05 2의 돼지고기와 3의 물오징어를 각각 4의 양념 소스로 1시간 가량 재어 놓는다.

06 석쇠에 구운 후 오이와 레몬으로 장식하고 상차림한다.

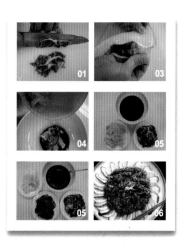

재 료 (5인 기준)
돼지고기 300g(목살),
물오징어 1마리(270g), 물엿 2Ts,
마늘 30g, 청주 2Ts, 설탕 2Ts, 생강 10g,
고추장 3Ts, 참기름 1Ts, 간장 2Ts,
소금 2ts, 고춧가루 2Ts,
후추 1/2ts, 깨소금 1Ts,
오이 1개(140g),
레몬 1개(120g)

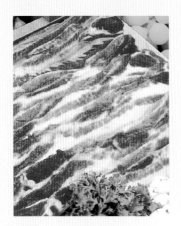

오징어
돼지고기
양념구이

돼지고기

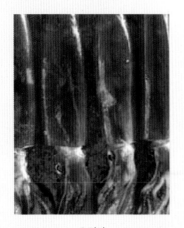

오징어

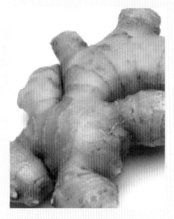

생강

>>>>> 돼지고기

성질은 평(平)하고 맛은 달고(甘) 짜다(鹹).

진액(津液:몸 안에서 생겨나는 액체)을 생기게 하며 음액(陰液:촉촉한 기운의 진액)을 자양시켜 열을 내리고 메마른 것을 촉촉하게 하여 정(精)과 수(髓)를 보해 주고, 간혈(肝血)을 보해주며, 기력을 더해주고 피부를 윤택하게 한다.

막힌 혈맥, 약한 근골, 약한 근육을 강하게 하고 장과 위를 부드럽게 하며 몸을 풍성하게 한다. 몸이 허약하고 여위었거나, 갈증을 느낄 때, 마른기침을 할 때, 변비가 있을 때는 잣 등을 함께 사용하면 좋다.

많이 먹으면 담이 생기고 풍이 생기며 만약 학질 환자가 먹게 되면 재발하게 되므로 오래 먹지 말아야 하며, 쇠붙이의 창상이 있는 사람은 상처가 더욱 심하게 된다.

황련, 오매, 길경 등의 약재와 같이 사용하면 설사와 이질이 생기기 쉬우므로 삼가는 것이 좋다.

>>>>> 오징어

성질은 평(平)하고 맛은 짜다(鹹).

간과 신을 보하고 근골을 튼튼하게 하며 혈과 음을 자양하고 월경을 규칙적으로 하게 하여 생리를 조절한다.

주로 기를 보충해 주고 의지를 강하게 하며 골수를 보충해 준다. 오래 먹으면 정액을 충만하게 한다. 혈(血)이 허하여 눈이 어두울 때, 토혈과 대변출혈이 있을 때, 빈혈 등에 사용하면 좋다.

>>>>> 마늘

성질은 따뜻하고(溫) 맛은 맵다(辛).

갑자기 설사하고 구토(嘔吐)하며, 속이 불편한 경우에 효과가 있다. 위(胃)를 따뜻하게 하고 뭉친 것을 풀어주고 소화가 잘 되게 한다. 소화기가 약하여 음식을 적게 먹는 사람, 많이 먹어서 뚱뚱한 사람, 소화가 잘 되지 않는 사람에게 좋고 해독작용과 기생충에 대한 살충효과가 있다. 옹종(擁腫:부스럼 또는 혹)을 없애며 풍사(風邪:바람으로 인하여 몸에 병을 가져오는 나쁜 기운)를 물리치며 대·소변이 잘 소통되게 하여 대변이 시원히 배출되지 못하여 장부(腸腑)에 차 있는 사람과 감기 예방에 좋다. 오래 먹으면 눈과 간에 손상을 주고 사람의 마음을 흐트러지게 한다.

>>>>> 오이

성질은 서늘하고(凉) 맛은 달다(甘).

주로 열을 내려주고 갈증을 없애며 수도(水道)를 좋게 하여 체내 수분대사를 원활하게 해준다. 열이 심하여 생긴 증상을 없애 주고, 열이 많은 체질, 소변의 양이 적고 붉은 사람에게 좋으며 여름의 무더운 시기에 식용으로 하면 좋다.

많이 먹으면 한열(寒熱)을 유발하고 학질병이 생기고 허열(虛熱)이 생겨 기가 위로 치솟고 인체의 음기(陰氣:몸 안에 있는 음의 기운)를 소갈시키며 힘줄이 당기는 병, 각기(脚氣:비타민 B₁의 부족으로 오는 영양실조 증세의 한 가지로, 다리가 붓고 마비되어 걸음을 제대로 걷지 못하게 되는 병)가 발생된다. 또한 혈맥(血脈:혈액이 통하는 맥관, 혈관)을 손상시키고 소아가 먹을 시에는 이질이 발생할 수도 있다.

〉〉〉〉〉 백설탕

성질은 차고(寒) 맛은 달고(甘) 독은 없다.
주로 가슴과 복부에 열이 차오르는 것과 입 안의 건조함, 갈증을 해소하고 심폐를 윤활하게 한다. 진액을 생성시키고 술독을 풀며, 비(脾)의 기능을 도와 속을 조화롭게 하고 간기(肝氣:간의 기운)를 온화하게 한다.
많이 먹으면 심통이 생기고 치아를 손상시킨다.

〉〉〉〉〉 흑설탕

성질은 따뜻하고(溫) 맛은 달다(甘).
혈액순환을 도와 어혈(瘀血)을 풀어주고 중초(中焦)를 따뜻하게 하며 몸이 허한 것을 보해주고 급하게 느껴지는 통증을 완만하게 풀어준다.
소화기가 허하고 찬 경우, 분만 후나 여성의 월경통 등이 있을 때 먹으면 좋다.

〉〉〉〉〉 참기름

성질은 약간 차가우며(微寒) 맛은 달고(甘) 독은 없다.
주로 대장을 원활히 하고 장 내의 열이 뭉친 것을 치료하며 태를 부드럽게 하여 부스럼이나 종기를 치료(滑胎療瘡)한다. 그러나 많이 먹으면 목소리가 상하고 체중이 증가한다.

〉〉〉〉〉 생강

성질은 따뜻(溫)하고 무독하며 맛은 맵다(辛).
담을 풀어주며 기침을 멎게 하고 위(胃)를 따뜻하게 하므로 위장이 차서 생기는 구토증상에 효과적이다.
또한 풍한(風寒)이 폐에 침범하여 해수 및 가래를 배출하는 증상에 유효하며, 위액분비 촉진과 장관(腸管)의 연동작용을 활성화시키므로 소화를 돕는다. 혈관운동중추, 호흡중추와 심장흥분작용이 있어서 혈압을 상승시킴과 동시에 혈액순환을 촉진시킨다. 항염증 및 진통작용이 있으며, 인플루엔자균·콜레라균·개선균 등의 억제작용도 한다.

〉〉〉〉〉 후추

성질은 아주 따뜻하고(大溫)하고 열(熱)하며 맛은 맵고 독이 없다.
주로 기(氣)를 아래로 내리고, 속을 따뜻하게 하고 담을 없애며, 오장육부에 있는 풍냉을 제거한다. 오장을 조절하고 신기를 튼튼히 하며, 장과 위를 따뜻하게 한다. 치아에 열이 뜨고 통증이 있는 것을 치료한다. 모든 생선류와 금계류, 버섯류의 독을 제거하며, 곽란(癨亂:급성 위장병으로 어지러움), 심복(心腹)의 냉통을 멈추게 한다. 많이 먹으면 폐를 상하게 한다.

오징어 돼지고기 양념구이
영양소 분석
(1인 기준)

열량(kcal)	324.9
단백질(g)	21.4
당질(g)	23.6
지질(g)	13.0
콜레스테롤(mg)	162.7
n-3 지방산(g)	0.1
n-6 지방산(g)	1.2
n-3/n-6 ratio	0.08
P/M/S	2.7/2.1/1
비타민 A(μgRE)	147.0
비타민 B₁(mg)	0.7
비타민 B₂(mg)	0.2
비타민 B₆(mg)	0.8
나이아신(mg)	5.1
비타민 C(mg)	21.8
비타민 E(mg)	3.2
섬유소(g)	1.2
칼슘(mg)	60.2
인(mg)	335.4
나트륨(mg)	1315.2
칼륨(mg)	535.8
철분(mg)	2.3
엽산(μg)	29.9
회분(g)	5.6

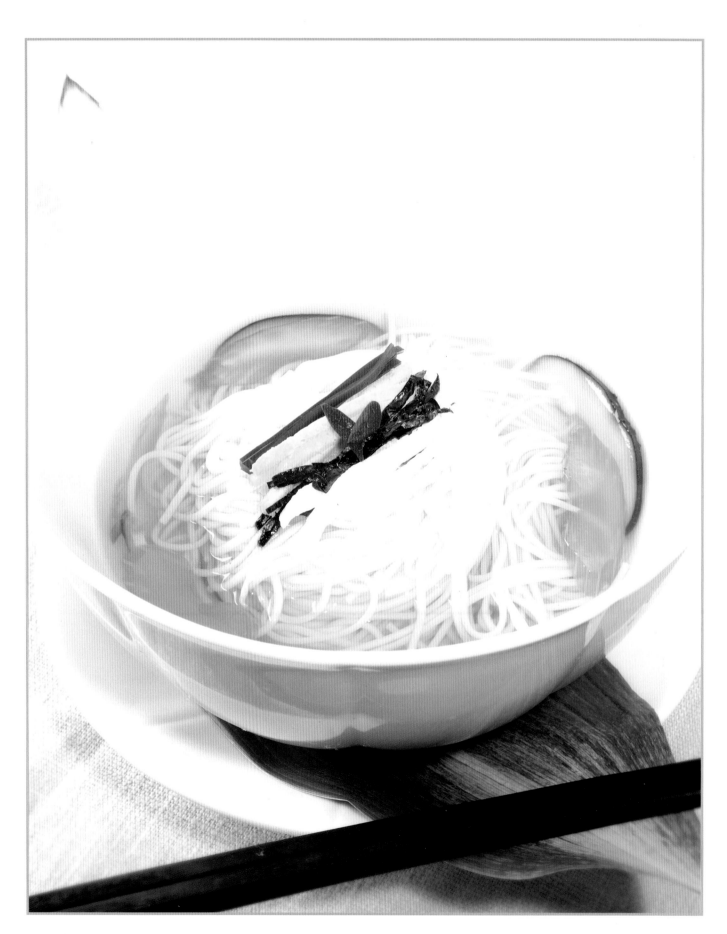

셀러리 국수

간의 열을 내리고 풍을 없애며 습을 원활히 배설시키고 소화기를 튼튼히 해주므로 열이 많은 체질이나 소화기가 약하여 조금밖에 먹지 못하는 사람에게 좋다. 또한 변비를 예방하며 피로를 몰아낸다. 셀러리 줄기는 동상치료에 좋고 잎을 목욕물에 넣으면 향기도 좋을 뿐만 아니라 몸을 따뜻하게 한다. 비타민 B_1과 B_2가 다른 채소에 비해 10배 정도 함유되어 있다. 셀러리는 생것이 향미가 더 좋다.

>>>>>> 만드는 법

01 냄비에 물 5,000cc를 붓고 다시마 25g, 건새우 50g, 양파 250g, 생강 25g, 마늘 50g을 같이 넣고 끓인다.

02 끓기 시작할 때 건멸치 75g을 넣고 다시 한 번 끓인다.

03 1의 재료가 끓어서 국물이 우러나오면 내용물을 건져낸다.
셀러리는 씻어 줄기만 얇게 어슷썰어 놓는다(잎은 목욕 시 사용하면 좋다).

04 새로운 냄비에 물 5,000cc를 넣고 물이 끓으면 국수를 넣는다.

05 국수가 끓으면 냄비에 찬물 1,000cc를 끼얹은 후 다시 끓이고 이 과정을 또 한 번 되풀이한 후 국수를 찬물에 헹구어 건져 놓는다.

06 프라이팬에 식용유 1ts을 두르고 계란을 흰자와 노른자로 나누어서 지단을 부친다(고명용).

07 표고버섯은 씻어서 얇게 썰어 놓는다.

08 2의 국물이 담겨 있는 냄비에 표고버섯을 넣고, 소금 3⅓Ts으로 간을 하고, 끓기 시작하면 3의 썰어놓은 셀러리를 넣은 후 새파랗게 되면 냄비의 불을 끈다.

09 김은 구운 후 가위로 잘게 썰어놓는다(고명용).

10 그릇에 5의 건져놓은 국수를 넣고 8의 표고버섯과 셀러리를 냄비에서 건져 국물과 함께 그릇에 넣는다.

11 10의 그릇에 고명(계란 황·백지단, 김)을 얹어 상차림한다.

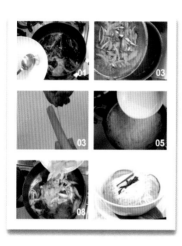

재 료 (5인 기준)
셀러리 500g, 건국수 450g(소면),
표고버섯 150g(참나무표고버섯, 생것),
계란 3개(150g), 멸치 75g(국물용),
다시마 25g(말린 것),
건새우 50g(소),
양파 250g, 생강 25g, 마늘 50g,
김 2.5장(5g), 식용유 1ts

양념
소금 3⅓Ts

셀러리 국수

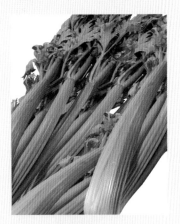

셀러리

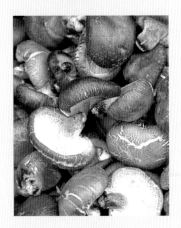

표고버섯

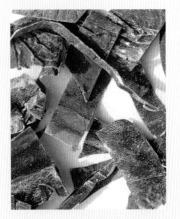

다시마

〉〉〉〉〉 셀러리

성질은 서늘(涼)하며 맛은 달고(甘) 쓰다(苦).
간(肝)의 열을 내리고, 풍(風)을 없애며 습(濕)을 원활히 배설시켜 변비, 중풍, 불면증, 월경장애 등에 좋다. 간(肝)의 화(火)로 인해 얼굴과 눈이 붉게 되고 머리가 무겁고 다리에 힘이 없는 경우, 소화기가 약하여 조금밖에 먹지 못하는 경우, 대변이 시원히 배설되지 못하고 장부(腸腑)에 차 있는 경우에 식용하면 좋다.
목에 담(痰)이 걸려 뱉지도 못하고 삼켜도 넘어가지 않는 것, 피부에 습(濕)이 심하여 생긴 증상과 황달, 고혈압, 고지혈증, 관상동맥경화증, 신경통, 당뇨병에 좋다.

〉〉〉〉〉 표고버섯

성질은 평(平)하고 맛은 달고(甘) 독이 없다.
기를 더하고 위기(胃氣)를 도와주어 소화를 돕고 구토와 설사를 멎게 하며 신체가 쇠약해지는 것을 예방한다. 정신을 기쁘게 하고, 피부발진을 없애 준다. 고혈압 및 심혈관 질환을 예방하고 신체를 강하게 한다. 개위(開胃:위에서 음식을 받아들일 수 있게 위의 활동을 도와 식욕을 돋우게 함)하며 담을 풀어주어 기(氣)의 흐름을 좋게 한다.
표고버섯은 향기가 진한 것이 좋다.

〉〉〉〉〉 계란

성질은 평(平)하고 맛은 달다(甘).
주로 열화(熱火)로 인한 창(瘡)을 제거하고 음액(陰液)이 마른 것을 촉촉히 적셔주어 마음을 진정시킨다. 인후(咽喉)의 불쾌감을 제거하고 인후를 맑게 하여 소리가 잘 나오게 한다.
오장을 편안히 하고 혈(血)을 자양(滋養)시켜 임산부의 경우 태아를 편안하게 해준다. 신(腎)을 보하여 두뇌의 피로를 풀어준다.
음혈(陰血)이 부족한 사람, 병을 앓고 난 후 또는 산후 신체가 허약해진 사람, 두뇌를 지나치게 사용하는 사람 및 소아, 임산부, 노인과 성대(聲帶)를 보호하고자 하는 사람 등이 식용하면 좋다. 풍기가 동할 때는 많이 먹지 않는다.

>>>>> 다시마

성질은 차고(寒) 맛은 짜다(鹹).

수분대사가 잘 되게 하여 부종을 없애며 혈을 보하고 음을 길러주고 술을 자주 많이 마셔서 생기는 증상을 완화시켜 준다.

수종과 영류(癭瘤:혹)를 다스리며 기(氣)가 뭉친 것을 풀어주고, 음궤(陰潰:음부의 궤란)를 치료하고, 담이 뭉친 것을 풀어주고 열을 내려준다.

음(陰)이 허하고 혈(血)이 부족한 체질, 담습(痰濕)이 많아 비만한 체질, 열이 많은 체질, 피부에 쉽게 발진이 생겨 긁는 체질, 음주과다, 갑상선비대증을 예방하는 데 식용하면 좋다.

>>>>> 건새우(바닷새우 말린 것)

성질이 따뜻하고(溫) 맛이 달고(甘) 짜다(鹹).

신(腎)을 보하여 양기(陽氣)를 튼튼하게 하고, 음(陰)과 혈(血)을 자양시켜 주므로 신(腎)이 허한 체질, 발기불능인 사람, 몸이 여위고 체력이 약한 사람 및 몸을 튼튼하게 하고자 하는 사람에게 좋다.

치질을 낫게 하고 나쁜 기운을 다스릴 뿐만 아니라 어혈을 풀어주며 종기와 음창에 좋다.

>>>>> 양파

성질은 따뜻하고(溫) 맛은 맵다(辛).

담(痰)을 없애 가래·기침을 멎게 하고 소변을 원활히 배출하도록 도와준다.

소화기를 튼튼히 하여 소화를 돕고, 땀이 나게 하여 체표에 침입한 사기(邪氣: 몸에 병을 가져온다는 나쁜 기운)를 몰아내 준다.

음식에 체하여 배가 몹시 불러오면서 가득 찬 감이 있는 것, 풍(風)에 상하여 감기가 든 것, 담습(痰濕)으로 인한 가래·기침, 당뇨병, 고지혈증에 사용한다.

맵고 따뜻한 성질을 갖고 있어 열병을 앓은 직후 먹는 것은 진액을 마르게 하므로 좋지 않다.

>>>>> 생강

성질은 따뜻(溫)하고 무독하며 맛은 맵다(辛).

담을 풀어주며 기침을 멎게 하고 위(胃)를 따뜻하게 하므로 위장이 차서 생기는 구토증상에 효과적이다.

또한 풍한(風寒)이 폐에 침범하여 해수 및 가래를 배출하는 증상에 유효하며, 위액분비 촉진과 장관(腸管)의 연동작용을 활성화시키므로 소화를 돕는다. 혈관운동중추, 호흡중추와 심장흥분작용이 있어서 혈압을 상승시킴과 동시에 혈액순환을 촉진시킨다. 항염증 및 진통작용이 있으며, 인플루엔자균·콜레라균·개선균 등의 억제작용도 한다.

셀러리 국수

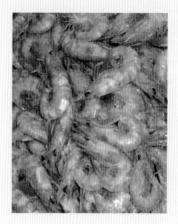

새우

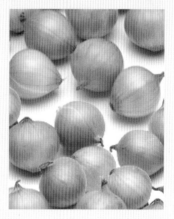

양파

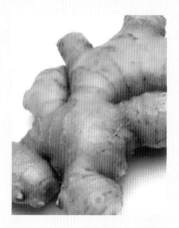

생강

셀러리 국수

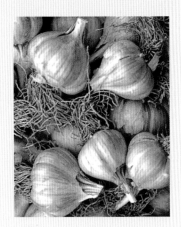

마늘

성질은 따뜻하고(溫) 맛은 맵다(辛).

갑자기 설사하고 구토(嘔吐)하며, 속이 불편한 경우에 효과가 있다. 위(胃)를 따뜻하게 하고 뭉친 것을 풀어주고 소화가 잘 되게 한다. 소화기가 약하여 음식을 적게 먹는 사람, 많이 먹어서 뚱뚱한 사람, 소화가 잘 되지 않는 사람에게 좋고 해독작용과 기생충에 대한 살충효과가 있다. 옹종(擁腫:부스럼 또는 혹)을 없애며 풍사(風邪:바람으로 인하여 몸에 병을 가져오는 나쁜 기운)를 물리치며 대·소변이 잘 소통되게 하여 대변이 시원히 배출되지 못하여 장부(腸腑)에 차 있는 사람과 감기 예방에 좋다. 오래 먹으면 눈과 간에 손상을 주고 사람의 마음을 흐트러지게 한다.

>>>>> 김

성질이 차고(寒) 맛은 달고(甘) 짜다(鹹).

치질, 기생충, 토사곽란(吐瀉癨亂:토하고 설사하는 위장질환으로 어지러운 증상) 등에 사용되며 끓여서 죽을 만들어 먹기도 한다. 또 가슴과 배가 답답하고 괴로운 사람은 냉수에 김을 갈아서 걸쭉하게 만들어 마시면 좋다. 일체의 약독을 해독한다. 많이 먹으면 얼굴색이 노래지고 혈색이 돌지 않는다.

담(痰)을 없애므로 담(痰)이 몰려서 굳어진 것을 유연하게 하여 흩어주고, 열을 내리고 소변을 원활히 배출시키며, 심(心)의 혈(血)을 보하고, 소화기의 기능이 잘 되게 도와주므로 허약체질, 열이 많은 체질, 가슴이 답답하여 잠을 이루지 못하는 사람이 식용하면 좋다.

양념류의 1ts과 1Ts에 따른 중량

상품명	종류 및 형태	1ts의 중량(g)	1Ts의 중량(g)
소금	소금, 식염	3	8
후추	후춧가루	1	3
다진파	파, 대파	3	6
설탕	설탕, 백설탕	4	12
참기름	참기름	5	14
식용유	콩기름	5	13
간장	양조간장	6	15
식초	식초	5	13
청주	청주	5	13
마늘	마늘, 구근	6	15
깨(깨소금)	깨, 참깨, 흰깨(볶은것)	2	7
토마토케첩	토마토케첩	5	15
우스터소스	우스터소스	5	16
고추장	고추장	8	25
고춧가루	고춧가루	2	6
된장	된장	8	24
꿀	꿀	7	19
물엿	물엿	7	19
생강즙	생강 넥타	5	15
녹말가루	감자녹말	3	8
밀가루	밀가루(중력분)	2	8

셀러리 국수

영양소 분석 (1인 기준)

열량(kcal)	455.0
단백질(g)	29.4
당질(g)	66.6
지질(g)	6.5
콜레스테롤(mg)	267.7
n-3 지방산(g)	0.1
n-6 지방산(g)	1.6
n-3/n-6 ratio	0.06
P/M/S	1.3/1.2/1
비타민 A(μgRE)	124.2
비타민 B_1(mg)	0.3
비타민 B_2(mg)	0.5
비타민 B_6(mg)	0.9
나이아신(mg)	6.1
비타민 C(mg)	18.5
비타민 E(mg)	2.9
섬유소(g)	2.0
칼슘(mg)	655.5
인(mg)	564.3
나트륨(mg)	2541.9
칼륨(mg)	1469.3
철분(mg)	4.9
엽산(μg)	137.6
회분 (g)	14.0

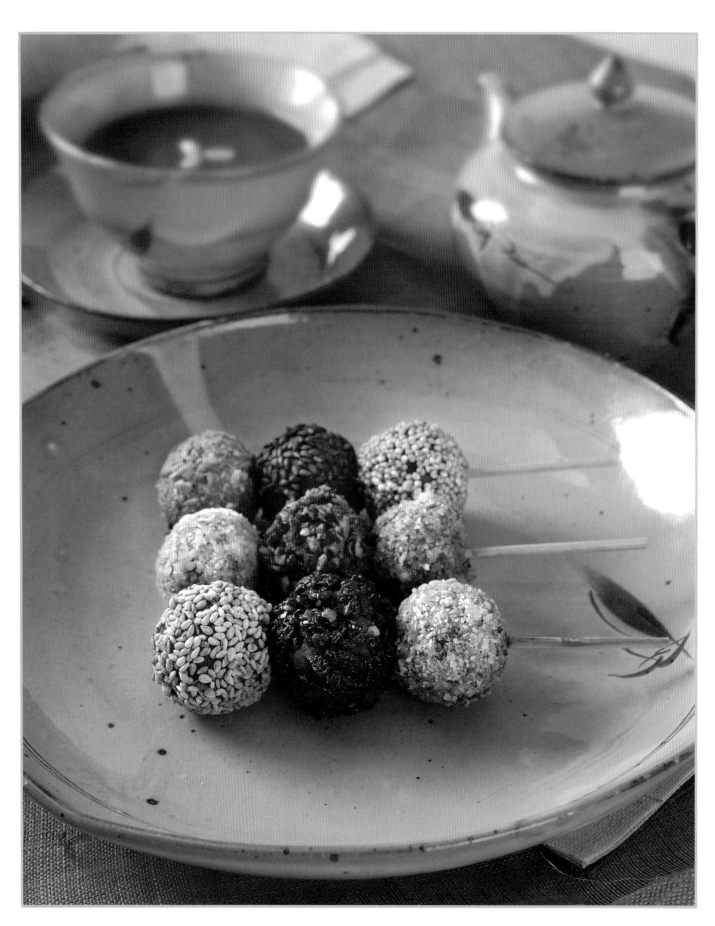

혼합 콩음료와 콩경단

열(暑熱)을 내려주고, 피부에 난 발진을 가라앉힌다. 눈과 귀를 밝게 해주고, 기력을 회복시
키며 위(胃)의 진액(津液)을 채워주고 변비에 좋은 효과가 있다.

〉〉〉〉〉〉 만드는 법

01 녹두, 팥, 검은콩을 물에 불렸다가 냄비에 감초와 녹두, 콩, 팥을 넣고 물
2,500cc를 부어 탕으로 끓인 후 끓인 물을 체에 밭쳐서 그릇에 담는다.

02 건더기는 잘 으깨어 소금 3/8ts, 꿀 1Ts을 넣은 후 잘 섞어서 지름 1cm
되게 동그랗게 알을 만든다.

03 차조, 참깨, 검은깨, 해바라기씨, 호두를 각각 볶아 놓는다.

04 차조가 볶아지면 3의 알을 차조에 굴려 차조옷을 입힌다.

05 참깨, 검은깨도 4와 같이 한다.

06 땅콩과 해바라기씨, 잣은 깨알만한 크기로 다져서 4와 같이 한다.

07 대추는 씨를 빼고 깨알만한 크기로 썰어 수분을 없애기 위해 프라이팬에
살짝 볶아 4와 같이 한다.

08 건포도와 호두도 같은 크기로 다지고 4와 같이 한다.

09 꼬치에 3알씩 색깔별로 꽂아서 접시에 담는다.

10 혼합 콩음료는 소금 1/8ts과 설탕 1/4Ts로 간을 하여 컵에 담고 꼬치와 함
께 상차림한다.

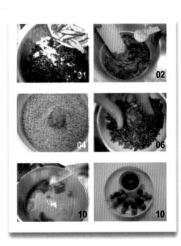

재 료 (5인 기준)
녹두 50g, 팥 50g,
검은콩 50g, 감초 10g,
차조 25g, 참깨 25g,
검은깨(흑임자) 25g,
대추 8알, 건포도 25g,
잣 25g, 호두 25g, 해바라기씨 25g,
땅콩 25g, 꿀 1Ts(1Ts=19g),
꼬챙이 10개, 소금 ½ts,
설탕 ¼Ts

혼합 콩음료와 콩경단

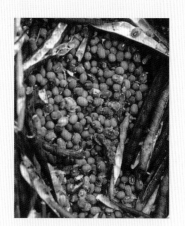

녹두

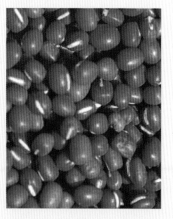

팥

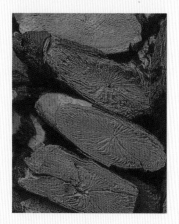

감초

>>>>> 녹두

성질은 차거나(寒) 평(平)하고 맛은 달고(甘) 독이 없다.
오장을 조화롭게 하며 정신을 안정시키고 청열(淸熱), 청서(淸暑), 이뇨(利尿), 해독(解毒)작용이 있다. 12경맥[오장:간·심·비·폐·신, 심포, 육부: 담·소장·위·대장·방광·삼초(상초, 중초, 하초)]에 두루 작용하게 된다. 열로 인한 답답함을 다스리고 열이 심하여 생긴 증상을 없애주어 열이 많은 체질에 좋다.
단독(丹毒:헌데나 다친 곳에 연쇄상구균이 들어가 생기는 급성 전염병. 피부가 붉게 붓고 열이 나며 쑤시고 아픔), 풍진(風疹:담홍색의 반상발진이 특징인 가벼운 바이러스 감염증), 장과 위의 열독, 종기, 소갈(消渴:당뇨와 같이 목이 쉬 말라 물이 자주 켜이는 증세), 설사와 이질을 치료한다.
여름에 끓여서 차로 마시면 가슴이 답답하면서 열이 나는 증상과 갈증을 제거한다.

>>>>> 팥

성질은 평(平)하고 맛이 달고(甘) 약간 시며(酸) 독은 없다.
수분대사를 원활하게 하여 소변을 잘 나오게 하며 젖이 잘 나오게 하고 옹종(擁腫:종기)과 농혈(膿血:피고름), 소갈(消渴), 설사를 치료하고 나쁜 피(惡血)를 흩어지게 하며 주독을 풀어준다.
체내에 발진이 잘 돋는 사람, 열이 많은 사람, 습으로 인한 비만체질에 좋다.
열이 많은 종기, 피부가 벌겋게 되면서 화끈거리고 열이 나는 병증, 피부가 헐어 생긴 발진 등에 소염·배농작용을 한다.

>>>>> 감초

성질은 평(平)하고 독이 없으며 맛은 달다(甘).
비위(脾胃)의 기능을 좋게 하므로 비위기능의 허약으로 기운이 없고 몸이 나른하여 의욕이 생기지 않을 때 및 사지무력(四肢無力:사람의 팔다리가 힘 또는 기운이 없는 증상), 식욕부진, 변을 묽게 보는 증상에 좋으며 위장의 경련과 동통(疼痛:몸이 쑤시고 아픔)을 그치게 한다
폐를 촉촉하게 하여 진해·거담의 효과를 보이며, 심장의 혈기 부족으로 맥박이 고르지 않고 가슴이 뛰는 증상에 좋다. 또한 정신을 안정시켜 히스테리를 다스린다. 사지의 근육경련을 풀어주고 해독작용이 있으며 약과 약의 조화를 이루게 한다.
약리적인 효능은 부신피질 자극작용이 있으며, 감초의 유효 성분들은 항염증작용이 있다. 세포의 탐식 능력을 높여 주고, 차고 더운 것과 기아 상태에서의 조절작용을 나타낸다.
항궤양작용이 있어서 위·십이지장 궤양에 현저한 반응을 보이고, 자궁 등의 평활근 경련을 풀어주며, 여러 약물 중독에 대해 해독작용을 한다.
진해·거담작용, 진통작용, 항균작용, 혈당강하작용, 면역기능항진작용, 항암작용을 나타낸다.

〉〉〉〉〉 조

성질은 약간 차고(微寒) 독이 없으며 맛은 달고 짜다(甘鹹).
신장의 기를 길러주고 소화계의 열을 제거하며 소변을 잘 보게 한다. 위가 찬 사람은 많이 먹으면 좋지 않다.

〉〉〉〉〉 대추(대조)

성질은 따뜻(溫)하고 무독하며 맛은 달다(甘).
비위(脾胃)기능 허약으로 피곤을 많이 느끼면서 기운이 없고 식욕이 줄며 변을 묽게 보는 증상에 유효하다. 혈허(血虛)로 인하여 신체에 영양을 고르게 공급하지 못해서 나타나는 얼굴의 황색증, 입술이 건조하고 피부가 마르며 어지럽고 눈앞에서 꽃이나 별과 같은 헛것이 보이는 증상에 활용한다. 정신황홀, 불면, 신경과민, 히스테리, 갱년기장애 등과 같은 증상에 정신안정효과가 좋다. 완화작용이 있어서 독성을 감소시킨다.
항알레르기, 항암작용이 있으며 진해·거담작용을 가지고 있다. 또한 항산화작용을 하는데, 동물실험 결과 이 추출물이 쥐의 간장에서 지방산화를 억제하는 효과가 입증되었다.

〉〉〉〉〉 검은깨

성질이 평(平)하고 독은 없으며 맛이 달다(甘).
기력을 돋우어 주고 근골을 단단하게 하고 오장을 윤택하게 한다.
귀와 눈을 맑게 하고 머리카락을 검게 하며 대장·소장을 이롭게 하며 풍습의 나쁜 기운을 몰아내고 혈독을 풀어준다. 오래 복용하면 몸이 가벼워지고 귀가 맑아지고 갈증을 해소시킨다. 노화를 방지해 주며, 장을 매끄럽게 해 주므로 간신(肝腎)과 정혈(精血)이 허약해진 사람, 몸이 여윈 사람, 병을 앓고 난 뒤 신체가 허약한 사람, 청각기능이 감퇴한 사람, 시력이 나빠진 사람, 머리카락이 일찍 센 사람, 대머리, 피부가 건조한 사람, 변비가 있는 사람 및 어린아이, 임산부와 노년층에 좋다.

〉〉〉〉〉 건포도

성질은 평(平)하고 독이 없으며 맛은 달다(甘).
근육이나 뼈가 저린 증상을 치료하고 기를 돋우어 준다. 힘과 정신을 강하게 하며 살찌고 건강하게 한다. 배뇨장애 증상을 치료하고 배고픔을 견딜수 있게 하며 추위를 견딜 수 있게 한다. 많이 먹으면 몸이 가벼워지고 수명이 연장된다. 장의 숙변을 제거하고 속을 다스린다.

혼합 콩음료와
콩경단

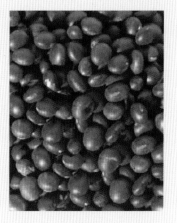

검은콩

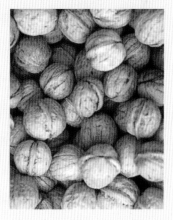

호두

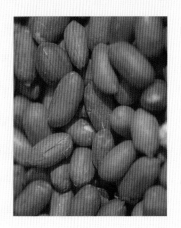

땅콩

혼합 콩음료와 콩경단

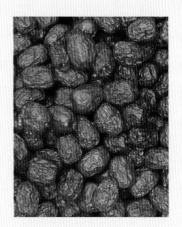

대추

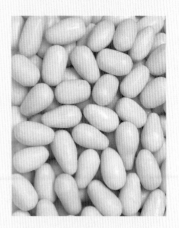

잣

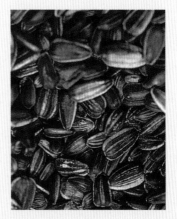

해바라기씨

〉〉〉〉〉 잣

성질은 약간 따뜻하고(微溫) 맛은 달다(甘).
폐·위를 보해주고 해수를 치료해 주며 오장을 윤기 있게 해주고 변비에 효과가 있다.
음액(陰液)을 자양(滋養)하여 간풍(肝風)을 없애고 기혈(氣血)을 보해주며 위장을 따뜻하게 해주고 살이 찌게 하며 노화를 방지한다.
관절이 쑤시거나 머리가 어지러울 때 효과가 있으며 마비된 근육을 풀어주고 저린 증상을 없애주고 피부를 윤택하게 해준다.
몸이 마르고 여윈 사람, 변비가 있는 사람, 노년의 신체가 쇠약한 사람에게 좋다.

〉〉〉〉〉 호두

성질은 따뜻하고(溫) 맛은 달다(甘).
몸을 살찌우고 건강하게 하며 피부를 윤택하게 하고 모발을 검게 한다. 폐와 장을 보해주며 천식을 가라앉히고, 장을 매끄럽게 하여 대변을 잘 통하게 해준다. 또한 소변을 잘 나오게 하며 눈썹 사이가 떨리는 증상을 없애준다.
신(腎)을 보하여 양기(陽氣)를 도와주며 허리를 튼튼하게 해준다. 정액을 굳게 지켜 저절로 흐르는 것을 방지해 주며 안색을 좋게 하며 노화를 방지한다.
몸이 허하고 찬 체질, 폐신(肺腎)이 허한 체질, 산후의 허약해진 산모, 변비가 있는 사람, 체력이 쇠약해진 노인에게 좋다. 담이 많고 열이 많은 사람은 적게 먹는 것이 좋다.

〉〉〉〉〉 땅콩

성질은 평(平)하고 맛은 달다(甘).
혈(血)을 자양시켜주고 보해주며 소화기능을 보해주고 지혈작용을 한다. 폐를 윤택하게 하고 촉촉하게 적셔주어 기침을 멈추게 한다. 땅콩의 향기는 비장을 이롭게 하여 소화기능을 도와 구토를 멎게 한다. 노화를 방지해 주고 수명을 연장시켜 준다.
혈이 허한 체질, 소화기능이 허한 체질, 피부가 건조한 사람, 노인과 체력이 쇠한 사람 및 변비가 있는 사람에게 좋다.
혈이 허하여 얼굴색이 누렇게 뜨고, 부종이 있으며, 각기병, 산모가 젖이 잘 나오지 않을 경우, 소화기능이 허약해져서 생긴 모든 출혈증에 속껍질을 벗기지 않은 채로 사용한다.

성질은 평(平)하고 맛은 달다(甘).

오장을 편안히 하고 기를 더하여 준다. 중초(中焦)를 보호하고 통증을 멈추게 하고 해독하는 작용이 있다. 심(心)을 보하여 정신이 안정되게 해주며, 비위를 조절하고, 장벽(腸癖:예전에, 이질痢疾을 이르던 말. 대변에 고름과 같이 곱이 섞여 나오는 것이 창자를 씻어 내는 것과 같다고 하여 붙인 이름이다. 피가 섞여 나오는 대변)을 그치게 하고, 구창을 치료하고 귀와 눈을 밝게 한다. 여러 병을 다스리고 여러 약을 조화롭게 하고 영기(營氣:음양관계에 따라 기가 양에 속하는 것을 양기陽氣라 하고 음에 속하는 것을 음기陰氣라 하며, 혈맥 밖에 있는 것을 위기衛氣라 하고 혈맥 내부에 있는 것을 영기營氣라 한다)와 위기(衛氣:몸의 겉면에 흐르는 양기陽氣. 땀구멍을 여닫는 기능으로 외부 환경에 잘 적응하게 하면서 몸을 보호하는 기능을 한다)를 조화되게 하며, 장부를 원활히 하여 삼초(三焦:한방에서 이르는 육부六腑의 하나, 상초·중초·하초로 나눔)를 잘 통하게 한다. 장을 매끄럽게 하여 변을 잘 보게 하여 변비를 통하게 하며, 폐가 마르고 건조하여 생긴 해수(咳嗽:기침)와 폐허로 인하여 오래된 해수, 인후가 건조하고 입이 마름을 치유하고 피부를 윤택하게 한다. 또한, 노화를 지연시켜 수명을 연장시키고 신체를 튼튼하게 해준다. 설사를 하며 속이 더부룩한 사람은 삼가하여야 하며, 비위가 부실한 사람, 신기가 허활한 사람, 습열로 담이 막힌 사람 그리고 외감(外感)병이 생긴 사람은 피한다.

>>>>> **해바라기씨**

성질은 평(平)하고 맛은 달고(甘) 싱겁다(淡).

음액을 자양(滋養)시켜주고 설사를 멎게 하며 발진이 올라온 종기의 독기를 다스린다.

형체가 마르고, 얼굴색이 어둡고 윤기가 없으며, 얼굴이 자주 붉어지고, 화끈화끈거리는 증상, 갈증이 자주 나고, 찬 음료수 마시는 것을 좋아하며, 몸이 뜨거운 것을 싫어하고 손발이 뜨겁고, 자주 화를 내고 짜증을 내는 등의 음이 허한 증상에 좋다. 또한 변비 기운이 있고, 소변량이 적으며 색이 붉은 색을 띠는 경우에 좋다. 월경통, 고지혈증, 고혈압 등에 좋다.

혼합 콩음료와 콩경단

영양소 분석 (1인 기준)

열량(kcal)	334.4
단백질(g)	14.2
당질(g)	33.8
지질(g)	19.2
콜레스테롤(mg)	0
n-3 지방산(g)	0.02
n-6 지방산(g)	2.9
n-3/n-6 ratio	0.01
P/M/S	1.1/0.6/0.3
비타민 A(μgRE)	1.6
비타민 B$_1$(mg)	0.4
비타민 B$_2$(mg)	0.1
비타민 B$_6$(mg)	0.3
나이아신(mg)	2.6
비타민 C(mg)	0.2
비타민 E(mg)	2.2
섬유소(g)	2.6
칼슘(mg)	180.3
인(mg)	302.4
나트륨(mg)	104.8
칼륨(mg)	642.1
철분(mg)	4.2
엽산(μg)	128
회분(g)	2.7

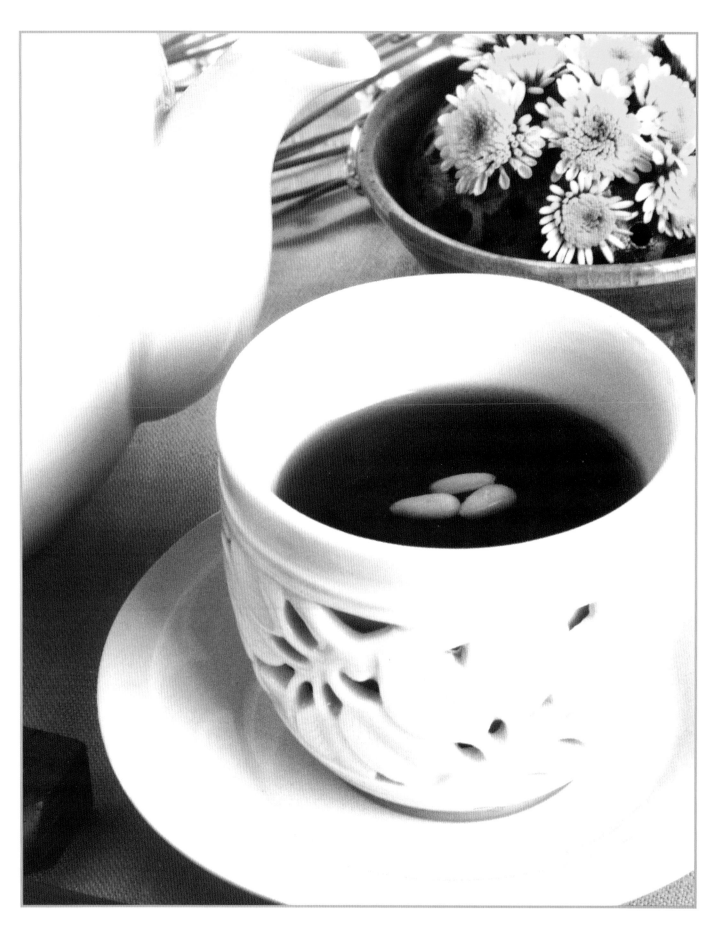

간(肝)에 좋은 우리 차

상엽 국화차

항균작용과 혈당강하작용이 있으며 혈중 콜레스테롤과 지질의 수치를 낮춘다. 진해·거담 작용이 있으며 항노화효과가 있다. 간에 지방이 쌓이는 것을 억제하여 간세포의 재생을 촉진시킨다. 인후가 빨갛게 부은 것, 치통, 피로하여 허열이 뜨고 가래·기침이 나는 것, 열(熱)이 있어 갈증이 나는 것, 다리가 붓고 힘이 약해지고 저리거나 지각이상이 생겨서 제대로 걷지 못하는 것, 풍(風)증으로 머리가 저절로 흔들리는 것, 곽란(藿亂:급성 위장병으로 어지러운 증세)으로 복통이 있고 토하면서 설사하는 것에 사용한다.
음액(陰液)이 부족하여 머리가 어지럽고 눈앞이 아찔하며 몸이 저린 증상이 오래되었을 때 구기자, 참깨, 국화 등에 잣을 띄워서 함께 사용한다.

〉〉〉〉〉〉 만드는 법

01 상엽, 구기자, 대추, 참깨, 국화를 깨끗이 씻어서 주전자에 넣고 물을 넣어 끓인다.

02 차의 색이 우러나면 찻물을 다른 용기에 담아 놓고 다시 물 1,000cc를 넣고 끓인다.

03 1, 2의 우러난 찻물을 섞어서 끓인 후 위의 재료 중 구기자, 국화, 대추를 띄워서 찻잔에 담아낸다.

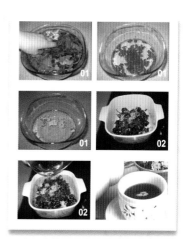

재 료 (5인 기준)
상엽 20g, 구기자 30g,
대추 20g(말린 것), 참깨 3.5g,
국화 1g(5~6개 말린 것),
물 2,000cc

상엽 국화차

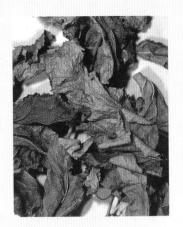

상엽

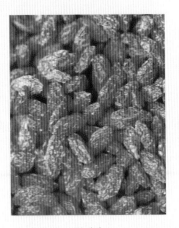

구기자

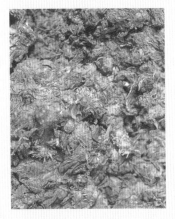

국화

〉〉〉〉〉 상엽

성질은 차고(寒) 무독하며 맛은 달고(甘) 쓰다(苦).
혈당강하작용, 항균·소염작용이 있다. 체내의 단백질 합성을 촉진시키고 세포생장과 표피생산을 촉진한다. 혈중 콜레스테롤과 지질의 수치를 낮춘다.

〉〉〉〉〉 구기자

성질은 차고(寒) 무독하며 맛은 달다(甘).
구기자는 간신음허(肝腎陰虛)로 인하여 어지럽고 허리와 무릎에 힘이 없으며, 남자의 경우 유정(遺精)이 있으면서 임신을 못 시킬 때, 물체가 흐릿하게 보이는 증상 등을 다스린다.
주로 근골을 보하고 풍을 없애며, 대·소장을 잘 통하게 하고 건조한 기침, 갈증을 치유하며, 간을 자양(滋養:몸에 영양이 되도록 양육함)하고 신(腎)을 이롭게 하며, 정을 만들어 양기를 돕고 신을 자양하며 폐를 윤활하게 한다. 간신(肝腎:간장과 신장)의 음기(陰氣)를 보하고 갈증을 그치게 하며 소갈증에도 유효하다.
간신의 기능 부족으로 음혈(陰血)이 허약해져서 얼굴빛이 황색이 되고 머리카락이 일찍 세며 밤에 잠을 못 이루는 증상에 쓰인다.
외사(外邪:외부에서 오는 몸에 병을 가져오는 나쁜 기운:풍한서습조화)로 인한 실열(實熱:실제로 열이 있는 것), 비(脾)가 허하고 습이 있으며 장이 매끄러운 사람은 복용 시 주의하여야 한다. 혈당과 혈압강하작용이 나타난다.
혈중 콜레스테롤치의 강하효과와 항지방간의 작용이 있고, 생장촉진작용이 있다.

〉〉〉〉〉 국화

성질은 약간 차고(微寒) 맛은 달고(甘) 쓰다(苦).
외감(外感:기후의 갑작스러운 변화 등으로 일어나는 병의)성으로 인한 오한, 열, 두통, 머리가 어지러운 증상을 개선시키며, 신경을 지나치게 써서 일어나는 고혈압으로 머리가 팽창되는 듯하며 아픈 증상을 다스린다. 간기능을 활성화시키므로 눈이 충혈되고 아픈 증상을 해소시키며, 간신음허(肝腎陰虛) 증상으로 눈이 어지럽고 꽃이나 별과 같은 헛것이 보이는 증상에 구기자(枸杞子), 숙지황(熟地黃)과 같이 사용한다.
열독(熱毒)을 제거하므로 피부가 헐어 생긴 발진에 유효하다. 위열(胃熱)을 제거하므로 복통, 위산과다 및 소화가 잘 안되고, 입 안에서 냄새가 나는 것, 찬 음료를 마시고 싶은 충동 등을 다스리는 데 쓰인다.
약리작용으로는 관상동맥 확장작용과 혈류촉진효과가 입증되었으며, 관상동맥의 혈류량을 증가시키고 혈청 지질강하작용도 있다. 또한 항균작용이 있으며 관상동맥질환, 고혈압, 동맥경화증 등에 널리 쓰인다.

〉〉〉〉〉 대추(대조)

성질은 따뜻(溫)하고 무독하며 맛은 달다(甘).
비위(脾胃) 기능 허약으로 피곤을 많이 느끼면서 기운이 없고 식욕이 줄며 변을 묽게 보는 증상에 유효하다. 혈허(血虛)로 인하여 신체에 영양을 고르게 공급하지 못해서 나타나는 얼굴의 황색증, 입술이 건조하고 피부가 마르며 어지럽고 눈앞에서 꽃이나 별과 같은 헛것이 보이는 증상에 활용한다. 정신황홀, 불면, 신경과민, 히스테리, 갱년기장애 등과 같은 증상에 정신안정효과가 좋다. 완화작용이 있어서 독성을 감소시킨다.
항알레르기, 항암작용이 있으며 진해·거담작용을 가지고 있다. 또한 항산화작용을 하는데, 동물실험 결과 이 추출물이 쥐의 간장에서 지방산화를 억제하는 효과가 입증되었다.

〉〉〉〉〉 참깨

성질은 평(平)하고 맛은 달다(甘).
간신(肝腎)을 보하며 혈을 자양(滋養)하고 풍을 없애며 건조한 것을 윤택하게 한다. 오장을 부드럽게 조화를 이루게 하여 장이 건조하여 생기는 변비에 효과가 있다. 노인들의 건조한 피부를 촉촉하게 한다.

상엽 국화차
영양소 분석

	(1인 기준)
열량(kcal)	35.7
단백질(g)	1.2
당질(g)	5.9
지질(g)	1.1
콜레스테롤(mg)	0
n-3 지방산(g)	0
n-6 지방산(g)	0.2
n-3/n-6 ratio	–
P/M/S	3/2.6/1
비타민 A(μgRE)	219.9
비타민 B$_1$(mg)	0.1
비타민 B$_2$(mg)	0
비타민 B$_6$(mg)	0
나이아신(mg)	0.5
비타민 C(mg)	1.0
비타민 E(mg)	0.2
섬유소(g)	0.8
칼슘(mg)	12.7
인(mg)	25.0
나트륨(mg)	10.1
칼륨(mg)	177.5
철분(mg)	1.0
엽산(μg)	9.0
회분(g)	0.4

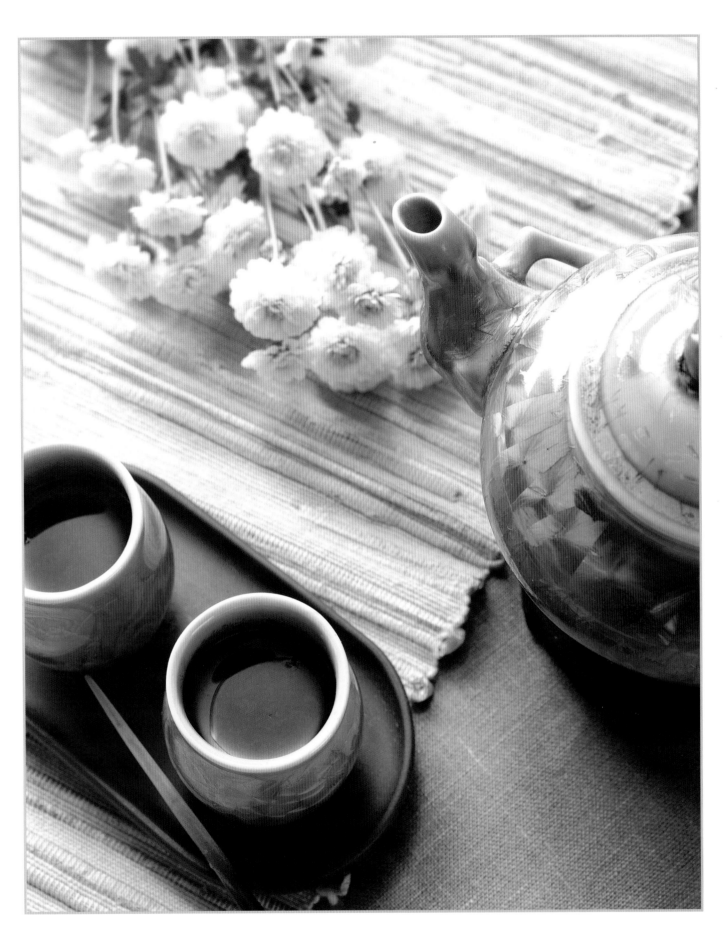

간(肝)에 좋은 우리 차

죽엽 박하차

피를 맑게 하고 열을 식히는 작용을 한다. 여름철 더위로 식욕이 부진할 때, 몸에 기운이 없고 피로할 때, 눈의 충혈과 두통이 있을 때 음용한다.

〉〉〉〉〉〉 만드는 법

01 냄비에 죽엽 15g, 박하 10g을 넣고 물 2,000cc를 붓고 끓인다.

02 향과 색이 우러나오면 찻잔에 담아 대추를 채썰어 띄워 상차림한다.

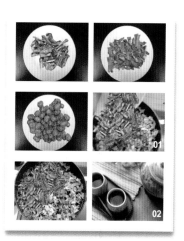

재 료 (5인 기준)
죽엽 15g, 박하 10g,
대추 3g, 물 2,000cc

죽엽 박하차

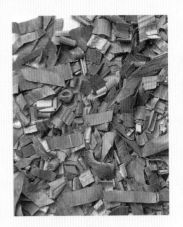

죽엽

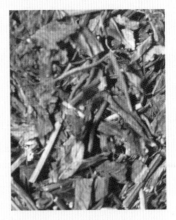

박하

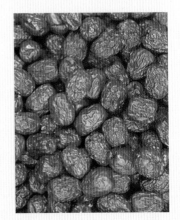

대추

〉〉〉〉〉 죽엽

성질은 차갑고(寒) 독이 없으며 맛은 맵고(辛) 쓰다(苦).
열을 내려주고 갈증을 멈추게 하며 진액을 생성시키고 이뇨에 도움을 준다.
심열(心熱)과 위열(胃熱)로 인해 가슴 속이 답답하고 편치 않아서 팔다리를
가만히 두지 못하는 증상과 갈증에 좋다. 심화(心火)로 인해 혓바늘이 돋고
혀가 갈라지는 증상을 다스리며, 열로 인하여 소변을 못보고 입 안이 헐고
소변을 붉게 보는 증상에 효과가 있다.

〉〉〉〉〉 박하

성질은 서늘하고(凉) 맛은 맵다(辛). 매운맛은 발산하고 서늘한 성질은 열을
흩어준다.
풍열을 발산하여 흩어주는 작용을 하므로 외감성으로 인한 감기로 열이 나
고 두통과 땀이 나지 않는 증상을 다스린다. 서늘한 성질과 함께 위로 올라
가는 성질이 있어 두통과 눈의 충혈을 제거하며, 인후염, 편도선염에도 길
경(桔梗), 형개(荊芥)와 배합하여 사용하면 좋다.
발산작용이 강하여 홍역 초기에 반진(斑疹:한방에서 마진麻疹 · 성홍열猩紅熱 등과
같이 온몸에 붉고 좁쌀만한 것이 돋는 병)이 솟지 않을 때 및 피부가려움증에도 쓰
인다.
정유 성분은 피부의 국부 충혈을 일으킨다. 땀을 내며, 해열 · 소염 · 건위
작용 및 담즙분비 촉진작용과 위장 평활근의 수축작용을 일으키는 동시에
호흡기도의 점액 분비를 증가시킨다. 모세혈관 확장작용, 중추신경계통의
흥분작용, 자궁수축작용이 나타난다.

〉〉〉〉〉 대추(대조)

성질은 따뜻(溫)하고 무독하며 맛은 달다(甘).
비위(脾胃)기능 허약으로 피곤을 많이 느끼면서 기운이 없고 식욕이 줄며
변을 묽게 보는 증상에 유효하다. 혈허(血虛)로 인하여 신체에 영양을 고르
게 공급하지 못해서 나타나는 얼굴의 황색증, 입술이 건조하고 피부가 마
르며 어지럽고 눈앞에서 꽃이나 별과 같은 헛것이 보이는 증상에 활용한
다. 정신황홀, 불면, 신경과민, 히스테리, 갱년기장애 등과 같은 증상에 정
신안정효과가 좋다. 완화작용이 있어서 독성을 감소시킨다.
항알레르기, 항암작용이 있으며 진해 · 거담작용을 가지고 있다. 또한 항
산화작용을 하는데, 동물실험 결과 이 추출물이 쥐의 간장에서 지방산화를
억제하는 효과가 입증되었다.

정상체질의 특징

- 형체가 마르지도 뚱뚱하지도 않으며, 체격이 건강하고, 머리 숱이 많고 검으며 윤기가 난다.
- 안색이 윤기가 흐르고 위의 활동이 정상적이다.
- 숙면을 취하고 대소변이 순조롭다.
- 사지의 힘이 좋다.
- 추위, 더위를 잘 견딘다.
- 고된 일을 잘 참고 이겨내고, 활력이 넘친다.
- 혀가 엷은 홍색을 띤다.
- 설태가 엷어지고, 맥의 상태가 규칙적이다.
- 맥박이 힘있게 뛰는 특징이 있다.

기허(氣虛)체질의 특징

- 원기가 부족하다.
- 머리카락이 희끗희끗하다.
- 온몸이 나른하다.
- 피로하다.
- 조금만 움직여도 땀이 많이 난다.
- 추위나 더위, 특히 추위를 잘 못 참는다.
- 조그만 일을 해도 쉽게 피곤하다.
- 감기에 잘 걸린다.
- 혀에 치흔(이 자국)이 있다.
- 맥박이 느리고 약하다.

죽엽 박하차

영양소 분석

(1인 기준)

열량(kcal)	35.7
단백질(g)	1.2
당질(g)	5.9
지질(g)	1.1
콜레스테롤(mg)	0
n-3 지방산(g)	0
n-6 지방산(g)	0.2
n-3/n-6 ratio	–
P/M/S	3/2.6/1
비타민 A(μgRE)	219.9
비타민 B$_1$(mg)	0.1
비타민 B$_2$(mg)	0
비타민 B$_6$(mg)	0
나이아신(mg)	0.5
비타민 C(mg)	1.0
비타민 E(mg)	0.2
섬유소(g)	0.8
칼슘(mg)	12.7
인(mg)	25.0
나트륨(mg)	10.1
칼륨(mg)	177.5
철분(mg)	1.0
엽산(μg)	9.0
회분(g)	0.4

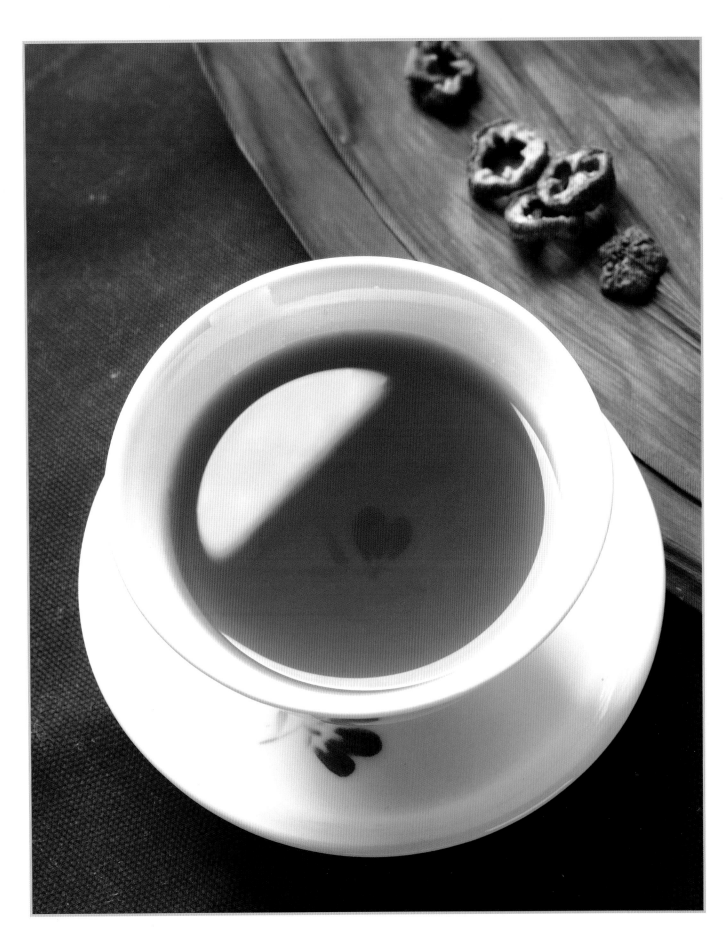

간(肝)에 좋은 우리 차

산수유차

간기능 허약으로 식은 땀이 많고 움직이면 땀이 잘나고 잘 놀라며 가슴이 뛰는 증상, 혈액
순환이 잘 안 되는 증상 등에 사용한다. 간(肝)과 신(腎)을 보하며 수렴작용이 있어 땀이 잘
나가지 않게 하고, 정(精)이 잘 배출되지 않도록 한다. 정혈(精血:생기를 돌게 하는 맑은 피)이 손상
되고 신양부족으로 어지럽고, 허리와 무릎이 연약해지며, 발기가 안 되고 정액이 저절로 흘
러나오며, 귀에서 이명현상이 있을 때 좋다. 간(肝)과 신(腎)이 허하여 머리와 눈이 어지럽고,
피곤하여 힘이 없는 사람과 노인 등에게 좋다.

〉〉〉〉〉〉 만드는 법

01 산수유, 산사, 산약을 씻어서 물 2,000cc를 주전자에 붓고 끓인다.

02 끓기 시작하면 불을 줄인 후 약한 불로 오랫동안 달인다.

03 건더기는 체로 걸러내고 물만 찻잔에 담아 상차림한다.

04 찻잔에 잣을 띄우고 꿀을 타서 마신다.

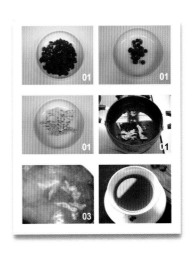

재 료 (5인 기준)
산수유 20g, 산사 10g,
산약(건조) 40g, 꿀 25g,
잣 10g, 물 2,000cc

산수유차

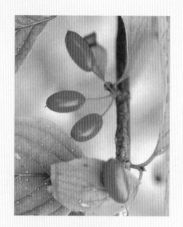

산수유

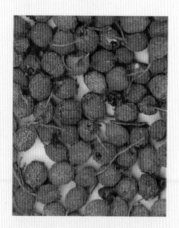

산사(약재)

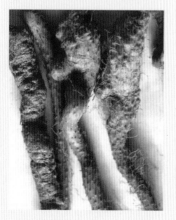

산약

〉〉〉〉〉 산수유

성질은 약간 따뜻하고(微溫) 독이 없으며 맛은 시고(酸) 떫다(澁).

간신(肝腎:포괄적인 의미의 간장과 신장)을 보하여 어지러운 증상을 다스리고 허리와 무릎이 쑤시는 증상을 완화시킨다.

발기가 안 되고 정액이 저절로 흘러나오고 귀에서 소리가 나는 증상에 효과가 좋다. 신맛은 수렴성이 강하여 식은땀이 그치지 않을 때, 새벽에 설사를 하고, 소변의 양이 적으면서 잘 나오지 않거나 또는 소변을 자주 볼 때, 야뇨증, 자궁출혈에 효과가 있다.

간기능 허약으로 식은땀이 많고 잘 놀라며 가슴이 뛰는 증상에 쓰인다.

동물실험에서 이뇨작용과 혈압강하작용을 보이며, 약물 달인 물은 포도상구균, 이질균의 억제작용과 복수암 세포의 억제작용이 있으며 혈당강하작용도 있다. 심근의 수축력을 높이고, 혈압을 올리며, 면역계통에 림프세포증식작용, 혈소판응집억제작용도 있다.

〉〉〉〉〉 산사

성질은 약간 따뜻하고(微溫) 맛은 달고(甘) 시다(酸).

음식이 체한 것을 풀어주고 혈액순환을 도와 어혈을 흩어주며 비장의 기운을 도와 입맛이 돌게 하고 음주로 인한 증상을 풀어준다.

건위(健胃:위를 튼튼하게 함)작용 및 소화촉진작용이 있어 소화불량, 육식 소화장애, 복통 등에 탁월한 효과를 보인다. 혈액순환 개선으로 산후복통, 생리통 등에 활용된다. 어혈(瘀血)을 제거하므로 타박어혈동통의 통증을 가라앉힌다.

지질용해작용이 있어 관상동맥장애와 협심증, 고혈압, 고지혈증 등에 널리 응용된다.

강심작용이 있으며, 혈압강하, 관상동맥혈류량촉진, 혈관확장에 유효하다. 콜레스테롤의 흡수를 억제하고, 죽상동맥경화에 효력을 나타내며, 동물성 지방 식품의 소화촉진에 현저한 효과가 있다. 병원 미생물 억제작용, 진정작용이 있으며, 모세혈관 투과성을 높이고, 자궁수축작용을 나타낸다.

〉〉〉〉〉 산약

성질은 평(平)하고 맛이 달다(甘).

비기(脾氣)를 보(補)해주고, 비(脾)기능 허약으로 인한 권태감과 무력감, 식욕감소, 설사를 다스린다. 폐기(肺氣)와 폐음(肺陰)의 부족으로 인한 허약증 및 해수, 천식, 점도가 높은 가래가 있는 증상에 효과가 있다.

혈당강하작용, 항노화작용, 항산화작용, 면역증강작용이 있으므로 수명연장효과가 있다. 아미노산 중 아르기닌(arginine) 성분은 자연보습인자로 피부를 촉촉하게 한다.

>>>>> 꿀

성질은 평(平)하고 맛은 달다(甘).

오장을 편안히 하고 기를 더하여 준다. 중초(中焦)를 보호하고 통증을 멈추게 하고 해독하는 작용이 있다. 심(心)을 보하여 정신이 안정되게 해주며, 비위를 조절하고, 장벽(腸澼:예전에, 이질痢疾을 이르던 말. 대변에 고름과 같이 곱이 섞여 나오는 것이 창자를 씻어 내는 것과 같다고 하여 붙인 이름이다. 피가 섞여 나오는 대변)을 그치게 하고, 구창을 치료하고 귀와 눈을 밝게 한다. 여러 병을 다스리고 여러 약을 조화롭게 하고 영기(營氣:음양관계에 따라 기가 양에 속하는 것을 양기陽氣라 하고 음에 속하는 것을 음기陰氣라 하며, 혈맥 밖에 있는 것을 위기衛氣라 하고 혈맥 내부에 있는 것을 영기營氣라 한다)와 위기(衛氣:몸의 겉면에 흐르는 양기陽氣. 땀구멍을 여닫는 기능으로 외부 환경에 잘 적응하게 하면서 몸을 보호하는 기능을 한다)를 조화되게 하며, 장부를 원활히 하여 삼초(三焦:한방에서 이르는 육부六腑의 하나, 상초·중초·하초로 나뉨)를 잘 통하게 한다. 장을 매끄럽게 하여 변을 잘 보게 하여 변비를 통하게 하며, 폐가 마르고 건조하여 생긴 해수(咳嗽:기침)와 폐허로 인하여 오래된 해수, 인후가 건조하고 입이 마름을 치유하고 피부를 윤택하게 한다. 또한, 노화를 지연시켜 수명을 연장시키고 신체를 튼튼하게 해준다. 설사를 하며 속이 더부룩한 사람은 삼가하여야 하며, 비위가 부실한 사람, 신기가 허활한 사람, 습열로 담이 막힌 사람 그리고 외감(外感)병이 생긴 사람은 피한다.

>>>>> 잣

성질은 약간 따뜻하고(微溫) 맛은 달다(甘).

폐·위를 보해주고 해수를 치료해 주며 오장을 윤기 있게 해주고 변비에 효과가 있다.

음액(陰液)을 자양(滋養)하여 간풍(肝風)을 없애고 기혈(氣血)을 보해주며 위장을 따뜻하게 해주고 살이 찌게 하며 노화를 방지한다.

관절이 쑤시거나 머리가 어지러울 때 효과가 있으며 마비된 근육을 풀어주고 저린 증상을 없애주고 피부를 윤택하게 해준다.

몸이 마르고 여윈 사람, 변비가 있는 사람, 노년의 신체가 쇠약한 사람에게 좋다.

산수유 차
영양소 분석

	(1인 기준)
열량(kcal)	32.5
단백질(g)	0.5
당질(g)	5.1
지질(g)	1.4
콜레스테롤(mg)	0
n-3 지방산(g)	0
n-6 지방산(g)	0
n-3/n-6 ratio	-
P/M/S	0
비타민 A(μgRE)	0
비타민 B1(mg)	0
비타민 B2(mg)	0
비타민 B6(mg)	0
나이아신(mg)	0.1
비타민 C(mg)	0.9
비타민 E(mg)	0.3
섬유소(g)	0.1
칼슘(mg)	3.1
인(mg)	14.8
나트륨(mg)	1.2
칼륨(mg)	36.4
철분(mg)	0.2
엽산(μg)	5.4
회분(g)	0.1

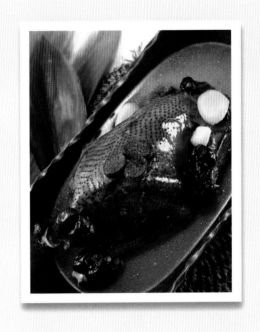

위/장(胃/腸)에 좋은
우리 음식

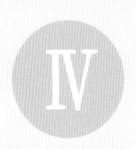

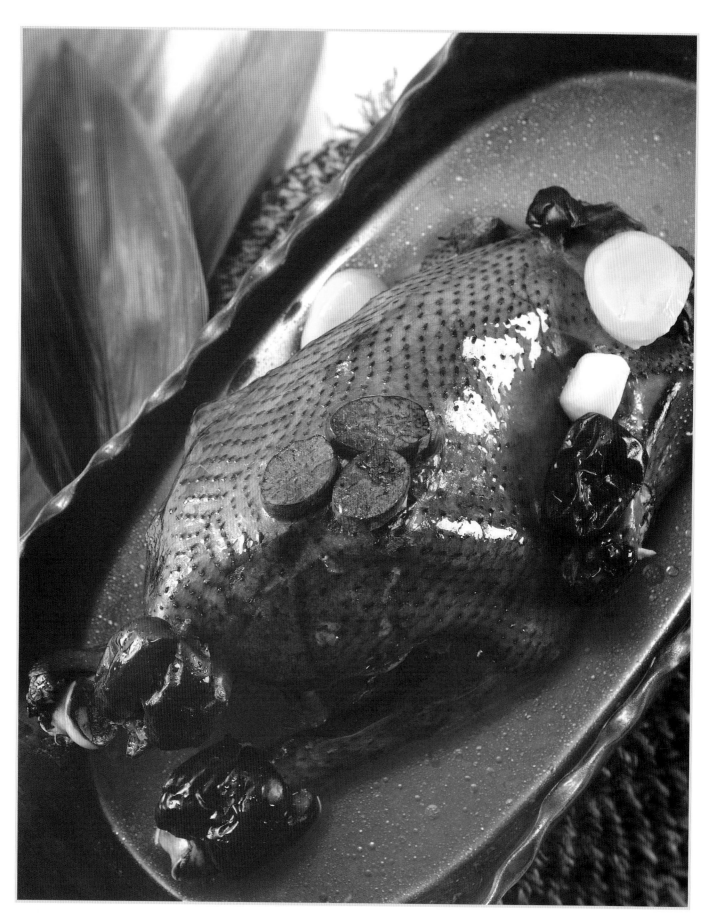

두구 초과 오골계탕

비위가 차거나 기능이 허하여 생기는 설사 및 만성 설사에 좋고 복부가 차고 아픈 증상, 복부팽만, 구토, 식욕감퇴 증상에 효능이 있다. 음(陰)과 혈(血)을 자양(滋養)시켜 열을 내려주고 소화기능을 보해준다. 신경쇠약, 빈혈, 불임증, 폐결핵 등에 좋다. 간(肝)과 신(腎)이 허약해져 머리가 어지럽고 귀에서 윙윙 소리(이명)가 날 때 복용하면 효과가 있다.

〉〉〉〉〉〉 만드는 법

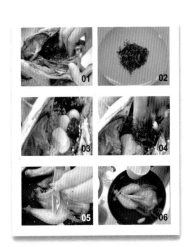

01 오골계는 배를 갈라 속의 내장을 빼서 깨끗하게 씻고, 각 재료도 깨끗하게 씻어 놓는다.

02 초과는 잘게 가루를 낸다.

03 찹쌀을 오골계의 배 속에 넣고 마늘, 대추, 밤 등의 재료 1/3을 오골계의 배 속에 넣는다.

04 육두구, 초과도 오골계의 배속에 넣는다.

05 오골계의 왼쪽 다리부분 껍질에 칼집을 내어 오골계의 오른쪽 다리를 집어넣어 다리가 벌어져 오골계 배 속의 내용물이 나오는 것을 방지한다. 오골계의 오른쪽 다리부분 껍질에 칼집을 내어 오골계의 왼쪽 다리를 집어넣는다.

06 마늘, 대추, 밤 등의 남은 재료 2/3를 냄비에 넣고 물 3,200cc를 부은 후, 5의 오골계를 넣어 푹 끓인다.

07 6의 오골계를 국물과 함께 그릇에 담는다.

08 7과 소금, 후추를 함께 상차림한다.

재 료 (5인 기준)
육두구 10g, 초과 2g,
오골계 1.6kg(가식부 600~700g),
마늘 40g, 찹쌀 60g, 깐밤 60g,
대추 15g, 소금 1ts, 후추 1/2ts

두구 초과
오골계탕

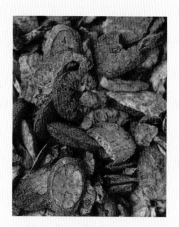
육두구

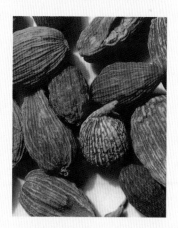
초과

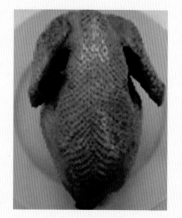
오골계

〉〉〉〉〉 육두구

성질은 따뜻하고(溫) 무독하며 맛은 맵다(辛).
온성(溫性)과 방향성이 높아서 오래된 설사, 탈항(脫肛:항문이 빠지는 병)에 유효하며 기(氣)가 잘 소통되게 한다. 비위(脾胃)가 차서 일어난 복부팽만, 구토, 식욕감퇴 등에 효과가 있다. 소화기계통에 작용하여 장관(腸管)을 흥분시키는 효과를 보이고, 정유는 중추신경억제작용으로 수면시간을 연장시킨다. 항균작용이 있다.

〉〉〉〉〉 초과

성질은 따뜻하고(溫) 무독하며 맛은 맵다(辛).
비위(脾胃)를 따뜻하게 하고 중초(中焦:삼초三焦의 하나. 횡격막 아래로부터 배꼽 이상의 부위로 비脾와 위胃를 말한다)의 습기를 제거하므로 복부가 차고 아픈 증상, 복부창만, 메스꺼움, 구토, 설사에 좋은 효과가 있다. 야채를 많이 먹고 복통과 설사를 일으킬 때에도 유효하다.
초과 달인 물은 장관(腸管) 흥분작용을 나타낸다.

〉〉〉〉〉 오골계

성질은 평(平)하고 맛은 달다(甘).
간(肝)·신(腎)을 보해주며 음(陰)을 자양(滋養:더하여 길러줌)시키고 열을 내려주며 중초를 보하여 기를 더해준다. 소화기능이 약하여 설사를 하거나 간(肝)과 신(腎)이 허약하여 머리가 어지러운 증상, 이명현상 등에 좋은 효과가 있다. 산후 및 병후 회복 시, 부녀자의 대하, 신경쇠약, 빈혈, 불임증, 폐결핵 등에 좋다.

〉〉〉〉〉 마늘

성질은 따뜻하고(溫) 맛은 맵다(辛).
갑자기 설사하고 구토(嘔吐)하며, 속이 불편한 경우에 효과가 있다. 위(胃)를 따뜻하게 하고 뭉친 것을 풀어주고 소화가 잘 되게 한다. 소화기가 약하여 음식을 적게 먹는 사람, 많이 먹어서 뚱뚱한 사람, 소화가 잘 되지 않는 사람에게 좋고 해독작용과 기생충에 대한 살충효과가 있다. 옹종(擁腫:부스럼 또는 혹)을 없애며 풍사(風邪:바람으로 인하여 몸에 병을 가져오는 나쁜 기운)를 물리치며 대·소변이 잘 소통되게 하여 대변이 시원히 배출되지 못하여 장부(腸腑)에 차 있는 사람과 감기 예방에 좋다. 오래 먹으면 눈과 간에 손상을 주고 사람의 마음을 흐트러지게 한다.

〉〉〉〉〉 **찹쌀**

성질은 따뜻(溫)하고 맛은 달다(甘).

중초를 보함으로써 오장을 따뜻하게 해주어 곽란(癨亂:급성 위장병으로 어지러운 증세)을 멎게 한다. 기를 북돋아주어 신체를 튼튼하게 해주고 중기(中氣)를 보하고 열을 발생하게 하여 변이 굳어지게 한다. 폐를 보하여 땀이 많이 나는 증상을 치료한다.

많이 먹게 되면 경락(經絡: 인체 내의 경맥과 낙맥을 아울러 이르는 말. 전신의 기혈氣血을 운행하고 각 부분을 조절하는 통로로 이 부분을 침이나 뜸으로 자극하여 병을 낫게 한다)의 기를 가두어 사지(四肢)에 풍기(風氣)가 발생하게 되고 몽롱해지며 근육을 이완시키므로 병자와 소아는 삼가해야 한다.

비(脾)와 폐(肺)의 정기가 허하고 차서 대변이 실하지 못한 사람과 쉽게 땀을 흘리며 추위를 타는 사람에게 좋다.

〉〉〉〉〉 **밤**

성질은 따뜻하고(溫) 맛은 달다(甘).

기운을 돋우어 주고 장과 위를 튼튼히 한다.

비뇨기계통을 보해준다. 배고픔을 견딜 수 있게 해주고, 설사를 막아주며 신을 보하고 근골을 튼튼히 하여 허리나 다리가 뻣뻣한 증상을 치료한다. 근육이나 인대가 파열되거나 뼈가 골절된 증상에 좋다. 종기로 인한 통증이나 어혈(瘀血:혈액이 정상적 순환통로를 벗어나 있는 상태로 인체에 통증을 유발하고 다른 정상 혈액의 순환을 방해한다)을 제거해 준다.

생것은 소화가 어렵고 익은 것은 기의 순환을 방해할 수 있기 때문에 어린 이에게 많이 먹이는 것은 좋지 않다.

〉〉〉〉〉 **대추(대조)**

성질은 따뜻(溫)하고 무독하며 맛은 달다(甘).

비위(脾胃)기능 허약으로 피곤을 많이 느끼면서 기운이 없고 식욕이 줄며 변을 묽게 보는 증상에 유효하다. 혈허(血虛)로 인하여 신체에 영양을 고르게 공급하지 못해서 나타나는 얼굴의 황색증, 입술이 건조하고 피부가 마르며 어지럽고 눈앞에서 꽃이나 별과 같은 헛것이 보이는 증상에 활용한다. 정신황홀, 불면, 신경과민, 히스테리, 갱년기장애 등과 같은 증상에 정신안정효과가 좋다. 완화작용이 있어서 독성을 감소시킨다.

항알레르기, 항암작용이 있으며 진해·거담작용을 가지고 있다. 또한 항산화작용을 하는데, 동물실험 결과 이 추출물이 쥐의 간장에서 지방산화를 억제하는 효과가 입증되었다.

두구 초과 오골계탕

영양소 분석 (1인 기준)

열량(kcal)	247.3
단백질(g)	25.0
당질(g)	18.3
지질(g)	7.5
콜레스테롤(mg)	117.9
n-3 지방산(g)	0
n-6 지방산(g)	0
n-3/n-6 ratio	―
P/M/S	0.8/0.6/1
비타민 A(μgRE)	20.3
비타민 B$_1$(mg)	0.2
비타민 B$_2$(mg)	0.2
비타민 B$_6$(mg)	0.4
나이아신(mg)	10.3
비타민 C(mg)	2.4
비타민 E(mg)	0.1
섬유소(g)	0.4
칼슘(mg)	32.4
인(mg)	245.0
나트륨(mg)	298.9
칼륨(mg)	468.3
철분(mg)	2.1
엽산(μg)	13.2
회분(g)	2.0

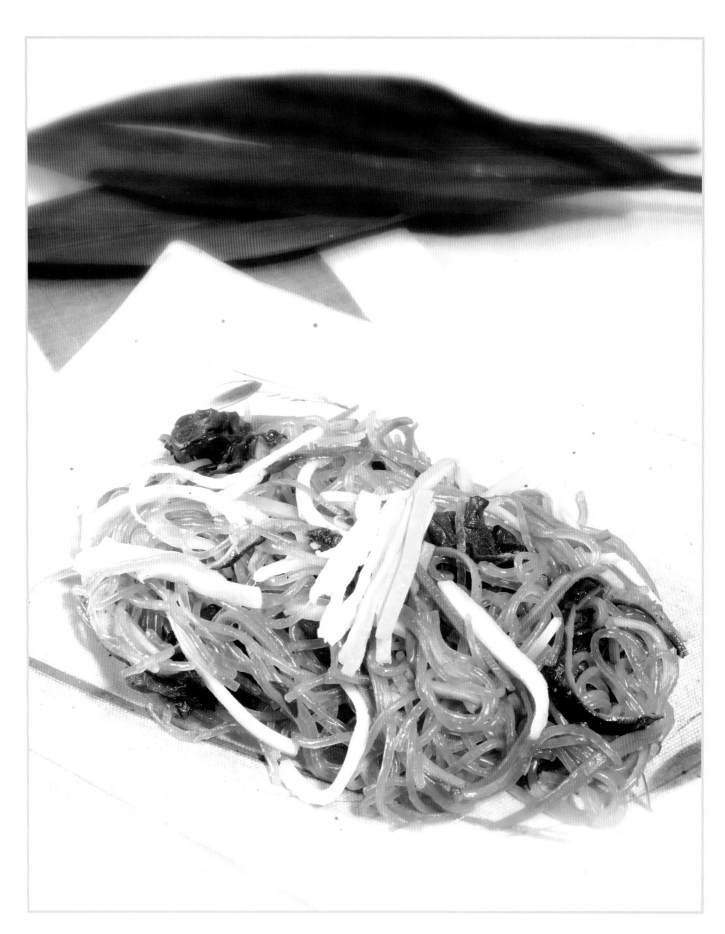

위/장(胃/腸)에 좋은 우리 음식

보신잡채

위(胃) 기능을 강하게 하고 폐(肺)의 기(氣)를 잘 퍼지게 하며 폐를 촉촉히 적셔주어 기침을 멈추게 한다. 목이 아프거나 가래가 많은 것을 없애주고, 피부발진을 치료하는 데 효과적이다. 음액(陰液)을 자양(滋養)하여 간풍(肝風)을 없애고 기혈(氣血)을 보해 준다. 위장을 따뜻하게 하고 노화를 방지하며 오장을 윤기있게 한다. 장을 매끄럽게 하여 변비를 없애 준다. 담(痰)을 제거하여 담습(痰濕)에 의한 증상이 있는 사람, 가슴이 가득하고 답답한 사람에게 좋다. 혈(血)을 식혀 출혈을 막아 주며, 위장을 잘 소통시켜주므로 체질이 허약한 사람 및 부녀자와 노인이 섭취하면 좋다.

〉〉〉〉〉〉 만드는 법

01 쇠고기(살코기 부분)는 가늘게 채썬다.

02 표고버섯은 물에 씻어 불린 다음에 기둥은 떼어내고 두꺼운 것은 포를 떠서 고기처럼 가늘게 채썬다. 목이버섯은 물에 불려서 이물질을 제거한 후 한 잎씩(적당한 크기로) 떼어낸다.

03 쇠고기와 버섯은 간장 1Ts, 설탕 2ts, 파 1Ts, 마늘 1ts, 참기름 2ts, 깨소금 2ts를 넣고 양념하여 간이 들면 볶는다.

04 당근은 4~5cm로 토막을 내고 얇게 저며서 2~3mm 두께로 납작납작하게 썬다. 식용유 1/2ts과 소금 1/4ts으로 간을 하고 프라이팬을 달구어서 볶아낸다.

05 오이는 씨가 나올 때까지 돌려깎기하여 당근과 비슷한 길이로 맞추어 채썰고 소금물에 담가서 물기를 꼭 짠다. 달군 프라이팬에 식용유 1/2ts을 두르고 볶는다. 넓은 접시에 펴서 식힌다.

06 도라지는 가늘게 자르고 소금과 기름을 넣고 주물러서 간이 배게 하고 쓴맛을 없앤다. 그리고 파, 마늘 다진 것 각각 1ts과 참기름 1/4ts, 깨소금 1/2ts을 넣고 양념한 후 프라이팬에 볶는다.

07 도라지가 살짝 익혀지면 양파는 길이대로 납작채로 썰어 함께 넣어 조리한다. 소금 1/4ts, 식용유 1/4ts으로 양념하여 볶는다.

08 식용유 1ts을 프라이팬에 두르고 계란은 황백으로 나누어 지단을 부쳐 다른 채와 같은 크기로 채썬다.

09 당면은 끓는 물에 넣어서 부드럽게 삶아내고 적당한 길이로 자른다. 물기를 빼고 간장 2ts, 물 2Ts, 설탕 1ts, 참기름 1ts을 넣고 볶는다.

10 큰 그릇에 볶아서 미리 준비해 놓은 재료(지단은 약간 남겨 둔다)와 당면을 한데 모아서 고루 섞어 접시에 담고 위에 달걀 지단과 반으로 가른 비늘 잣을 얹어 낸다.

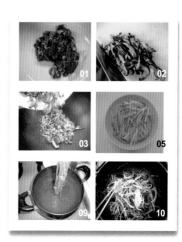

재 료 (5인 기준)
쇠고기(등심) 120g, 당면 50g,
표고버섯 15g(5개, 말린 것),
목이버섯 10g(말린 것), 당근 100g(1/2개),
양파 100g(1/2개), 오이 80g(1/2개),
도라지 100g, 계란 1개, 잣 10g,
식용유 1Ts

고기 양념
간장 1Ts, 설탕 2ts, 파 1Ts, 마늘 1ts,
참기름 2ts, 깨소금 2ts

당면 양념
간장 2ts, 물 2Ts, 설탕 1ts, 참기름 1ts

채소 양념
소금 1/2ts, 파 1ts, 마늘 1ts, 깨소금 1/2ts,
참기름 1/4ts, 식용유 2 ¼ts

보신잡채

>>>>> 쇠고기

성질은 평(平)하며 맛은 달다(甘).
비위(脾胃)의 기능을 도와 기운을 돋우며 갈증, 구토, 설사를 멈추게 하고 수종을 없앤다. 근골을 강하게, 허리와 다리를 튼튼하게 한다.
몸이 마르고 약할 때, 병을 앓고 난 후 몸이 약할 때, 기혈허약, 비위허약, 수술 후 몸조리할 때 좋다. 또한 부녀자 산후에도 좋으며 특별한 병이 없고 건강한 사람의 건강식으로도 적당한 식품이다.

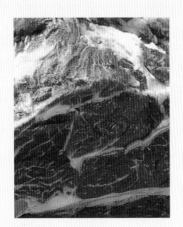

쇠고기

>>>>> 표고버섯

성질은 평(平)하고 맛은 달고(甘) 독이 없다.
기를 더하고 위기(胃氣)를 도와주어 소화를 돕고 구토와 설사를 멎게 하며 신체가 쇠약해지는 것을 예방한다. 정신을 기쁘게 하고, 피부발진을 없애준다. 고혈압 및 심혈관 질환을 예방하고 신체를 강하게 한다. 개위(開胃:위에서 음식을 받아들일 수 있게 위의 활동을 도와 식욕을 돋우게 함)하며 담을 풀어주어 기(氣)의 흐름을 좋게 한다.
표고버섯은 향기가 진한 것이 좋다.

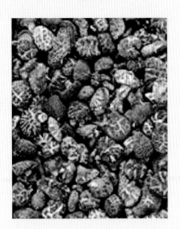

표고버섯

>>>>> 목이버섯

성질은 평(平)하며 맛은 달다(甘).
혈(血)을 서늘하게 하므로 지혈효과가 있으며 장과 위를 잘 소통시켜 오장을 조화롭게 한다.
기가 뭉친 것과 독기를 치료하고 기운이 처진 것을 돋우며 몸을 가볍게 하므로 체질이 허약한 사람 및 부녀자와 노인에게 좋다. 의지를 강하게 하며 치질을 치료한다. 변비, 고혈압, 동맥경화 등에 효과가 있다.
오래 먹으면 안된다.

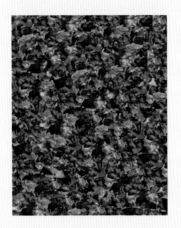

목이버섯

>>>>> 오이

성질은 서늘하고(凉) 맛은 달다(甘).
주로 열을 내려주고 갈증을 없애며 수도(水道)를 좋게 하여 체내 수분대사를 원활하게 해준다. 열이 심하여 생긴 증상을 없애 주고, 열이 많은 체질, 소변의 양이 적고 붉은 사람에게 좋으며 여름의 무더운 시기에 식용으로 하면 좋다.
많이 먹으면 한열(寒熱)을 유발하고 학질병이 생기고 허열(虛熱)이 생겨 기가 위로 치솟고 인체의 음기(陰氣:몸 안에 있는 음의 기운)를 소갈시키며 힘줄이 당기는 병, 각기(脚氣:비타민 B_1의 부족으로 오는 영양실조 증세의 한 가지로, 다리가 붓고 마비되어 걸음을 제대로 걷지 못하게 되는 병)가 발생된다. 또한 혈맥(血脈:혈액이 통하는 맥관, 혈관)을 손상시키고 소아가 먹을 시에는 이질이 발생할 수도 있다.

>>>>> 도라지

성질은 약간 따뜻하거나(溫) 평(平)하고 맛은 맵고(辛) 쓰며(苦) 독이 약간 있거나 혹은 없다.

폐경(肺經)에 작용하므로 해수(咳嗽:기침)와 가래가 많고 호흡이 불편한 증상에 널리 활용된다. 감기로 인하여 해수, 가래, 코막힘, 오슬오슬 춥고 두통이 있을 때에 효력이 있다.

오장(간·심·비·폐·신)과 장과 위를 이롭게 하고, 혈기를 보한다. 한열풍비를 없애고 속을 따뜻하게 하여 소화가 잘 되게 하며 인후통을 치료하고 벌레독에 효과가 있다.

폐를 도와 담을 없애고, 농을 배출시킨다. 머리와 눈, 인후를 맑고 부드럽게 하며, 가슴에 막힌 기를 열어 준다. 인후질환을 다스리므로 편도선염, 인후염에 감초(甘草)와 같이 활용한다.

폐의 기능이 저하된 사람, 담습(痰濕)에 의한 증상이 있는 사람, 가슴이 가득하고 답답한 사람, 나이가 많아 폐의 기능이 쇠약해진 노인이 식용으로 하면 좋다.

가슴과 옆구리가 칼로 찌르는 듯이 아픈 경우, 배가 포만하고 속에서 꾸룩소리가 나는 경우, 잘 놀라는 경우에 효과가 있으며, 담이 치성하여 기침이 급한 경우, 코가 막히고 눈이 붉은 경우, 치통(齒痛), 구창(口瘡), 폐옹(肺癰: 폐에 농이 찬 것), 건해(乾咳)를 치료한다.

구토에 객혈이 있는 사람은 복용을 금한다. 돼지고기와 함께 먹는 것을 피하고 용담초와 백급과 같이 섞으면 안 된다.

동물실험 결과 신속한 거담작용, 혈당강하, 간장 내의 콜레스테롤 강하, 개선균 억제 등의 효능을 보인다.

>>>>> 계란

성질은 평(平)하고 맛은 달다(甘).

주로 열화(熱火)로 인한 창(瘡)을 제거하고 음액(陰液)이 마른 것을 촉촉히 적셔주어 마음을 진정시킨다. 인후(咽喉)의 불쾌감을 제거하고 인후를 맑게 하여 소리가 잘 나오게 한다.

오장을 편안히 하고 혈(血)을 자양(滋養)시켜 임산부의 경우 태아를 편안하게 해준다. 신(腎)을 보하여 두뇌의 피로를 풀어준다.

음혈(陰血)이 부족한 사람, 병을 앓고 난 후 또는 산후 신체가 허약해진 사람, 두뇌를 지나치게 사용하는 사람 및 소아, 임산부, 노인과 성대(聲帶)를 보호하고자 하는 사람 등이 식용하면 좋다. 풍기가 동할 때는 많이 먹지 않는다.

보신잡채

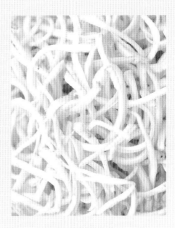

도라지

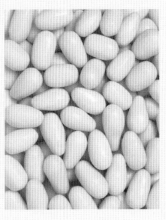

잣

보신잡채

>>>>> 잣

성질은 약간 따뜻하고(微溫) 맛은 달다(甘).
폐와 위를 보해주고 해수를 치료해 주며 오장을 윤기 있게 해주고 변비에
효과가 있다.
음액(陰液)을 자양(滋養)하여 간풍(肝風)을 없애고 기혈(氣血)을 보해주며 위
장을 따뜻하게 해주고 살이 찌게 하며 노화를 방지한다.
관절이 쑤시거나 머리가 어지러울 때 효과가 있으며 마비된 근육을 풀어주
고 저린 증상을 없애주고 피부를 윤택하게 해준다.
몸이 마르고 여윈 사람, 변비가 있는 사람, 노년의 신체가 쇠약한 사람에게
좋다.

>>>>> 백설탕

성질은 차고(寒) 맛은 달고(甘) 독은 없다.
주로 가슴과 복부에 열이 차오르는 것과 입 안의 건조함, 갈증을 해소하고
심폐를 윤활하게 한다. 진액을 생성시키고 술독을 풀며, 비(脾)의 기능을 도
와 속을 조화롭게 하고 간기(肝氣:간의 기운)를 온화하게 한다.
많이 먹으면 심통이 생기고 치아를 손상시킨다.

>>>>> 흑설탕

성질은 따뜻하고(溫) 맛은 달다(甘).
혈액순환을 도와 어혈(瘀血)을 풀어주고 중초(中焦)를 따뜻하게 하며 몸이 허
한 것을 보해주고 급하게 느껴지는 통증을 완만하게 풀어준다.
소화기가 허하고 찬 경우, 분만 후나 여성의 월경통 등이 있을 때 먹으면 좋
다.

>>>>> 파

성질은 부위에 따라 따뜻(溫)하고 평(平)하거나 혹은 시원(凉)하며 맛은 맵
다(辛).
주로 땀을 내고 상하의 양기를 통하게 하며, 얼굴이 붓는 증상을 완화시킨다.
임산부의 경우 태아를 편안하게 하고 눈을 맑게 하며 간의 사기를 없애고
오장을 이롭게 한다. 모든 약의 독을 없애고 대·소변이 잘 통하게 한다.
많이 먹을 경우 기가 위로 치솟아 오장이 답답하게 된다.

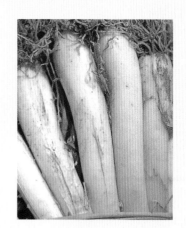

파

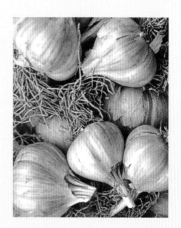

마늘

〉〉〉〉〉 마늘

성질은 따뜻하고(溫) 맛은 맵다(辛).

갑자기 설사하고 구토(嘔吐)하며, 속이 불편한 경우에 효과가 있다. 위(胃)를 따뜻하게 하고 뭉친 것을 풀어주고 소화가 잘 되게 한다. 소화기가 약하여 음식을 적게 먹는 사람, 많이 먹어서 뚱뚱한 사람, 소화가 잘 되지 않는 사람에게 좋고 해독작용과 기생충에 대한 살충효과가 있다. 옹종(擁腫:부스럼 또는 혹)을 없애며 풍사(風邪:바람으로 인하여 몸에 병을 가져오는 나쁜 기운)를 물리치며 대·소변이 잘 소통되게 하여 대변이 시원히 배출되지 못하여 장부(腸腑)에 차 있는 사람과 감기 예방에 좋다. 오래 먹으면 눈과 간에 손상을 주고 사람의 마음을 흐트러지게 한다.

〉〉〉〉〉 참기름

성질은 약간 차가우며(微寒) 맛은 달고(甘) 독은 없다.

주로 대장을 원활히 하고 장 내의 열이 뭉친 것을 치료하며 태를 부드럽게 하여 부스럼이나 종기를 치료(滑胎療瘡)한다. 그러나 많이 먹으면 목소리가 상하고 체중이 증가한다.

보신잡채

영양소 분석

	(1인 기준)
열량(kcal)	259.5
단백질(g)	9.0
당질(g)	21.9
지질(g)	15.8
콜레스테롤(mg)	63.1
n-3 지방산(g)	0.5
n-6 지방산(g)	4.4
n-3/n-6 ratio	0.1
P/M/S	3.1/1.9/1
비타민 A(μgRE)	275.6
비타민 B_1(mg)	0.1
비타민 B_2(mg)	0.2
비타민 B_6(mg)	0.3
나이아신(mg)	2.6
비타민 C(mg)	7.3
비타민 E(mg)	7.5
섬유소(g)	1.1
칼슘(mg)	54.4
인(mg)	126.8
나트륨(mg)	546.3
칼륨(mg)	435.5
철분(mg)	3.0
엽산(μg)	17.3
회분(g)	2.5

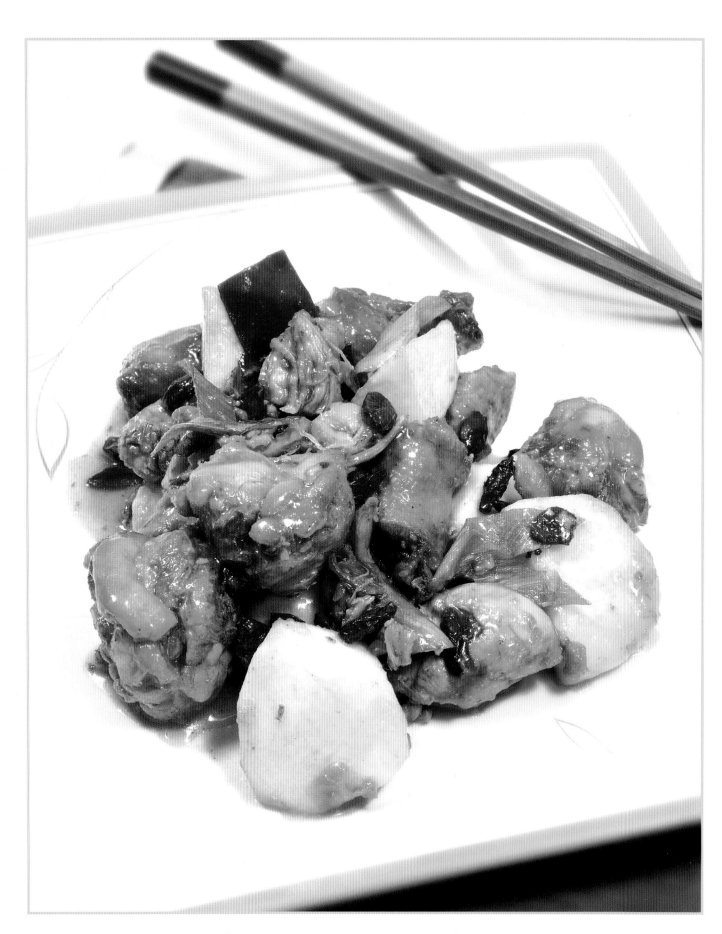

구기자 산약 닭고기찜

비위(脾胃)의 기능을 보하고 기운을 더하며 정을 보충하고 수명을 연장시킨다.
폐(肺)가 오래 손상되어 기침, 가래가 나오는 증상에 사용한다

>>>>>> 만드는 법

01 닭의 내장을 빼고 깨끗하게 씻어서 작게 토막을 낸다.

02 닭에 소금 1ts, 후추 1/3ts로 간을 한다.

03 산약은 껍질을 벗기고 한 입 크기로 어슷썰어 놓는다.

04 구기자는 농약제거를 위해 물에 여러 번 씻어 체에 건져 놓는다.

05 마늘은 통마늘을 까서 씻은 후 찧어놓는다.

06 다시마는 물에 불려 깨끗이 씻어 한 입 크기로 잘라 놓는다.

07 냄비에 식용유 2Ts를 두르고 닭을 먼저 넣어 살짝 익혀 기름을 빼서 버린다.

08 양푼에 간장 3Ts, 설탕 1Ts, 파 썬 것 10g, 마늘 10g, 다시마 불린 것, 참기름 1Ts을 넣고 물 5Ts을 붓는다. 7의 살짝 익힌 닭을 넣고 버무린다.

09 냄비에 산약, 구기자와 8의 재료를 넣고 재료가 익을 때까지 끓인다. 재료가 다 익어갈 즈음에 물엿 5Ts과 파 20g을 썰어 넣는다.

10 접시에 담아 내 놓는다.

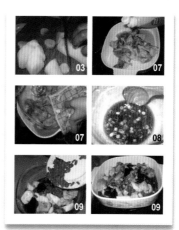

재 료 (5인 기준)
닭고기 1마리 900g(생 것),
산약 300g, 구기자 30g, 마늘 10g,
다시마 5g(말린 것)

양 념
소금 1ts, 후추 1/3ts, 파 30g,
설탕 1Ts, 식용유 2Ts, 참기름 1Ts,
간장 3Ts, 물엿 5Ts

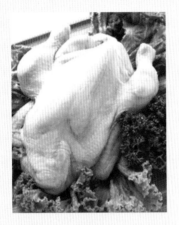

구기자 산약
닭고기찜

닭고기

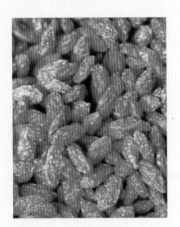

구기자

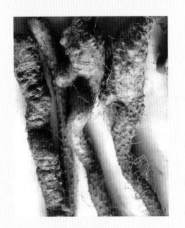

산약

〉〉〉〉〉 닭고기

성질이 따뜻(溫)하고 맛은 달고(甘) 짜다(鹹).
기를 보하고 오장의 기운을 더하며 자양·강장효과가 있다.
질병 후, 수술 후 몸이 회복되지 않거나, 여성의 경우 대하가 많을 때, 산후 허약, 몸이 마르고 약할 때, 피로할 때 등에 기(氣)를 북돋아 주어 좋다.
소갈, 소변이 급하여 참지 못하는 것, 장이 좋지 않아 설사하는 것을 치료하고 오장을 보하며 피로회복을 돕는다. 간과 신을 보하고 열을 물리치며 허를 보한다. 일을 하여 허하게 된 것과 갈증을 치료하며, 이질, 치아를 악문 증상(중풍 증세의 하나), 간신(肝腎)의 혈분(血分)에 병이 있는 경우를 치료한다.
단, 음허(陰虛)하고 화(火)가 많은 자, 비위(脾胃)가 허약한 자, 열성체질, 열증, 피부발진, 종기가 난 후에는 먹지 않는 것이 좋다.

〉〉〉〉〉 구기자

성질은 차고(寒) 무독하며 맛은 달다(甘).
구기자는 간신음허(肝腎陰虛)로 인하여 어지럽고 허리와 무릎에 힘이 없으며, 남자의 경우 유정(遺精)이 있으면서 임신을 못 시킬 때, 물체가 흐릿하게 보이는 증상 등을 다스린다.
주로 근골을 보하고 풍을 없애며, 대·소장을 잘 통하게 하고 건조한 기침, 갈증을 치유하며, 간을 자양(滋養:몸에 영양이 되도록 양육함)하고 신(腎)을 이롭게 하며, 정을 만들어 양기를 돕고 신을 자양하며 폐를 윤활하게 한다. 간신(肝腎:간장과 신장)의 음기(陰氣)를 보하고 갈증을 그치게 하며 소갈증에도 유효하다.
간신의 기능 부족으로 음혈(陰血)이 허약해져서 얼굴빛이 황색이 되고 머리카락이 일찍 세며 밤에 잠을 못 이루는 증상에 쓰인다.
외사(外邪:외부에서 오는 몸에 병을 가져오는 나쁜 기운:풍한서습조화)로 인한 실열(實熱:실제로 열이 있는 것), 비(脾)가 허하고 습이 있으며 장이 매끄러운 사람은 복용 시 주의하여야 한다. 혈당과 혈압강하작용이 나타난다.
혈중 콜레스테롤치의 강하효과와 항지방간의 작용이 있고, 생장촉진작용이 있다.

〉〉〉〉〉 산약

성질은 평(平)하고 맛이 달다(甘).
비기(脾氣)를 보(補)해주고, 비(脾)기능 허약으로 인한 권태감과 무력감, 식욕감소, 설사를 다스린다. 폐기(肺氣)와 폐음(肺陰)의 부족으로 인한 허약증 및 해수, 천식, 점도가 높은 가래가 있는 증상에 효과가 있다.
혈당강하작용, 항노화작용, 항산화작용, 면역증강작용이 있으므로 수명연장효과가 있다. 아미노산 중 아르기닌(arginine) 성분은 자연보습인자로 피부를 촉촉하게 한다.

>>>>> 다시마

성질은 차고(寒) 맛은 짜다(鹹).
수분대사가 잘 되게 하여 부종을 없애며 혈을 보하고 음을 길러주고 술을 자주 많이 마셔서 생기는 증상을 완화시켜 준다.
수종과 영류(癭瘤:혹)를 다스리며 기(氣)가 뭉친 것을 풀어주고, 음궤(陰潰:음부의 궤란)를 치료하고, 담이 뭉친 것을 풀어주고 열을 내려준다.
음(陰)이 허하고 혈(血)이 부족한 체질, 담습(痰濕)이 많아 비만한 체질, 열이 많은 체질, 피부에 쉽게 발진이 생겨 곪는 체질, 음주과다, 갑상선비대증을 예방하는 데 식용하면 좋다.

>>>>> 후추

성질은 아주 따뜻하고(大溫)하고 열(熱)하며 맛은 맵고 독이 없다.
주로 기(氣)를 아래로 내리고, 속을 따뜻하게 하고 담을 없애며, 오장육부에 있는 풍냉을 제거한다. 오장을 조절하고 신기를 튼튼히 하며, 장과 위를 따뜻하게 한다. 치아에 열이 뜨고 통증이 있는 것을 치료한다. 모든 생선류와 금계류, 버섯류의 독을 제거하며, 곽란(癨亂:급성 위장병으로 어지러움), 심복(心腹)의 냉통을 멈추게 한다. 많이 먹으면 폐를 상하게 한다.

>>>>> 파

성질은 부위에 따라 따뜻(溫)하고 평(平)하거나 혹은 시원(凉)하며 맛은 맵다(辛).
주로 땀을 내고 상하의 양기를 통하게 하며, 얼굴이 붓는 증상을 완화시킨다. 임산부의 경우 태아를 편안하게 하고 눈을 맑게 하며 간의 사기를 없애고 오장을 이롭게 한다. 모든 약의 독을 없애고 대·소변이 잘 통하게 한다. 많이 먹을 경우 기가 위로 치솟아 오장이 답답하게 된다.

>>>>> 백설탕

성질은 차고(寒) 맛은 달고(甘) 독은 없다.
주로 가슴과 복부에 열이 차오르는 것과 입 안의 건조함, 갈증을 해소하고 심폐를 윤활하게 한다. 진액을 생성시키고 술독을 풀며, 비(脾)의 기능을 도와 속을 조화롭게 하고 간기(肝氣:간의 기운)를 온화하게 한다.
많이 먹으면 심통이 생기고 치아를 손상시킨다.

>>>>> 흑설탕

성질은 따뜻하고(溫) 맛은 달다(甘).
혈액순환을 도와 어혈(瘀血)을 풀어주고 중초(中焦)를 따뜻하게 하며 몸이 허한 것을 보해주고 급하게 느껴지는 통증을 완만하게 풀어준다.
소화기가 허하고 찬 경우, 분만 후나 여성의 월경통 등이 있을 때 먹으면 좋다.

구기자 산약 닭고기찜
영양소 분석
(1인 기준)

열량(kcal)	532.5
단백질(g)	36.6
당질(g)	34.0
지질(g)	27.6
콜레스테롤(mg)	135.0
n-3 지방산(g)	0.4
n-6 지방산(g)	3.8
n-3/n-6 ratio	0.11
P/M/S	3.7/2/1
비타민 A(μgRE)	327.3
비타민 B$_1$(mg)	0.3
비타민 B$_2$(mg)	0.3
비타민 B$_6$(mg)	1.0
나이아신(mg)	13.8
비타민 C(mg)	11.3
비타민 E(mg)	7.0
섬유소(g)	1.0
칼슘(mg)	58.2
인(mg)	367.0
나트륨(mg)	810.2
칼륨(mg)	795.6
철분(mg)	3.4
엽산(μg)	64.9
회분(g)	4.7

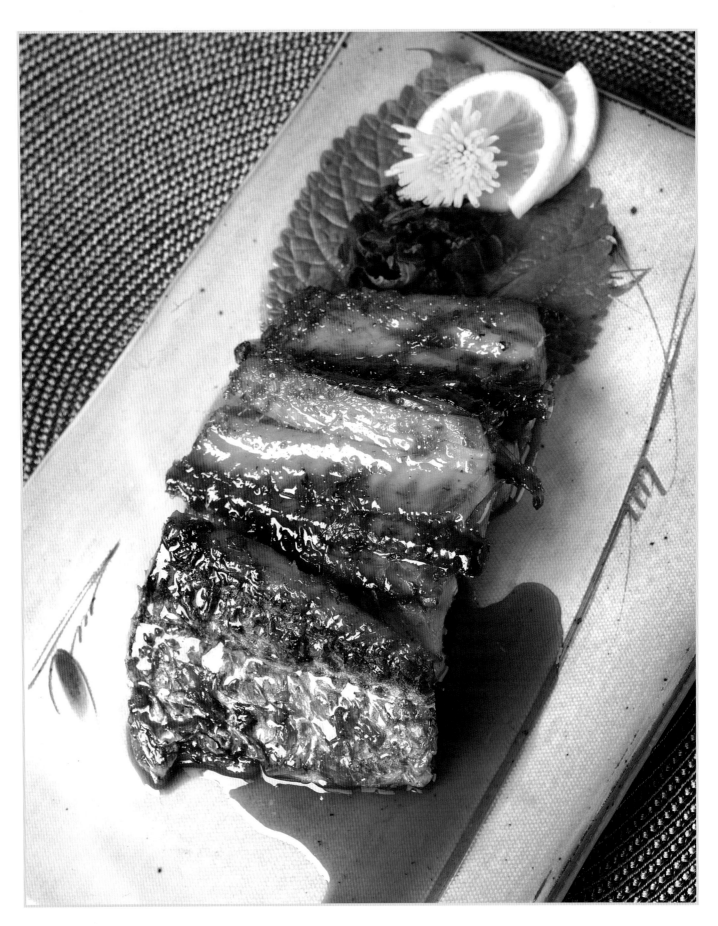

위/장(胃/腸)에 좋은 우리 음식

삼치 곽향구이

습(濕)이 비위(脾胃)에 정체되어 느끼는 복부창만, 식욕부진, 메스꺼움, 구토, 설사, 설태가 두껍게 끼는 증상을 완화시킨다. 소화장애가 동반된 감기로 가슴이 답답하고 메스꺼운 증상 및 발열, 두통, 구토, 설사, 몸이 나른한 증상에도 효과가 있다.

>>>>>> 만드는 법

01 냄비에 물 350cc와 곽향을 넣고 끓여서 곽향물이 우러나오게 한 후 체로 받쳐 국물을 냄비에 담는다.

02 삼치는 내장을 빼고 씻어서 배를 갈라 소금 1½ts로 간을 한다.

03 1에 생강을 가늘게 채를 썰어 넣고 다진 마늘 1/2ts, 후추 1/4ts, 소금 1/4ts, 설탕 1ts, 물엿 1Ts을 넣어 끓인다.

04 3의 곽향물이 점도가 높아져 끈적해지면 불을 끈다.

05 프라이팬에 식용유 1Ts을 두르고 삼치의 뼈가 있는 쪽을 바닥으로 하여 구워낸다. 삼치가 구워지면 뒤집어서 4의 곽향 소스를 바른다. 다시 삼치의 껍질 표면도 익으면 삼치를 뒤집어서 곽향 소스를 바른다.

06 곽향 소스를 바른 후 삼치를 한 번 뒤집어서 소스가 살짝 삼치에 스며들게 하고 노릇하게 구워지면 접시에 깻잎과 레몬으로 장식을 하고 상차림한다.

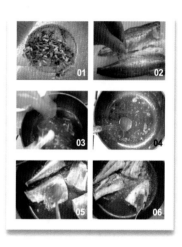

재 료 (5인 기준)
삼치 1½마리(약 150g), 곽향 5g,
생강 3g, 깻잎 2장, 레몬 1/2개,
다진 마늘 1/2ts, 후추 1/4ts, 소금 1¾ts,
설탕 1ts, 물엿 1Ts

삼치
곽향구이

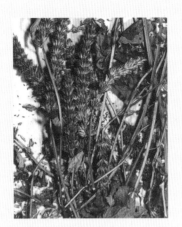

곽향

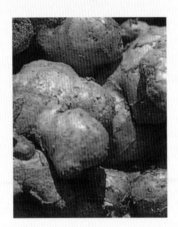

생강

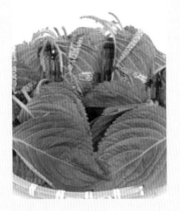

깻잎

>>>>> 곽향

성질은 약간 따뜻하고(微溫) 독이 없으며 맛은 맵다(辛).
비위(脾胃:포괄적 의미의 지라와 위를 통틀어 이르는 말)기능을 보하며 습(濕)이 비위에 정체된 것을 치료하므로 복부창만, 식욕부진, 메스꺼움, 구토, 설사, 설태가 두껍게 끼는 증상을 다스린다.
피부 표면의 한기(寒氣)를 발산(發散)하게 하고 방향(芳香)이 있어 습탁(濕濁)을 잘 통하게 한다. 여름에 외감풍한(外感風寒), 내상생냉(內傷生冷)으로 인한 오한발열(惡寒發熱), 소화장애가 따르는 감기로 가슴이 답답하고 메스꺼운 증상 및 발열, 두통, 구토, 설사, 몸이 나른한 증상(頭痛脘) 등이 있을 때 해서화습(解暑化濕)하여 치료한다.
여름철의 구토, 설사에 좋으며 차로 항상 복용하면 더위를 잊게 한다.
입 안에서 구취가 날 때에는 곽향 달인 물로 양치질을 하면 제거된다.
피부진균, 황색포도상구균, 녹농균, 대장균, 이질균, 용혈성연쇄상구균, 폐렴균 등의 발육을 억제하는 작용이 있다. 또한 위액 분비를 촉진시켜 소화력을 증가시킨다. 곽향 달인 물은 담낭을 수축하는 작용이 있다.

>>>>> 생강

성질은 따뜻(溫)하고 무독하며 맛은 맵다(辛).
담을 풀어주며 기침을 멎게 하고 위(胃)를 따뜻하게 하므로 위장이 차서 생기는 구토증상에 효과적이다.
또한 풍한(風寒)이 폐에 침범하여 해수 및 가래를 배출하는 증상에 유효하며, 위액분비 촉진과 장관(腸管)의 연동작용을 활성화시키므로 소화를 돕는다. 혈관운동중추, 호흡중추와 심장흥분작용이 있어서 혈압을 상승시킴과 동시에 혈액순환을 촉진시킨다. 항염증작용 및 진통작용이 있다. 인플루엔자균, 콜레라균, 개선균 등의 억제작용을 나타낸다.

>>>>> 마늘

성질은 따뜻하고(溫) 맛은 맵다(辛).
갑자기 설사하고 구토(嘔吐)하며, 속이 불편한 경우에 효과가 있다. 위(胃)를 따뜻하게 하고 뭉친 것을 풀어주고 소화가 잘 되게 한다. 소화기가 약하여 음식을 적게 먹는 사람, 많이 먹어서 뚱뚱한 사람, 소화가 잘 되지 않는 사람에게 좋고 해독작용과 기생충에 대한 살충효과가 있다. 옹종(擁腫:부스럼 또는 혹)을 없애며 풍사(風邪:바람으로 인하여 몸에 병을 가져오는 나쁜 기운)를 물리치며 대·소변이 잘 소통되게 하여 대변이 시원히 배출되지 못하여 장부(腸腑)에 차 있는 사람과 감기 예방에 좋다. 오래 먹으면 눈과 간에 손상을 주고 사람의 마음을 흐트러지게 한다.

>>>>> 백설탕

성질은 차고(寒) 맛은 달고(甘) 독은 없다.
주로 가슴과 복부에 열이 차오르는 것과 입 안의 건조함, 갈증을 해소하고
심폐를 윤활하게 한다. 진액을 생성시키고 술독을 풀며, 비(脾)의 기능을 도
와 속을 조화롭게 하고 간기(肝氣:간의 기운)를 온화하게 한다.
많이 먹으면 심통이 생기고 치아를 손상시킨다.

>>>>> 깻잎

성질은 차고(寒) 맛은 달며(甘) 독이 없다.
오장의 사기와 풍한습비를 치료하며, 기운을 돋우며 뇌와 척수를 보하고
근골을 강하게 한다. 오래 먹으면 귀와 눈이 총명해지고 마르지도 않으며
항노화효과가 있어 장수하게 한다.

삼치 곽향구이

영양소 분석 (1인 기준)

열량(kcal)	206.4
단백질(g)	17.6
당질(g)	5.8
지질(g)	12.2
콜레스테롤(mg)	74.7
n-3 지방산(g)	1.9
n-6 지방산(g)	1.5
n-3/n-6 ratio	1.3
P/M/S	1.3/1.3/1
비타민 A(μgRE)	51.9
비타민 B$_1$(mg)	0.1
비타민 B$_2$(mg)	0.2
비타민 B$_6$(mg)	0.4
나이아신(mg)	4.2
비타민 C(mg)	8.8
비타민 E(mg)	4.6
섬유소(g)	0.1
칼슘(mg)	21.9
인(mg)	214.2
나트륨(mg)	451.6
칼륨(mg)	312.1
철분(mg)	0.4
엽산(μg)	2.9
회분(g)	2.2

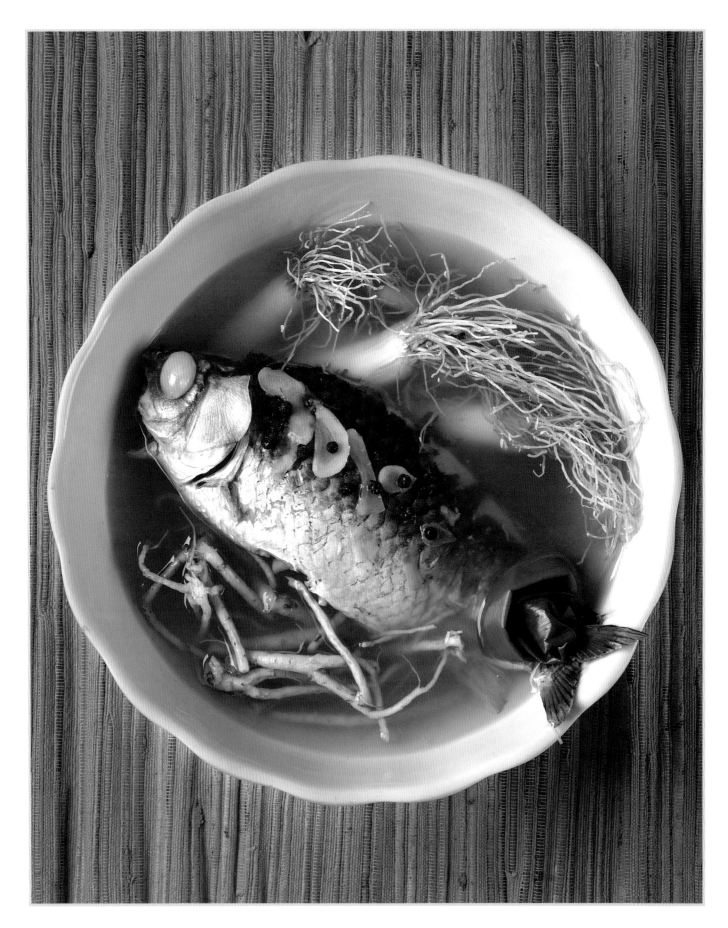

사인 붕어요리

체내 수분대사를 원활히 하며, 출산 후 젖을 잘 나오게 한다. 소화기가 약한 사람, 오랜 병
으로 허약해진 사람, 산후조리, 체내에 수습(水濕)이 있어 부종(浮腫)이 있는 사람에게 사용한
다. 주로 소화기가 허약하여 조금 밖에 먹지 못하고 힘이 없는 경우 소화기를 보(補)해주고
소변을 자주 보려 하나 잘 나오지 않는 경우에 사용한다.

>>>>>> 만드는 법

01 붕어는 비늘을 벗기고 아가미와 지느러미를 제거하고 배를 갈라 내장을
제거하여 깨끗이 씻어 놓는다.

02 팥은 씻어서 물에 불린 후 냄비에 넣고 물 600cc를 넣고 삶는다.

03 붕어와 사인 3g, 삶은 팥을 붕어 배 속에 넣고, 황기 20g, 파뿌리 150g,
생강 5g을 냄비에 넣고 물 2,200cc를 붕어가 잠기도록 붓고 탕으로 끓인
다.

04 끓기 시작하면 불을 줄이고 한 시간 이상 끓인다.

05 그릇에 담고 소금 2ts, 후추 1/4ts으로 간을 하여 상차림한다.

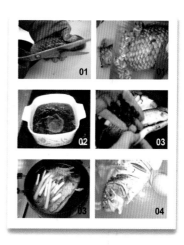

재 료 (5인 기준)
붕어 1마리(大) 750g, 팥 30g,
사인 3g, 황기 20g,
파뿌리 150g(대파), 생강 5g,
소금 2ts, 후추 1/4ts

사인 붕어요리

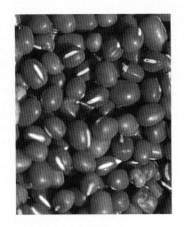

팥

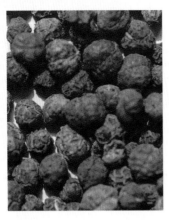

사인

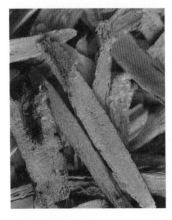

황기

〉〉〉〉〉 붕어

성질은 평(平)하고 맛은 달다(甘).
소화기를 보하고 수분대사를 원활하게 하며 산모의 젖을 잘 나오게 한다.
위기(胃氣)를 편안하게 하고 오장을 튼튼히 하며, 소화기계와 중·하기(中·下氣)를 조절하며 설사를 멈추게 한다.
산후에 젖이 부족한 것, 임산부의 부종(浮腫), 여성의 성기부정출혈, 치질, 기가 원활히 돌지 못하고 체(滯)한 것, 소아의 홍역이 곪아 터지지 않는 것, 갈증으로 물을 많이 먹는 것, 탈항, 자궁하수, 영양불량성 부종(浮腫), 만성 신염으로 인한 부종(浮腫)에 사용한다.
주로 소화기가 허약하여 조금밖에 먹지 못하고 힘이 없는 증상, 이질, 대변에 피가 묻어 나오는 증상, 부종(浮腫), 소변을 보려 하나 잘 나오지 않는 증상에 좋다.
모든 생물의 간(肝)과 함께 먹지 않는다. 만약 사탕과 함께 먹으면 감충(疳蟲:헛배부르는 증상)에 이르게 한다.

〉〉〉〉〉 팥

성질은 평(平)하고 맛이 달고(甘) 약간 시며(酸) 독은 없다.
수분대사를 원활하게 하여 소변을 잘 나오게 하며 젖이 잘 나오게 하고 옹종(擁腫:종기)과 농혈(膿血:피고름), 소갈(消渴), 설사를 치료하고 나쁜 피(惡血)를 흩어지게 하며 주독을 풀어준다.
체내에 발진이 잘 돋는 사람, 열이 많은 사람, 습으로 인한 비만체질에 좋다.
열이 많은 종기, 피부가 벌겋게 되면서 화끈거리고 열이 나는 병증, 피부가 헐어 생긴 발진 등에 소염·배농작용을 한다.

〉〉〉〉〉 파

성질은 부위에 따라 따뜻(溫)하고 평(平)하거나 혹은 시원(凉)하며 맛은 맵다(辛).
주로 땀을 내고 상하의 양기를 통하게 하며, 얼굴이 붓는 증상을 완화시킨다.
임산부의 경우 태아를 편안하게 하고 눈을 맑게 하며 간의 사기를 없애고 오장을 이롭게 한다. 모든 약의 독을 없애고 대·소변이 잘 통하게 한다.
많이 먹을 경우 기가 위로 치솟아 오장이 답답하게 된다.

〉〉〉〉〉 생강

성질은 따뜻(溫)하고 무독하며 맛은 맵다(辛).
담을 풀어주며 기침을 멎게 하고 위(胃)를 따뜻하게 하므로 위장이 차서 생기는 구토증상에 효과적이다.
또한 풍한(風寒)이 폐에 침범하여 해수 및 가래를 배출하는 증상에 유효하며, 위액분비 촉진과 장관(腸管)의 연동작용을 활성화시키므로 소화를 돕는다. 혈관운동중추, 호흡중추와 심장흥분작용이 있어서 혈압을 상승시킴과 동시에 혈액순환을 촉진시킨다. 항염증 및 진통작용이 있으며, 인플루엔자균·콜레라균·개선균 등의 억제작용도 한다.

>>>>> 사인

성질은 따뜻하고(溫) 맛은 맵다(辛).

방향성이 높아서 소화기 내의 습기를 제거하고 기를 잘 통하게 하며, 건위 소화작용이 있어서 복부팽만동통 및 음식 생각이 없고 구토, 설사를 하는 증상에 응용된다.

비위(脾胃)를 따뜻하게 하므로 한습(寒濕)이 정체되어 일어나는 설사에 효과적이고 임신 중 구토, 복부동통, 대변출혈에 효력을 나타낸다. 기를 잘 소통시키고 비위를 편안하게 하여 안태(安胎)의 효능이 있어 태동불안, 임신오조 등에 효과적이다.

사인을 달인 물의 낮은 농도는 장관(腸管)에 흥분작용을 일으키고, 고농도는 억제작용을 보인다. 장관의 과도한 흥분을 해소시키고 경련을 풀어준다.

>>>>> 황기

성질은 따뜻하고(溫) 독이 없으며 맛은 달다(甘).

비를 보하여 기를 더해주고 원기를 북돋아 주어 땀이 많이 나는 증상을 완화시킨다. 혈액 생성을 촉진하고 수분대사를 원활히 하여 종기를 다스린다.

비기(脾氣) 허약으로 인하여 얼굴빛이 희거나 황색을 띠는 증상, 사지권태 무력, 대변이 묽은 증상, 어지러우며 기운이 없는 증상, 말하기가 힘들고 식은땀이 나면서 가슴이 뛰고 잠을 이루지 못하는 증상에 사용한다. 기허(氣虛)하여 조혈기관이 약화됨으로써 나타나는 권태감·무력감 및 얼굴빛이 창백하며 광택이 없고, 토혈·변혈·피하출혈·자궁출혈 등의 증상이 나타날 때 사용한다. 상승작용이 있어서 위하수, 탈항, 장기탈수, 기운하강 등의 증상에 유효하다.

기허무력(氣虛無力)으로 과다하게 수분이 체내에 정체되어 배설되지 못하는 증상, 기운이 없고 혈행장애로 인한 피부마비와 감각마비에 사용한다. 소갈증에 진액 생성을 촉진시킨다. 그 밖에도 각종 암증(癌症)에 널리 사용한다.

신체의 면역증강작용이 있어서 망상내피세포의 탐식능력을 증강시키고 신체의 대사기능을 활성시키므로 단백질대사를 촉진시킨다. 정상인에게서는 현저한 이뇨작용을 나타낸다. 심장의 수축력을 증강시키므로 강심작용이 있으며, 황기 달인 물, 물에 우린 액 등은 혈관확장작용을 하여 혈압을 내리며 간 보호작용이 있다.

>>>>> 후추

성질은 아주 따뜻하고(大溫)하고 열(熱)하며 맛은 맵고 독이 없다.

주로 기(氣)를 아래로 내리고, 속을 따뜻하게 하고 담을 없애며, 오장육부에 있는 풍냉을 제거한다. 오장을 조절하고 신기를 튼튼히 하며, 장과 위를 따뜻하게 한다. 치아에 열이 뜨고 통증이 있는 것을 치료한다. 모든 생선류와 금계류, 버섯류의 독을 제거하며, 곽란(霍亂:급성 위장병으로 어지러움), 심복(心腹)의 냉통을 멈추게 한다. 많이 먹으면 폐를 상하게 한다.

사인 붕어요리
영양소 분석 (1인 기준)

열량(kcal)	178.9
단백질(g)	31.2
당질(g)	5.9
지질(g)	2.7
콜레스테롤(mg)	136.5
n-3 지방산(g)	0.6
n-6 지방산(g)	0.4
n-3/n-6 ratio	1.5
P/M/S	1.6/1.7/1
비타민 A(μgRE)	61.2
비타민 B₁(mg)	0.6
비타민 B₂(mg)	0.2
비타민 B₆(mg)	0.3
나이아신(mg)	4.5
비타민 C(mg)	9.4
비타민 E(mg)	1.6
섬유소(g)	0.6
칼슘(mg)	151.3
인(mg)	307.0
나트륨(mg)	456.2
칼륨(mg)	779.3
철분(mg)	3.3
엽산(μg)	53.0
회분(g)	3.7

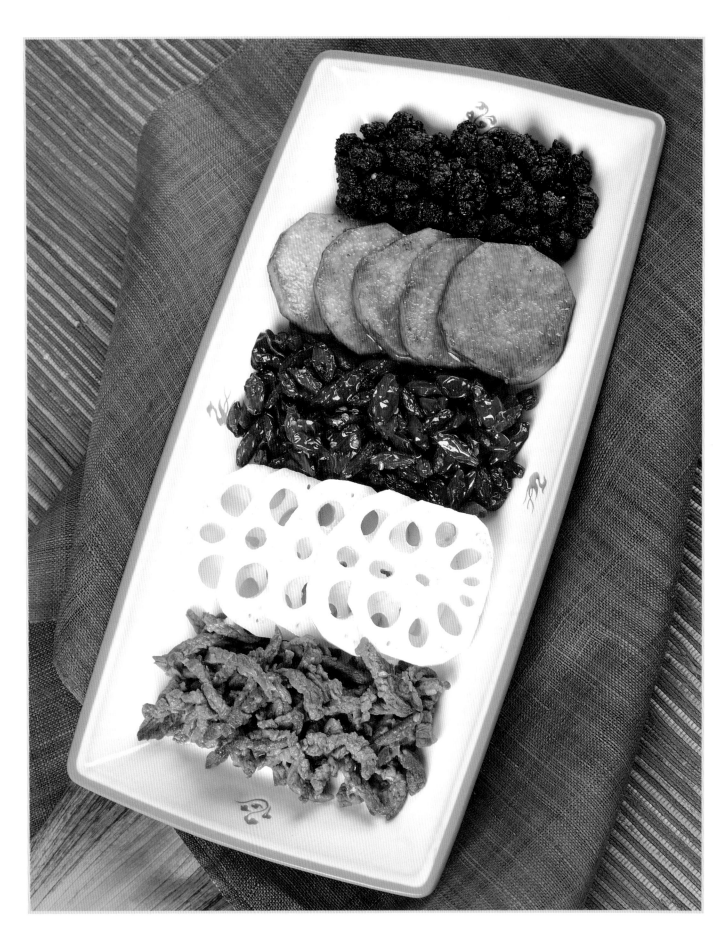

구기자 연근 산약볶음

비장(脾臟)의 기능이 허하여 밥맛이 없고 설사를 자주 하는 경우, 설사를 멈추게 해준다. 소화기능이 허약한 사람에게 소화기능을 튼튼하게 해주며 대변이 묽은 사람, 혈(血)이 허한 사람, 병을 앓고 난 뒤 아직 회복이 안 된 사람, 어지럽고 얼굴 빛이 누렇게 뜨고 머리카락이 일찍 세며 밤에 잠을 이루지 못하는 증상 등에 좋다. 음을 자양(滋養:몸에 영양이 되도록 양육함)시키고 폐기능을 튼튼히 하는 효능이 있고 항노화작용, 혈압강하작용이 있다.

>>>>>> 만드는 법

01 구기자는 물에 씻어 놓는다.

02 연근은 껍질을 벗겨 3mm 간격으로 면을 동그랗게 썰어 설탕물에 담가둔다.

03 산약도 껍질을 벗겨 3mm 간격으로 면을 동그랗게 썰어 설탕물에 담가둔다.

04 소금 1ts, 파 1ts, 마늘 1ts, 물 4Ts을 냄비에 넣고 연근을 넣고 살짝 익힌다. 여기에 설탕 1Ts과 물엿 2Ts, 참기름 1ts을 넣고 깨소금 1ts을 뿌려서 하얗게 볶아 낸다.

05 오디를 씻어서 냄비에 넣고 물 500cc를 넣고 끓인다.

06 오디가 우러나면 체에 밭쳐 오디물을 받아 놓는다.

07 간장 2Ts, 파 1Ts, 마늘 1Ts과 산약 썬 것을 넣고 볶다가 설탕 2Ts, 물엿 3Ts, 참기름 1ts, 깨소금 1ts을 넣는다.

08 오디 건더기는 간장 1/2Ts, 설탕 1ts, 파 1ts, 마늘 1ts, 물엿 1Ts으로 볶아 낸다.

09 쇠고기는 얇게 채썰어서 고기 양념을 하여 볶아 놓는대(간장 1½Ts, 설탕 1Ts, 마늘 1Ts, 다진파 1Ts, 참기름 1Ts, 깨소금 1ts).

10 소금 1/4ts, 파 1/2ts, 마늘 1/2ts, 물 3Ts을 냄비에 넣고 구기자를 넣고 살짝 볶다가 설탕 1/2ts과 물엿 1ts, 참기름 1/2ts을 넣고 빨갛게 볶아낸다.

11 접시에 검은색 마볶음, 하얀색 연근볶음, 밤색의 고기볶음, 빨간색 구기자볶음, 검은색 오디볶음을 색깔에 맞추어 접시에 고루 담아 상차림한다.

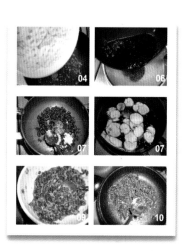

재 료 (5인 기준)
구기자 30g, 연근 300g,
산약 420g, 쇠고기 240g,
오디 40g, 레몬 1개,
깻잎 2장,
소금 1¼ts,
파 2Ts과 2½ts,
마늘 2Ts과 2½ts,
설탕 4Ts과 2½ts,
물엿 6Ts과 1ts,
참기름 1Ts과 2½ts,
깨소금 3ts,
간장 4Ts

구기자 연근
산약볶음

〉〉〉〉〉 구기자

성질은 차고(寒) 무독하며 맛은 달다(甘).

구기자는 간신음허(肝腎陰虛)로 인하여 어지럽고 허리와 무릎에 힘이 없으며, 남자의 경우 유정(遺精)이 있으면서 임신을 못 시킬 때, 물체가 흐릿하게 보이는 증상 등을 다스린다.

주로 근골을 보하고 풍을 없애며, 대·소장을 잘 통하게 하고 건조한 기침, 갈증을 치유하며, 간을 자양(滋養:몸에 영양이 되도록 양육함)하고 신(腎)을 이롭게 하며, 정을 만들어 양기를 돕고 신을 자양하며 폐를 윤활하게 한다. 간신(肝腎:간장과 신장)의 음기(陰氣)를 보하고 갈증을 그치게 하며 소갈증에도 유효하다.

간신의 기능 부족으로 음혈(陰血)이 허약해져서 얼굴빛이 황색이 되고 머리카락이 일찍 세며 밤에 잠을 못 이루는 증상에 쓰인다.

외사(外邪:외부에서 오는 몸에 병을 가져오는 나쁜 기운:풍한서습조화)로 인한 실열(實熱:실제로 열이 있는 것), 비(脾)가 허하고 습이 있으며 장이 매끄러운 사람은 복용 시 주의하여야 한다. 혈당과 혈압강하작용이 나타난다.

혈중 콜레스테롤치의 강하효과와 항지방간의 작용이 있고, 생장촉진작용이 있다.

〉〉〉〉〉 연근

성질은 차고(寒) 맛은 달다(甘).

주로 속을 보하고 정신을 안정시키며, 기력을 돋우어 질병을 없앤다.

생 연근은 성질이 달고 차서(甘寒) 혈을 차게 하고 열을 내려주며 어혈을 풀고 진액을 생성시키며 갈증과 번갈(煩渴:가슴이 답답하고 열이 나며 목이 마르는 것)을 멎게 한다. 술독과 게독, 열독을 풀어준다.

달이고 익힌 연근은 성질이 달고 따뜻하여(甘溫) 소화기를 보하고 심(心)을 편안하게 하며 설사를 멎게 한다. 분노하는 노기(怒氣)를 억제하고, 장복 시에는 정신을 안정시켜 마음을 평안하게 한다. 소화기능을 도와 입맛이 돌게 하며 비장을 튼튼히 하고 혈을 자양하여 근육을 강건하게 한다.

생 연근은 열이 많은 체질, 침이 마르고 갈증이 나며 소변색이 붉은 경우, 눈이 충혈되는 증상, 코피가 나는 증상 등에 좋다.

익힌 연근은 설사, 소화기능이 약한 증상, 혈허증상으로 기억력이 없는 사람, 피부가 거친 사람에게 좋다.

오래 먹으면 몸을 가볍게 하고 노화를 지연시키고 포만감을 주며 수명을 연장시킨다.

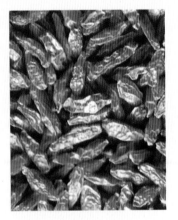

구기자

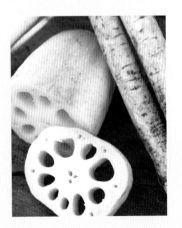

연근

>>>>> 쇠고기

성질은 평(平)하며 맛은 달다(甘).
비위(脾胃)의 기능을 도와 기운을 돋우며 갈증, 구토, 설사를 멈추게 하고
수종을 없앤다. 근골을 강하게, 허리와 다리를 튼튼하게 한다.
몸이 마르고 약할 때, 병을 앓고 난 후 몸이 약할 때, 기혈허약, 비위허약,
수술 후 몸조리할 때 좋다. 또한 부녀자 산후에도 좋으며 특별한 병이 없고
건강한 사람의 건강식으로도 적당한 식품이다.

>>>>> 오디

성질이 따뜻하거나(溫) 혹은 서늘하고(凉), 독이 없으며 맛은 달고(甘)시다(酸).
오장(五臟:한방에서 다섯 가지 내장을 통틀어 이르는 말. 곧 간장, 심장, 비장, 폐장, 신장)
을 보호해주고 눈과 귀를 밝게 하며 관절을 부드럽게 해주고 기혈을 소통
시키며 경맥(經脈:기혈이 순환하는 기본 통로)을 조화시키고 정신을 건강하게 하
며 신수(腎水)를 보해주고 진액을 생성시켜 갈증을 제거한다. 수액대사를
강화시켜 종기를 제거하고 술을 깨게 하며 모발을 검게 한다. 소화기가 허
약하고 설사를 하는 사람은 복용하지 않는 것이 좋다.

>>>>> 산약

성질은 평(平)하고 맛이 달다(甘).
비기(脾氣)를 보(補)해주고, 비(脾)기능 허약으로 인한 권태감과 무력감, 식
욕감소, 설사를 다스린다. 폐기(肺氣)와 폐음(肺陰)의 부족으로 인한 허약증
및 해수, 천식, 점도가 높은 가래가 있는 증상에 효과가 있다.
혈당강하작용, 항노화작용, 항산화작용, 면역증강작용이 있으므로 수명연
장효과가 있다. 아미노산 중 아르기닌(arginine) 성분은 자연보습인자로 피
부를 촉촉하게 한다.

>>>>> 깻잎

성질은 차고(寒) 맛은 달며(甘) 독이 없다.
오장의 사기와 풍한습비를 치료하며, 기운을 돋우며 뇌와 척수를 보하고
근골을 강하게 한다. 오래 먹으면 귀와 눈이 총명해지고 마르지도 않으며
항노화효과가 있어 장수하게 한다.

구기자 연근
산약볶음

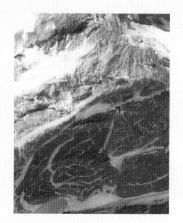

쇠고기

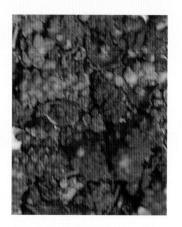

오디

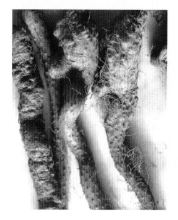

산약

구기자 연근
산약볶음

>>>>> 백설탕

성질은 차고(寒) 맛은 달고(甘) 독은 없다.
주로 가슴과 복부에 열이 차오르는 것과 입 안의 건조함, 갈증을 해소하고 심폐를 윤활하게 한다. 진액을 생성시키고 술독을 풀며, 비(脾)의 기능을 도와 속을 조화롭게 하고 간기(肝氣:간의 기운)를 온화하게 한다.
많이 먹으면 심통이 생기고 치아를 손상시킨다.

>>>>> 흑설탕

성질은 따뜻하고(溫) 맛은 달다(甘).
혈액순환을 도와 어혈(瘀血)을 풀어주고 중초(中焦)를 따뜻하게 하며 몸이 허한 것을 보해주고 급하게 느껴지는 통증을 완만하게 풀어준다.
소화기가 허하고 찬 경우, 분만 후나 여성의 월경통 등이 있을 때 먹으면 좋다.

>>>>> 마늘

성질은 따뜻하고(溫) 맛은 맵다(辛).
갑자기 설사하고 구토(嘔吐)하며, 속이 불편한 경우에 효과가 있다. 위(胃)를 따뜻하게 하고 뭉친 것을 풀어주고 소화가 잘 되게 한다. 소화기가 약하여 음식을 적게 먹는 사람, 많이 먹어서 뚱뚱한 사람, 소화가 잘 되지 않는 사람에게 좋고 해독작용과 기생충에 대한 살충효과가 있다. 옹종(癰腫:부스럼 또는 혹)을 없애며 풍사(風邪:바람으로 인하여 몸에 병을 가져오는 나쁜 기운)를 물리치며 대·소변이 잘 소통되게 하여 대변이 시원히 배출되지 못하여 장부(腸腑)에 차 있는 사람과 감기 예방에 좋다. 오래 먹으면 눈과 간에 손상을 주고 사람의 마음을 흐트러지게 한다.

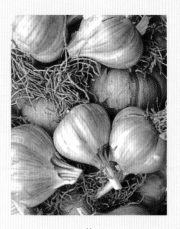

마늘

>>>>> 파

성질은 부위에 따라 따뜻(溫)하고 평(平)하거나 혹은 시원(凉)하며 맛은 맵다(辛).
주로 땀을 내고 상하의 양기를 통하게 하며, 얼굴이 붓는 증상을 완화시킨다. 임산부의 경우 태아를 편안하게 하고 눈을 맑게 하며 간의 사기를 없애고 오장을 이롭게 한다. 모든 약의 독을 없애고 대·소변이 잘 통하게 한다.
많이 먹을 경우 기가 위로 치솟아 오장이 답답하게 된다.

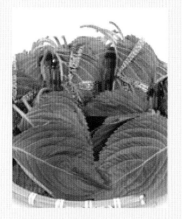

깻잎

〉〉〉〉〉 참기름

성질은 약간 차가우며(微寒) 맛은 달고(甘) 독은 없다.
주로 대장을 원활히 하고 장 내의 열이 뭉친 것을 치료하며 태를 부드럽게
하여 부스럼이나 종기를 치료(滑胎療瘡)한다. 그러나 많이 먹으면 목소리가
상하고 체중이 증가한다.

구기자 연근 산약볶음

영양소 분석 (1인 기준)

열량(kcal)	399.2
단백질(g)	16.6
당질(g)	61.2
지질(g)	11.1
콜레스테롤(mg)	23.5
n-3 지방산(g)	0
n-6 지방산(g)	2.2
n-3/n-6 ratio	-
P/M/S	3/2.6/1
비타민 A(μgRE)	237.5
비타민 B$_1$(mg)	0.4
비타민 B$_2$(mg)	0.2
비타민 B$_6$(mg)	1.0
나이아신(mg)	3.9
비타민 C(mg)	62.4
비타민 E(mg)	2.9
섬유소(g)	1.9
칼슘(mg)	92.8
인(mg)	243.7
나트륨(mg)	977.0
칼륨(mg)	942.0
철분(mg)	4.0
엽산(μg)	69.1
회분(g)	5.1

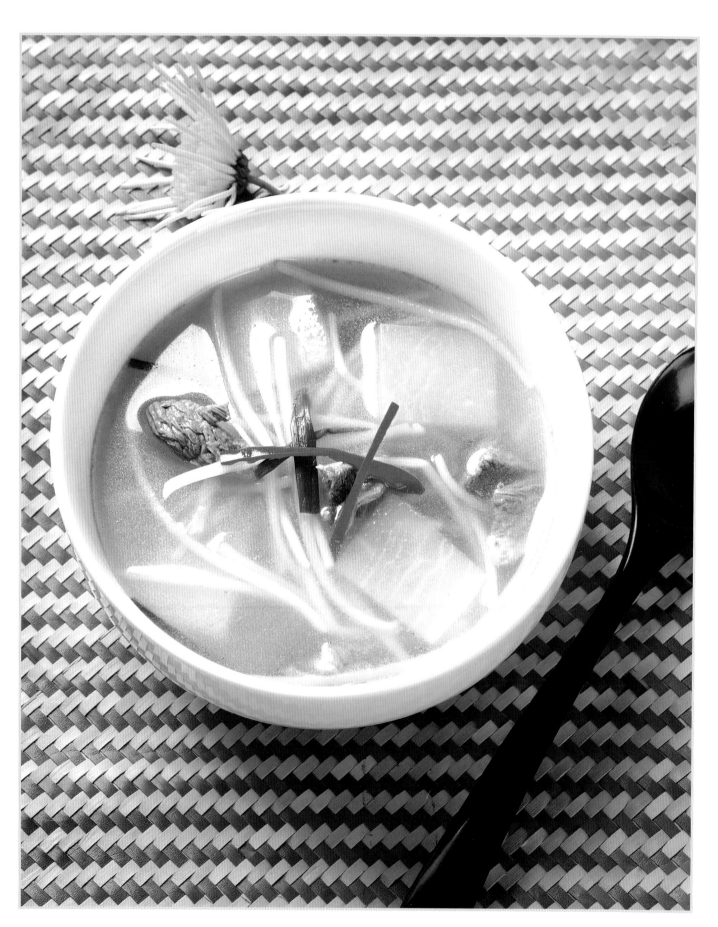

한방 당귀 무 맑은국

혈액순환을 촉진시키고 어혈과 혈액순환장애로 인한 마비증상을 풀어준다. 머리와 눈이 어지러우며 가슴이 뛰는 증상을 완화시키는 보혈작용이 있으며 변비에 효과가 있다. 습열을 없애주고 배 속이 가득하고 더부룩하여 소화가 안 되는 경우에 효과적이다. 술 마신 뒤 술독을 풀어주는 효과도 탁월하다.

〉〉〉〉〉〉 만드는 법

01 냄비에 물 2,400cc를 넣고 당귀 5g을 넣어 끓인다.

02 무는 납작납작하게 네모로 썰어 5~6cm 폭으로 약간 두껍게 썬다.

03 쇠고기는 국에 넣을 수 있도록 작게 썰어 놓는다.

04 다른 냄비에 식용유 1ts을 두르고 쇠고기, 무를 넣고 살짝 볶는다.

05 1에서 당귀를 건져낸 후 그 물을 4에 붓는다.

06 콩나물은 씻어서 머리와 꼬리를 떼어 다듬어 놓고, 실파도 다듬어 7cm 간격으로 썬다.

07 5의 냄비가 끓기 시작하면 거품을 걷어내고 다진 마늘을 넣는다.

08 콩나물과 실파를 넣고 살짝 끓인다.

09 홍고추를 씻어서 가늘게 채썰어 8의 국 냄비에 넣는다.

10 소금 1½ts로 간을 한다.

11 국그릇에 담아 상차림한다.

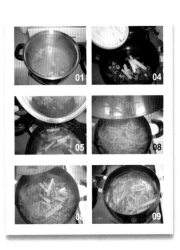

재 료 (5인 기준)
당귀 5g(뿌리), 무 600g,
쇠고기 180g(양지), 콩나물 200g,
실파 80g, 다진 마늘 1Ts,
홍고추 1개, 식용유 1ts,
소금 1½ts

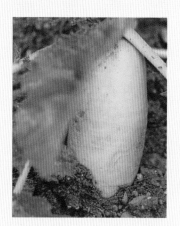

무

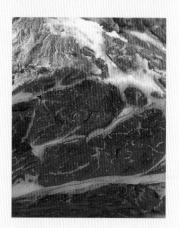

쇠고기

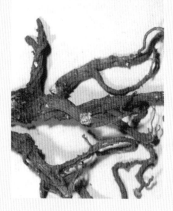

당귀

한방 당귀 무 맑은국

>>>>> 무

성질은 서늘하고(凉) 맛은 달고(甘) 맵다(辛).
음식의 소화를 도우며 체하여 뭉쳐 있는 것을 풀어준다.
관절을 부드럽게 하고 오장의 나쁜 기운을 없애준다. 폐의 기능이 약하여 토혈(肺痿吐血)이 있을 경우, 힘들어 수척해진 경우, 해수(咳嗽:기침), 신물 올라오는 경우를 치료한다.
대소변을 잘 보게 하고 술독을 풀며, 밀가루와 가지의 독을 풀어 주고 두부가 잘 소화되게 한다.
기를 아래로 내리며 열을 내려주어 소갈(消渴:갈증으로 물을 많이 마시고 음식을 많이 먹으나 몸은 여위고 오줌의 양이 많아지는 병)을 그치게 하고 담을 풀어준다.
어혈을 흩어주며 지혈작용이 있다. 술독을 풀어주고 음주로 인한 증상을 완화시킨다. 생선요리의 비린내를 없애주고, 소화기가 허약한 체질과 음식을 잘 소화시키지 못하는 사람, 담습(痰濕)이 많은 체질, 장부(腸腑)가 깨끗하지 못한 사람, 알콜중독증, 임산부에게 좋다.
생것은 달고(甘) 서늘(凉)하나 익힌 것은 달고(甘) 따뜻(溫)하다. 음식을 소화시킬 때는 생것을 써야 하고, 담열(痰熱)을 내리려면 찧어서 즙을 내어 마셔야 하며, 몸을 건강하게 하는 데는 삶은 것을 사용한다.
소화기가 허하고 속이 찬 사람이 먹는 것은 좋지 않다.
기운을 내리는 작용이 아주 급속하여 오래 먹으면 영기(營氣:음양관계에 따라 기가 양에 속 하는 것을 양기陽氣라 하고 음에 속하는 것을 음기陰氣라 하며, 혈맥 밖에 있는 것을 위기衛氣라 하고 혈맥 내부에 있는 것을 영기營氣라 한다)와 위기(衛氣:몸의 겉면에 흐르는 양기陽氣. 땀구멍을 여닫는 기능으로 외부 환경에 잘 적응하게 하면서 몸을 보호하는 기능을 한다)를 흐트려, 머리카락이 빨리 센다.
지황과 하수오 등의 약재와 함께 먹으면 쉽게 머리카락이 센다.

>>>>> 쇠고기

성질은 평(平)하며 맛은 달다(甘).
비위(脾胃)의 기능을 도와 기운을 돋우며 갈증, 구토, 설사를 멈추게 하고 수종을 없앤다. 근골을 강하게, 허리와 다리를 튼튼하게 한다.
몸이 마르고 약할 때, 병을 앓고 난 후 몸이 약할 때, 기혈허약, 비위허약, 수술 후 몸조리할 때 좋다. 또한 부녀자 산후에도 좋으며 특별한 병이 없고 건강한 사람의 건강식으로도 적당한 식품이다.

>>>>> 콩나물

성질이 평(平)하고 독이 없고 맛은 달다(甘).
근육의 경련과 무릎의 통증을 나타내는 풍습비증(風濕痺)을 치료하며, 오장과 위의 뭉친 것을 풀어주고 기운을 돋운다. 또한 해독작용을 하고 기미 등을 다스려 피부를 윤택하게 한다. 부인들의 나쁜 피를 없애주며, 헛배가 부르는 증상을 다스리고, 표사(表邪:표면의 외적인 나쁜 기운)를 제거하고 습열(濕熱)을 내린다.

성질은 따뜻하고(溫) 맛은 달고(甘) 매우며(辛) 독이 없다.

심혈(心血)과 간혈(肝血)이 부족해서 일어나는 안면창백, 입술과 손톱에 광채가 없고 머리와 눈이 어지러우면서 가슴이 뛰는 증상에 보혈작용을 한다. 어혈이 정체되어 있어 발생하는 통증을 치료하며 혈액순환을 좋게 하므로 혈액순환장애로 인한 마비증상을 풀어주고 통증도 완화시키며 혈허(血虛)와 어혈(瘀血)로 인한 불규칙한 생리, 생리통 또는 폐경 등에 효과적이다. 여자의 생리조절작용이 뛰어나고 산전·산후 질환에 쓰인다.

혈을 보하고 경락을 잘 조절하여 혈이 부족하여 생기는 두통과 어지러움을 치료하고, 장을 부드럽게 하고 건조한 것을 촉촉하게 하며 경락이 막혀 생긴 복부의 통증 및 변비를 치료한다. 부기를 빼주고 피부의 발진을 다스리므로 외과에도 활용된다.

조혈작용이 있으며 혈소판 응집을 억제하고 소염·진통, 항균작용이 있다. 간기능 보호작용과 항암작용도 있다. 자궁흥분과 억제작용을 조절하고, 단백질 합성을 촉진시키며, 비타민 E 결핍을 방지하므로 유산을 막아준다. 관상동맥의 혈류량을 촉진시키고, 적혈구 생성을 왕성하게 하며, 항염증·진통작용이 있다. 비특이성 면역촉진작용이 있어서 단핵 대식세포의 탐식능력을 높인다. 항산화작용, 항방사능작용이 있고, 기관지천식에도 효과적이다.

두부의 한방적 특성

- 성질은 차고(寒) 맛은 달다(甘).
- 열을 내려주고 중초를 편안하게 하며 진액을 생성하여 갈증을 멈추게 한다.
- 열이 많은 체질, 입 냄새가 나고 입이 말라 갈증이 나는 사람, 폐의 가래·기침이 많은 사람, 대변이 시원히 배설되지 않고 장에 차 있는 사람, 열병(熱病)을 앓은 후의 사람에게 좋으며 건강을 유지하거나 몸을 보하기 위하여 먹으면 좋다.

한방 당귀 무 맑은국

영양소 분석 (1인 기준)

열량(kcal)	113.2
단백질(g)	11.3
당질(g)	6.7
지질(g)	5.1
콜레스테롤(mg)	18.4
n-3 지방산(g)	0.1
n-6 지방산(g)	0.9
n-3/n-6 ratio	0.11
P/M/S	4/1.4/1
비타민 A(μgRE)	65.1
비타민 B$_1$(mg)	0.1
비타민 B$_2$(mg)	0.2
비타민 B$_6$(mg)	0.6
나이아신(mg)	2.7
비타민 C(mg)	29.4
비타민 E(mg)	1.5
섬유소(g)	1.3
칼슘(mg)	59.9
인(mg)	134.2
나트륨(mg)	140.4
칼륨(mg)	501.4
철분(mg)	2.1
엽산(μg)	16.9
회분(g)	1.6

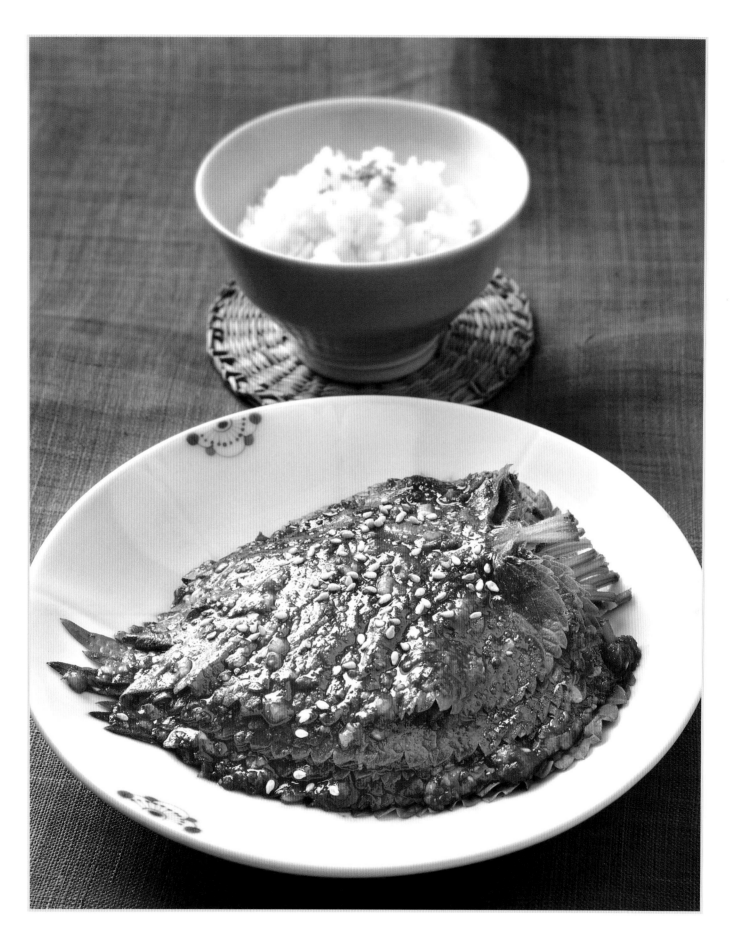

위/장(胃/腸)에 좋은 우리 음식

산사 깻잎김치

어혈(瘀血)을 제거하고 지질 용해작용이 있어 고혈압, 고지혈증 등에 효과가 있다. 건위작용
및 소화촉진작용이 있어서 소화불량, 육식 소화장애, 복통 등에 탁월한 효과가 있다.

〉〉〉〉〉〉 만드는 법

01 산사를 냄비에 넣고 물 700cc를 부어서 끓인다.

02 1의 물을 식힌 후 산사는 건져 내고 찹쌀을 넣어 죽을 쑨다.

03 깻잎을 깨끗이 씻어서 물기를 털어서 제거한다.

04 멸치액젓에 고춧가루 4Ts, 소금 1ts, 다진 파 4Ts, 다진 마늘 3Ts, 설탕
2Ts, 생강즙 1ts을 넣고 찹쌀풀을 넣는다.

05 깻잎을 오목한 접시 위에 올리고 4의 양념을 위에 얹고, 다시 그 위에 깻
잎을 얹고 그 위에 양념을 얹어 5를 계속 반복한다.

06 산사 깻잎김치는 숙성시킨 후 접시에 담아낸다.

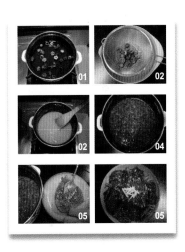

재 료 (5인 기준),
산사 20g, 깻잎 100장(약 125g),
고춧가루 4Ts, 소금 1ts, 멸치액젓 3Ts,
다진 파 4Ts, 다진 마늘 3Ts,
생강즙 1ts, 찹쌀 60g, 설탕 2Ts

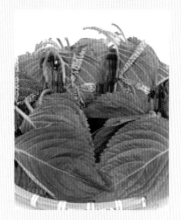

깻잎

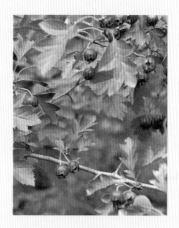

산사나무

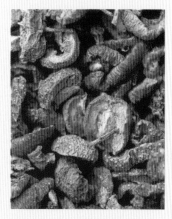

산사

>>>>> 깻잎

성질은 차고(寒) 맛은 달며(甘) 독이 없다.
오장의 사기와 풍한습비를 치료하며, 기운을 돋우며 뇌와 척수를 보하고 근골을 강하게 한다. 오래 먹으면 귀와 눈이 총명해지고 마르지도 않으며 항노화효과가 있어 장수하게 한다.

>>>>> 산사

성질은 약간 따뜻하고(微溫) 맛은 달고(甘) 시다(酸).
음식이 체한 것을 풀어주고 혈액순환을 도와 어혈을 흩어주며 비장의 기운을 도와 입맛이 돌게 하고 음주로 인한 증상을 풀어준다.
건위(健胃:위를 튼튼하게 함)작용 및 소화촉진작용이 있어 소화불량, 육식 소화장애, 복통 등에 탁월한 효과를 보인다. 혈액순환 개선으로 산후복통, 생리통 등에 활용된다. 어혈(瘀血)을 제거하므로 타박어혈동통의 통증을 가라앉힌다.
지질용해작용이 있어 관상동맥장애와 협심증, 고혈압, 고지혈증 등에 널리 응용된다.
강심작용이 있으며, 혈압강하, 관상동맥혈류량촉진, 혈관확장에 유효하다. 콜레스테롤의 흡수를 억제하고, 죽상동맥경화에 효력을 나타내며, 동물성 지방 식품의 소화촉진에 현저한 효과가 있다. 병원 미생물 억제작용, 진정작용이 있으며, 모세혈관 투과성을 높이고, 자궁수축작용을 나타낸다.

>>>>> 생강

성질은 따뜻(溫)하고 무독하며 맛은 맵다(辛).
담을 풀어주며 기침을 멎게 하고 위(胃)를 따뜻하게 하므로 위장이 차서 생기는 구토증상에 효과적이다.
또한 풍한(風寒)이 폐에 침범하여 해수 및 가래를 배출하는 증상에 유효하며, 위액분비 촉진과 장관(腸管)의 연동작용을 활성화시키므로 소화를 돕는다. 혈관운동중추, 호흡중추와 심장흥분작용이 있어서 혈압을 상승시킴과 동시에 혈액순환을 촉진시킨다. 항염증 및 진통작용이 있으며, 인플루엔자균·콜레라균·개선균 등의 억제작용도 한다.

>>>>> 마늘

성질은 따뜻하고(溫) 맛은 맵다(辛).
갑자기 설사하고 구토(嘔吐)하며, 속이 불편한 경우에 효과가 있다. 위(胃)를 따뜻하게 하고 뭉친 것을 풀어주고 소화가 잘 되게 한다. 소화기가 약하여 음식을 적게 먹는 사람, 많이 먹어서 뚱뚱한 사람, 소화가 잘 되지 않는 사람에게 좋고 해독작용과 기생충에 대한 살충효과가 있다. 옹종(擁腫:부스럼 또는 혹)을 없애며 풍사(風邪:바람으로 인하여 몸에 병을 가져오는 나쁜 기운)를 물리치며 대·소변이 잘 소통되게 하여 대변이 시원히 배출되지 못하여 장부(腸腑)에 차 있는 사람과 감기 예방에 좋다. 오래 먹으면 눈과 간에 손상을 주고 사람의 마음을 흐트러지게 한다.

〉〉〉〉〉 파

성질은 부위에 따라 따뜻(溫)하고 평(平)하거나 혹은 시원(凉)하며 맛은 맵다(辛).
주로 땀을 내고 상하의 양기를 통하게 하며, 얼굴이 붓는 증상을 완화시킨다.
임산부의 경우 태아를 편안하게 하고 눈을 맑게 하며 간의 사기를 없애고 오장을 이롭게 한다. 모든 약의 독을 없애고 대·소변이 잘 통하게 한다.
많이 먹을 경우 기가 위로 치솟아 오장이 답답하게 된다.

〉〉〉〉〉 찹쌀

성질은 따뜻(溫)하고 맛은 달다(甘).
중초를 보함으로써 오장을 따뜻하게 해주어 곽란(癨亂:급성 위장병으로 어지러운 증세)을 멎게 한다. 기를 북돋아주어 신체를 튼튼하게 해주고 중기(中氣)를 보하고 열을 발생하게 하여 변이 굳어지게 한다. 폐를 보하여 땀이 많이 나는 증상을 치료한다.
많이 먹게 되면 경락(經絡: 인체 내의 경맥과 낙맥을 아울러 이르는 말. 전신의 기혈氣血을 운행하고 각 부분을 조절하는 통로로 이 부분을 침이나 뜸으로 자극하여 병을 낫게 한다)의 기를 가두어 사지(四肢)에 풍기(風氣)가 발생하게 되고 몽롱해지며 근육을 이완시키므로 병자와 소아는 삼가해야 한다.
비(脾)와 폐(肺)의 정기가 허하고 차서 대변이 실하지 못한 사람과 쉽게 땀을 흘리며 추위를 타는 사람에게 좋다.

〉〉〉〉〉 백설탕

성질은 차고(寒) 맛은 달고(甘) 독은 없다.
주로 가슴과 복부에 열이 차오르는 것과 입 안의 건조함, 갈증을 해소하고 심폐를 윤활하게 한다. 진액을 생성시키고 술독을 풀며, 비(脾)의 기능을 도와 속을 조화롭게 하고 간기(肝氣:간의 기운)를 온화하게 한다.
많이 먹으면 심통이 생기고 치아를 손상시킨다.

산사 깻잎김치

영양소 분석 (1인 기준)

열량(kcal)	92.7
단백질(g)	4.1
당질(g)	18.4
지질(g)	0.8
콜레스테롤(mg)	12.1
n-3 지방산(g)	0
n-6 지방산(g)	0
n-3/n-6 ratio	-
P/M/S	2.5/0/1
비타민 A(μgRE)	555.8
비타민 B$_1$(mg)	0.1
비타민 B$_2$(mg)	0.2
비타민 B$_6$(mg)	0.3
나이아신(mg)	1.4
비타민 C(mg)	16.5
비타민 E(mg)	1.3
섬유소(g)	1.6
칼슘(mg)	61.6
인(mg)	64.8
나트륨(mg)	720.1
칼륨(mg)	325.9
철분(mg)	1.7
엽산(μg)	31.2
회분(g)	3.6

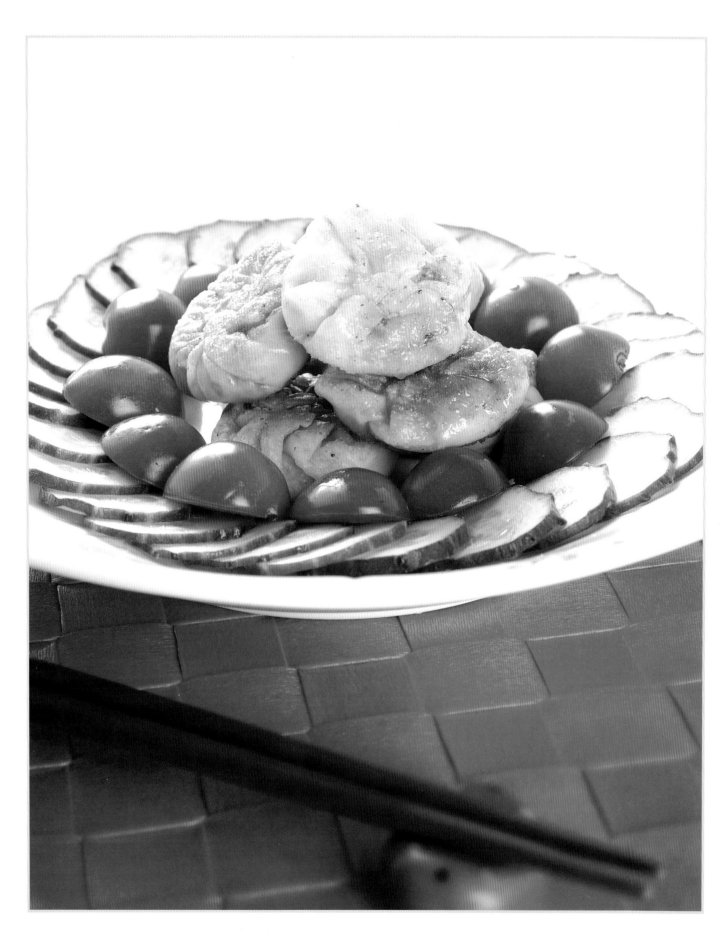

위/장(胃/腸)에 좋은 우리 음식

무전병

위장을 튼튼하게 하고 기를 보해주며 소화를 좋게 하고 담(痰)을 풀어준다.

>>>>>> 만드는 법

01 무를 가늘게 채썬다.

02 프라이팬에 식용유 1ts를 넣고 무 채 썬 것을 살짝 볶아서 소금 2ts을 넣
고 반 정도 익힌다.

03 쇠고기 간 것 300g을 간장 1Ts를 넣고 생강즙, 다진 파, 소금 1ts, 설탕
1Ts, 참기름 2ts을 넣고 주물러서 골고루 양념이 배도록 섞어 프라이팬에
서 볶는다.

04 고기와 1의 무채 볶은 것을 섞는다.

05 밀가루 450g에 물 260cc를 넣고 반죽하여 동그랗게 전병 피를 만든다.

06 전병 피에 4의 쇠고기 무채를 넣고 동그랗게 만들어 납작하게 누른 후 프
라이팬에 식용유 6ts을 조금씩 넣으면서 전병을 익힌다.

07 오이와 방울토마토로 접시를 장식하고 6의 무 전병을 접시에 담아 상차림
한다.

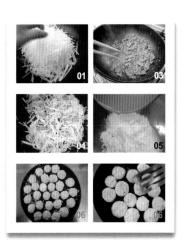

재 료 (5인 기준)
무 450g, 밀가루 450g,
쇠고기 간 것 300g(등심),
오이 190g, 방울토마토 50g, 생강 10g,
파 10g, 간장 1Ts, 설탕 1Ts,
참기름 2ts, 식용유 7ts, 소금 1Ts

무전병

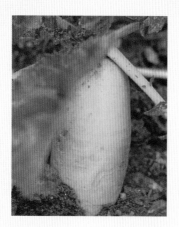

무우

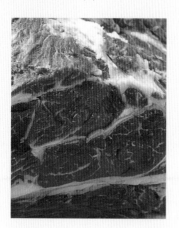

쇠고기

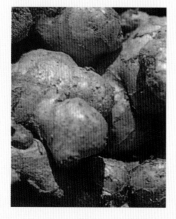

생강

〉〉〉〉〉 무

성질은 서늘하고(凉) 맛은 달고(甘) 맵다(辛).
음식의 소화를 도우며 체하여 뭉쳐 있는 것을 풀어준다.
관절을 부드럽게 하고 오장의 나쁜 기운을 없애준다. 폐의 기능이 약하여 토혈(肺痿吐血)이 있을 경우, 힘들어 수척해진 경우, 해수(咳嗽:기침), 신물 올라오는 경우를 치료한다.
대소변을 잘 보게 하고 술독을 풀며, 밀가루와 가지의 독을 풀어 주고 두부가 잘 소화되게 한다.
기를 아래로 내리며 열을 내려주어 소갈(消渴:갈증으로 물을 많이 마시고 음식을 많이 먹으나 몸은 여위고 오줌의 양이 많아지는 병)을 그치게 하고 담을 풀어준다.
어혈을 흩어주며 지혈작용이 있다. 술독을 풀어주고 음주로 인한 증상을 완화시킨다. 생선요리의 비린내를 없애주고, 소화기가 허약한 체질과 음식을 잘 소화시키지 못하는 사람, 담습(痰濕)이 많은 체질, 장부(腸腑)가 깨끗하지 못한 사람, 알콜중독증, 임산부에게 좋다.
생것은 달고(甘) 서늘(凉)하나 익힌 것은 달고(甘) 따뜻(溫)하다. 음식을 소화시킬 때는 생것을 써야 하고, 담열(痰熱)을 내리려면 찧어서 즙을 내어 마셔야 하며, 몸을 건강하게 하는 데는 삶은 것을 사용한다.
소화기가 허하고 속이 찬 사람이 먹는 것은 좋지 않다.
기운을 내리는 작용이 아주 급속하여 오래 먹으면 영기(營氣:음양관계에 따라 기가 양에 속 하는 것을 양기陽氣라 하고 음에 속하는 것을 음기陰氣라 하며, 혈맥 밖에 있는 것을 위기衛氣라 하고 혈맥 내부에 있는 것을 영기營氣라 한다)와 위기(衛氣:몸의 겉면에 흐르는 양기陽氣. 땀구멍을 여닫는 기능으로 외부 환경에 잘 적응하게 하면서 몸을 보호하는 기능을 한다)를 흐트려, 머리카락이 빨리 센다.
지황과 하수오 등의 약재와 함께 먹으면 쉽게 머리카락이 센다.

〉〉〉〉〉 쇠고기

성질은 평(平)하며 맛은 달다(甘).
비위(脾胃)의 기능을 도와 기운을 돋우며 갈증, 구토, 설사를 멈추게 하고 수종을 없앤다. 근골을 강하게, 허리와 다리를 튼튼하게 한다.
몸이 마르고 약할 때, 병을 앓고 난 후 몸이 약할 때, 기혈허약, 비위허약, 수술 후 몸조리할 때 좋다. 또한 부녀자 산후에도 좋으며 특별한 병이 없고 건강한 사람의 건강식으로도 적당한 식품이다.

〉〉〉〉〉 오이

성질은 서늘하고(凉) 맛은 달다(甘).
주로 열을 내려주고 갈증을 없애며 수도(水道)를 좋게 하여 체내 수분대사를 원활하게 해준다. 열이 심하여 생긴 증상을 없애 주고, 열이 많은 체질, 소변의 양이 적고 붉은 사람에게 좋으며 여름의 무더운 시기에 식용으로 하면 좋다.
많이 먹으면 한열(寒熱)을 유발하고 학질병이 생기고 허열(虛熱)이 생겨 기가 위로 치솟고 인체의 음기(陰氣:몸 안에 있는 음의 기운)를 소갈시키며 힘줄이 당기는 병, 각기(脚氣:비타민 B₁의 부족으로 오는 영양실조 증세의 한 가지로, 다리가 붓고 마비되어 걸음을 제대로 걷지 못하게 되는 병)가 발생된다. 또한 혈맥(血脈:혈액이 통하는 맥관, 혈관)을 손상시키고 소아가 먹을 시에는 이질이 발생할 수도 있다.

〉〉〉〉〉 생강

성질은 따뜻(溫)하고 무독하며 맛은 맵다(辛).
담을 풀어주며 기침을 멎게 하고 위(胃)를 따뜻하게 하므로 위장이 차서 생기는 구토증상에 효과적이다.
또한 풍한(風寒)이 폐에 침범하여 해수 및 가래를 배출하는 증상에 유효하며, 위액분비 촉진과 장관(腸管)의 연동작용을 활성화시키므로 소화를 돕는다. 혈관운동중추, 호흡중추와 심장흥분작용이 있어서 혈압을 상승시킴과 동시에 혈액순환을 촉진시킨다. 항염증 및 진통작용이 있으며, 인플루엔자균·콜레라균·개선균 등의 억제작용도 한다.

〉〉〉〉〉 파

성질은 부위에 따라 따뜻(溫)하고 평(平)하거나 혹은 시원(凉)하며 맛은 맵다(辛).
주로 땀을 내고 상하의 양기를 통하게 하며, 얼굴이 붓는 증상을 완화시킨다. 임산부의 경우 태아를 편안하게 하고 눈을 맑게 하며 간의 사기를 없애고 오장을 이롭게 한다. 모든 약의 독을 없애고 대·소변이 잘 통하게 한다.
많이 먹을 경우 기가 위로 치솟아 오장이 답답하게 된다.

〉〉〉〉〉 백설탕

성질은 차고(寒) 맛은 달고(甘) 독은 없다.
주로 가슴과 복부에 열이 차오르는 것과 입 안의 건조함, 갈증을 해소하고 심폐를 윤활하게 한다. 진액을 생성시키고 술독을 풀며, 비(脾)의 기능을 도와 속을 조화롭게 하고 간기(肝氣:간의 기운)를 온화하게 한다.
많이 먹으면 심통이 생기고 치아를 손상시킨다.

〉〉〉〉〉 흑설탕

성질은 따뜻하고(溫) 맛은 달다(甘).
혈액순환을 도와 어혈(瘀血)을 풀어주고 중초(中焦)를 따뜻하게 하며 몸이 허한 것을 보해주고 급하게 느껴지는 통증을 완만하게 풀어준다.
소화기가 허하고 찬 경우, 분만 후나 여성의 월경통 등이 있을 때 먹으면 좋다.

〉〉〉〉〉 참기름

성질은 약간 차가우며(微寒) 맛은 달고(甘) 독은 없다.
주로 대장을 원활히 하고 장 내의 열이 뭉친 것을 치료하며 태를 부드럽게 하여 부스럼이나 종기를 치료(滑胎療瘡)한다. 그러나 많이 먹으면 목소리가 상하고 체중이 증가한다.

무전병 영양소 분석	(1인 기준)
열량(kcal)	549.1
단백질(g)	23.5
당질(g)	76.2
지질(g)	18.9
콜레스테롤(mg)	38.4
n-3 지방산(g)	0.6
n-6 지방산(g)	5.2
n-3/n-6 ratio	0.12
P/M/S	3.5/1.5/1
비타민 A(μgRE)	55.0
비타민 B$_1$(mg)	0.3
비타민 B$_2$(mg)	0.2
비타민 B$_6$(mg)	0.4
나이아신(mg)	5.4
비타민 C(mg)	29.5
비타민 E(mg)	7.8
섬유소(g)	1.4
칼슘(mg)	75.2
인(mg)	229.9
나트륨(mg)	748.2
칼륨(mg)	689.7
철분(mg)	3.5
엽산(μg)	42.3
회분(g)	3.8

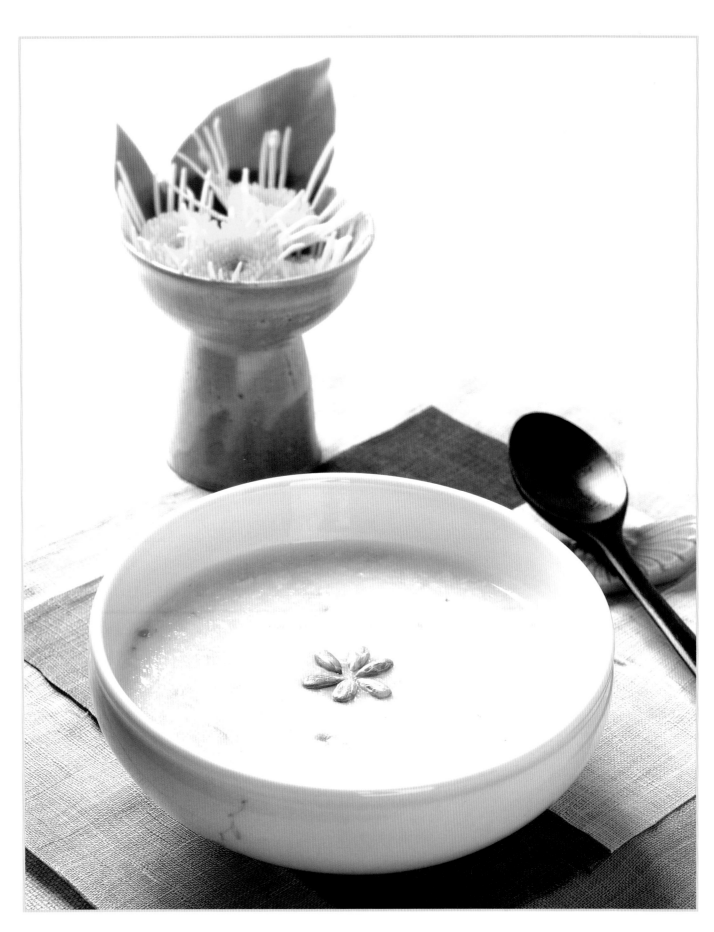

해바라기 약선죽

음액(陰液)을 자양(滋養)시켜 주고, 오장을 촉촉히 적셔주며, 소화기능을 보하여 설사를 멈추게 한다. 또한, 종기의 독기를 터뜨려준다. 따라서, 음(陰)이 허한 사람, 몸이 여윈 사람, 식욕이 없는 사람 및 신체를 튼튼하게 유지하고자 하는 사람이 사용하면 좋다.

>>>>>> 만드는 법

01 껍질을 벗긴 해바라기씨는 씻어서 체에 건지고 프라이팬에 노릇하게 볶아 놓는다.

02 잣은 깊은 그릇에 물 300cc를 붓고 믹서봉으로 간다

03 볶은 땅콩은 껍질을 까서 곱게 빻는다.

04 갈아 놓은 잣을 냄비에 넣고 물 600cc를 더 넣고 끓인다.

05 찹쌀은 씻어서 물에 불렸다가 깊은 그릇에 넣고 물 600cc를 넣고 곱게 간다.

06 4의 냄비의 잣이 끓으면 5의 갈아 놓은 찹쌀물을 넣고 주걱으로 타지 않게 젓는다.

07 6의 냄비가 끓어서 익으면 빻아 놓은 땅콩을 냄비에 넣고 잘 섞는다.

08 1의 해바라기씨를 7의 죽에 뿌린 후 상차림한다. 소금 1/2ts으로 간을 하여 먹는다.

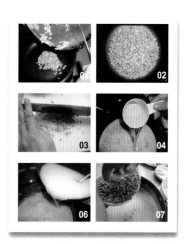

재 료 (5인 기준)
해바라기씨 60g, 잣 90g,
볶은 땅콩 40g, 찹쌀 120g,
소금 1/2ts, 물 1,500cc

해바라기
약선죽

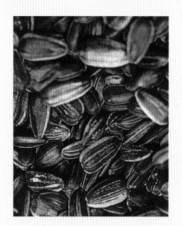
해바라기씨

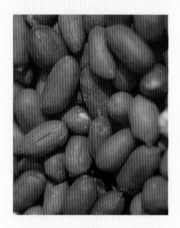
땅콩

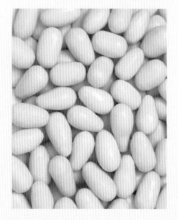
잣

>>>>> 해바라기씨

성질은 평(平)하고 맛은 달고(甘) 싱겁다(淡).

음액을 자양(滋養)시켜주고 설사를 멎게 하며 발진이 올라온 종기의 독기를 다스린다.

형체가 마르고, 얼굴색이 어둡고 윤기가 없으며, 얼굴이 자주 붉어지고, 화끈화끈거리는 증상, 갈증이 자주 나고, 찬 음료수 마시는 것을 좋아하며, 몸이 뜨거운 것을 싫어하고 손발이 뜨겁고, 자주 화를 내고 짜증을 내는 등의 음이 허한 증상에 좋다. 또한 변비 기운이 있고, 소변량이 적으며 색이 붉은 색을 띠는 경우에 좋다. 월경통, 고지혈증, 고혈압 등에 좋다.

>>>>> 땅콩

성질은 평(平)하고 맛은 달다(甘).

혈(血)을 자양시켜주고 보해주며 소화기능을 보해주고 지혈작용을 한다. 폐를 윤택하게 하고 촉촉하게 적셔주어 기침을 멈추게 한다. 땅콩의 향기는 비장을 이롭게 하여 소화기능을 도와 구토를 멎게 한다. 노화를 방지해주고 수명을 연장시켜 준다.

혈이 허한 체질, 소화기능이 허한 체질, 피부가 건조한 사람, 노인과 체력이 쇠한 사람 및 변비가 있는 사람에게 좋다.

혈이 허하여 얼굴색이 누렇게 뜨고, 부종이 있으며, 각기병, 산모가 젖이 잘 나오지 않을 경우, 소화기능이 허약해져서 생긴 모든 출혈증에 속껍질을 벗기지 않은 채로 사용한다.

>>>>> 잣

성질은 약간 따뜻하고(微溫) 맛은 달다(甘).

폐와 위를 보해주고 해수를 치료해 주며 오장을 윤기 있게 해주고 변비에 효과가 있다.

음액(陰液)을 자양(滋養)하여 간풍(肝風)을 없애고 기혈(氣血)을 보해주며 위장을 따뜻하게 해주고 살이 찌게 하며 노화를 방지한다.

관절이 쑤시거나 머리가 어지러울 때 효과가 있으며 마비된 근육을 풀어주고 저린 증상을 없애주고 피부를 윤택하게 해준다.

몸이 마르고 여윈 사람, 변비가 있는 사람, 노년의 신체가 쇠약한 사람에게 좋다.

성질은 따뜻(溫)하고 맛은 달다(甘).

중초를 보함으로써 오장을 따뜻하게 해주어 곽란(癨亂:급성 위장병으로 어지러운 증세)을 멎게 한다. 기를 북돋아주어 신체를 튼튼하게 해주고 중기(中氣)를 보하고 열을 발생하게 하여 변이 굳어지게 한다. 폐를 보하여 땀이 많이 나는 증상을 치료한다.

많이 먹게 되면 경락(經絡: 인체 내의 경맥과 낙맥을 아울러 이르는 말. 전신의 기혈氣血을 운행하고 각 부분을 조절하는 통로로 이 부분을 침이나 뜸으로 자극하여 병을 낫게 한다)의 기를 가두어 사지(四肢)에 풍기(風氣)가 발생하게 되고 몽롱해지며 근육을 이완시키므로 병자와 소아는 삼가해야 한다.

비(脾)와 폐(肺)의 정기가 허하고 차서 대변이 실하지 못한 사람과 쉽게 땀을 흘리며 추위를 타는 사람에게 좋다.

해바라기 약선죽
영양소 분석

	(1인 기준)
열량(kcal)	328.1
단백질(g)	8.9
당질(g)	24.0
지질(g)	23.1
콜레스테롤(mg)	0
n-3 지방산(g)	0
n-6 지방산(g)	4.3
n-3/n-6 ratio	-
P/M/S	6.8/1.8/1
비타민 A(μgRE)	0.3
비타민 B$_1$(mg)	0.4
비타민 B$_2$(mg)	0.1
비타민 B$_6$(mg)	0.2
나이아신(mg)	2.8
비타민 C(mg)	0
비타민 E(mg)	3.3
섬유소(g)	1.1
칼슘(mg)	23.1
인(mg)	231.9
나트륨(mg)	103.9
칼륨(mg)	270.0
철분(mg)	2.5
엽산(μg)	59.8
회분(g)	1.4

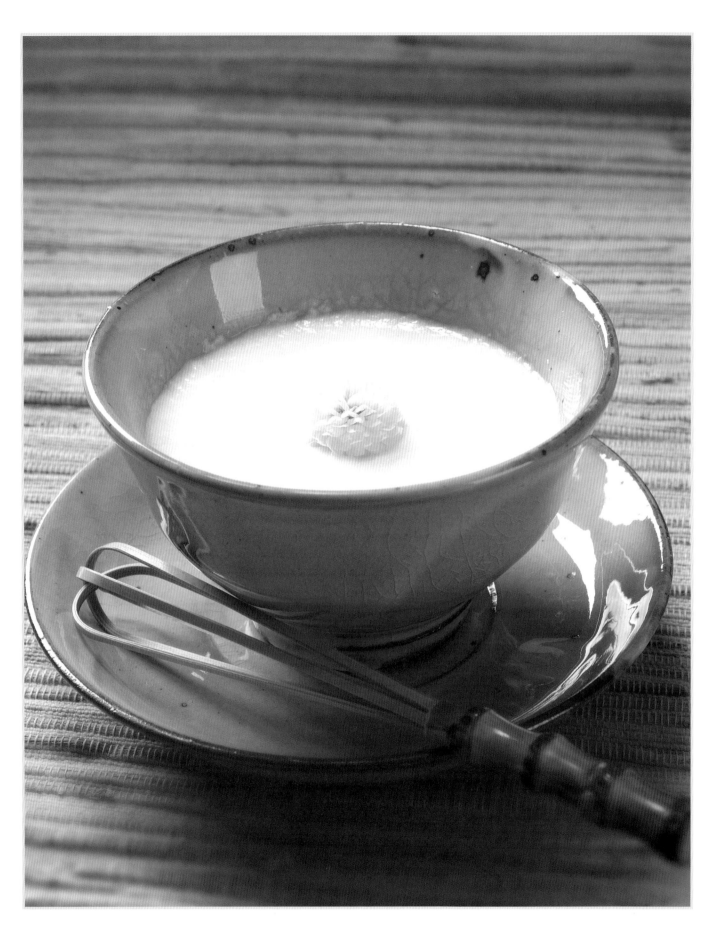

위/장(胃/腸)에 좋은 우리 음료

산약 천보음료

궤양성 구강염, 습진, 피부염, 폐결핵, 음이 허하여 열이 나거나 과로로 인하여 기침, 갈증 등이 있을 때 그 효과가 있고 노년의 신체쇠약 및 어린이와 부녀자에게 좋다. 열병(熱病)으로 체내 수분이 부족해져 가슴이 답답하며 입이 마르는 경우, 토할 때, 위장이 건조하여 변비가 있는 사람에게 대장(大腸)을 매끄럽게 해주며 항노화작용이 있다. 음혈(陰血)을 자양(滋養)시켜 진액(津液)을 생성시키고, 피부를 윤택하게 해 준다.

〉〉〉〉〉〉 만드는 법

01 산약은 껍질을 벗겨 씻어서 갈을 수 있도록 작은 크기(3×3cm)로 썰어 놓는다.

02 배도 씻어서 껍질을 벗기고 작은 크기로 썰어 놓는다.

03 1, 2의 재료를 깊이가 깊은 용기에 넣고 우유 700cc를 넣고 믹서로 간다.

04 3의 내용물을 컵에 따라서 상차림한다.

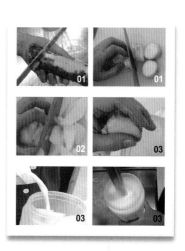

재 료 (5인 기준)
산약 300g,
배 1개(700g),
우유 700cc

산약천보
음료

〉〉〉〉〉 배

성질은 서늘하고 (凉) 맛은 달고(甘) 시다(酸).
진액을 생성시키고 건조한 것을 습윤하게 하며 열을 내려주어 담을 풀어준다. 폐를 촉촉하게 하고 인후를 부드럽게 한다. 호흡기의 수분을 조절하고 심장의 열을 내려준다. 담(淡:비정상적 수액대사물)을 배출시키고 화(火:열)을 내려주며 흉중열결(胸中熱結:흉부에 열이 뭉쳐 있는 것)을 제거해 주고 갈증과 주독(酒毒)을 풀어준다.
열을 내려주고 가슴이 답답한 증상을 치료하며 풍열(風熱:한의학에서 정의하는 증후군의 명칭으로서 예를 들면 감기의 증상 중에서 발열·오한이 심한 증상 등을 말한다)을 제거해 주기 때문에 열이 많은 체질, 입이 마르고 갈증을 느끼는 사람, 폐가 건조하여 목소리가 잘 나오지 않는 사람에게 좋다.
변비가 있는 사람, 장부(臟腑)가 마르고 건조한 사람에게 적합하며 건조한 가을에 먹으면 효과적이다.

> **주의**
>
> 열을 내리는 데는 생것을 사용하고 촉촉하게 윤기를 돌게 하기 위해서는 익혀서 먹어야 한다. 최근에 출산을 했거나 병을 앓은 후에는 쪄서 먹는 것이 효과적이다. 소화기가 허하여 대변이 묽거나 한(寒)으로 인해 가래·기침을 하는 사람에게는 적당하지 않다. 많이 섭취하면 속을 차게 하므로 임산부나 아기, 수유부는 많이 먹어서는 안 되며 과도한 섭취는 소화기의 동요를 일으킬 수 있다.

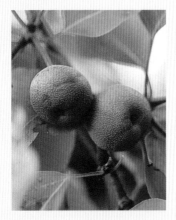

배

〉〉〉〉〉 산약

성질은 평(平)하고 맛이 달다(甘).
비기(脾氣)를 보(補)해주고, 비(脾)기능 허약으로 인한 권태감과 무력감, 식욕감소, 설사를 다스린다. 폐기(肺氣)와 폐음(肺陰)의 부족으로 인한 허약증 및 해수, 천식, 점도가 높은 가래가 있는 증상에 효과가 있다.
혈당강하작용, 항노화작용, 항산화작용, 면역증강작용이 있으므로 수명연장효과가 있다. 아미노산 중 아르기닌(arginine) 성분은 자연보습인자로 피부를 촉촉하게 한다.

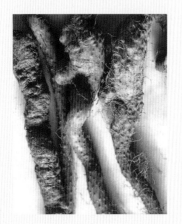

산약

〉〉〉〉〉 우유

성질은 평(平)하고 맛은 달다(甘).

허하고 약한 곳을 보하며 여위는 것을 예방한다. 음혈을 자양(滋養:더하여 길러줌)시키고 진액을 생성시켜 번갈증(煩渴症:가슴이 답답하고 열이 나며 목이 마르는 증상)을 멈추게 하고 열독을 풀며 피부를 윤택하게 한다. 심폐를 돕고, 가슴의 열을 내리며, 장과 위를 윤택하게 하고 변을 좋게 한다. 위가 뒤틀리고 답답하며 막힌 증상을 치료한다.

음혈(陰血)이 부족하여 몸이 마르는 사람, 위장(胃腸)이 건조해서 변비가 있는 사람, 피부가 마르고 거친 사람, 노년의 신체쇠약 및 어린아이와 부녀자에게 좋다.

몸에 냉기가 있는 자는 과도한 섭취를 삼가며, 생선, 신맛이 나는 음식과는 같이 먹지 않는다.

산약 천보음료

영양소 분석

	(1인 기준)
열량(kcal)	193.2
단백질(g)	6.4
당질(g)	31.0
지질(g)	5.2
콜레스테롤(mg)	15.4
n-3 지방산(g)	0
n-6 지방산(g)	0.2
n-3/n-6 ratio	-
P/M/S	0.1/0.4/1
비타민 A(μgRE)	43.4
비타민 B$_1$(mg)	0.2
비타민 B$_2$(mg)	0.3
비타민 B$_6$(mg)	0.2
나이아신(mg)	0.8
비타민 C(mg)	12.4
비타민 E(mg)	0.6
섬유소(g)	1.4
칼슘(mg)	165.4
인(mg)	207.8
나트륨(mg)	79.6
칼륨(mg)	588.2
철분(mg)	0.7
엽산(μg)	47.2
회분(g)	2.0

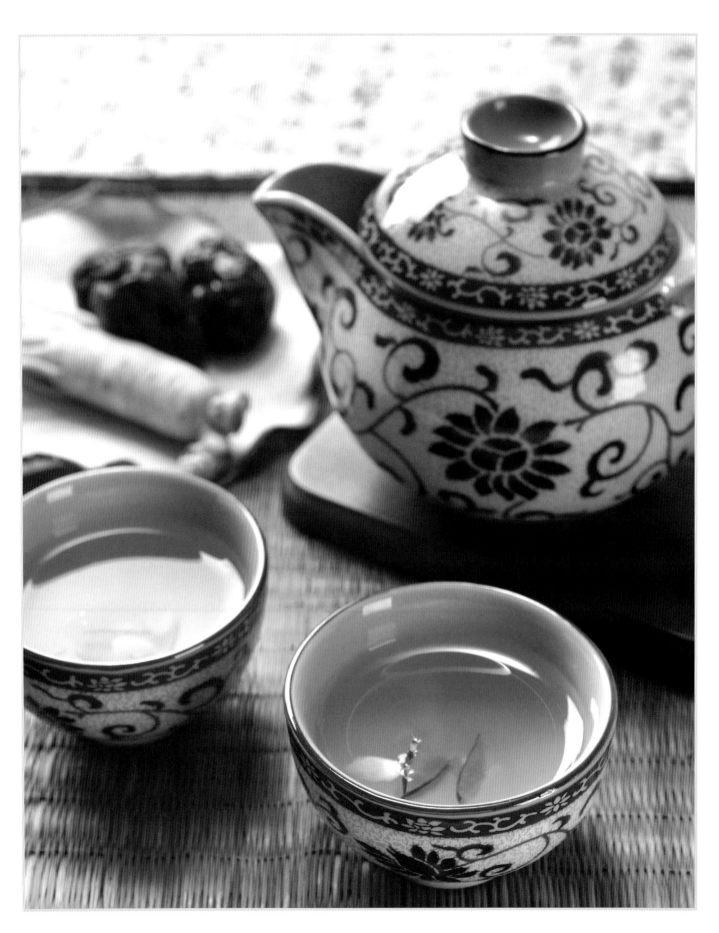

위/장(胃/腸)에 좋은 우리 차

수삼 대추차

원기부족으로 인한 신체허약, 권태, 피로, 땀이 많이 나는 증상과 비위기능의 감퇴로 인한 식욕부진, 구토, 설사 등에 사용된다. 진액을 생성시키고 기혈을 보충할 수 있어 허약하거나 병후, 산후 몸이 허한 사람에게 좋다. 입술이 건조하고 피부가 마르며 어지러운 증상에 활용한다. 신경과민. 히스테리 갱년기장애가 있을 때 안신(安神) 작용이 있어서 정신안정에 효과가 있다. 꿈이 많고 잠을 이루지 못하면서 가슴이 뛰고 잘 놀라는 증상과 건망증 등에 좋은 효과가 있다. 면역기능 활성화작용과 항노화작용이 있다.

〉〉〉〉〉〉 만드는 법

01 수삼을 얇게 썬다.

02 대추와 수삼을 주전자에 넣고 물 1,800cc를 넣고 끓인다.

03 차가 우러나오면 찻잔에 꿀과 함께 잣을 띄워 상차림한다.

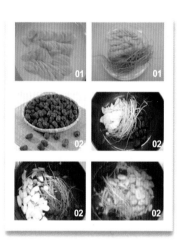

재 료 (5인 기준)
수삼 80g,
대추 30g(말린 것),
꿀 5ts, 잣 10g,
물 1,800cc

수삼대추차

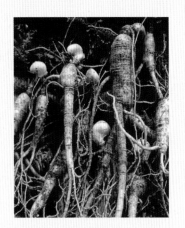

수삼

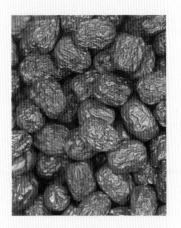

대추

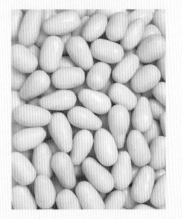

잣

〉〉〉〉〉 인삼

성질은 따뜻하고(溫) 맛은 달고 약간 쓰다(甘微苦).
원기(元氣)를 보하고 오장의 기능을 왕성하게 하는데 특히 비(脾)와 폐(肺)의 기능을 튼튼하게 한다. 진액을 생성하게 하여 갈증을 없앤다. 정신을 안정시키고 눈을 밝게 하며 정력을 강하게 하고 사고력을 높여 명석하게 한다.
원기부족으로 인한 신체허약, 권태, 피로, 땀이 많은 증상과 비위(脾胃) 기능의 감퇴로 인해 나타나는 식욕부진, 구토, 설사에 활용한다.
폐기능이 허약하여 호흡하기가 곤란하고 움직일 때마다 기침이 나며 사지가 무력하고 맥이 매우 약하며 땀이 많은 증상에 효과적이다.
안신(安神)작용이 있어서 꿈이 많고 잠을 이루지 못하면서 잘 놀라는 증상에 쓴다. 건망증을 없애주고 지력(智力)을 높이며, 정신력을 증강시키고 사고력과 영적(靈的)활동을 높이는 데 사용한다.
기혈(氣血:기와 혈을 아울러 이르는 말)을 보하고 기운을 더하여 양기(陽氣:몸 안에 있는 양의 기운. 또는 남자 몸 안의 정기精氣)를 튼튼하게 하므로 허약해서 혈허 증상을 나타내는 사람에게 좋다. 그 밖에도 신(腎)기능 허약으로 음위증(陰痿症:발기부전)을 일으킬 때에 강장효과가 있다.
대뇌피질의 흥분과 억제에서 평형을 유지시키며, 긴장으로 인한 신경의 문란한 체계를 회복시킨다(인삼은 두뇌활동과 체력을 향상시키므로 항피로작용과 항노화작용이 있어 집중력과 기억력 감퇴, 지력 손상 등에 유효하다). 신체의 면역기능 개선효과와 단백질 합성촉진작용을 나타낸다. 소량을 사용하면 심장의 수축력을 높이나 다량을 사용하면 약화반응을 보인다. 성선촉진작용도 있으며, 고혈당에서 혈당억제작용을 보인다. 그 밖에도 항상성(恒常性) 유지효과와 암세포의 발육억제작용, 간장해독기능 강화 등이 입증되었다.

〉〉〉〉〉 대추(대조)

성질은 따뜻(溫)하고 무독하며 맛은 달다(甘).
비위(脾胃)기능 허약으로 피곤을 많이 느끼면서 기운이 없고 식욕이 줄며 변을 묽게 보는 증상에 유효하다. 혈허(血虛)로 인하여 신체에 영양을 고르게 공급하지 못해서 나타나는 얼굴의 황색증, 입술이 건조하고 피부가 마르며 어지럽고 눈앞에서 꽃이나 별과 같은 헛것이 보이는 증상에 활용한다. 정신황홀, 불면, 신경과민, 히스테리, 갱년기장애 등과 같은 증상에 정신안정효과가 좋다. 완화작용이 있어서 독성을 감소시킨다.
항알레르기, 항암작용이 있으며 진해·거담작용을 가지고 있다. 또한 항산화작용을 하는데, 동물실험 결과 이 추출물이 쥐의 간장에서 지방산화를 억제하는 효과가 입증되었다.

>>>>> 잣

성질은 약간 따뜻하고(微溫) 맛은 달다(甘).

폐·위를 보해주고 해수를 치료해 주며 오장을 윤기 있게 해주고 변비에 효과가 있다.

음액(陰液)을 자양(滋養)하여 간풍(肝風)을 없애고 기혈(氣血)을 보해주며 위장을 따뜻하게 해주고 살이 찌게 하며 노화를 방지한다.

관절이 쑤시거나 머리가 어지러울 때 효과가 있으며 마비된 근육을 풀어주고 저린 증상을 없애주고 피부를 윤택하게 해준다.

몸이 마르고 여윈 사람, 변비가 있는 사람, 노년의 신체가 쇠약한 사람에게 좋다.

>>>>> 꿀

성질은 평(平)하고 맛은 달다(甘).

오장을 편안히 하고 기를 더하여 준다. 중초(中焦)를 보호하고 통증을 멈추게 하고 해독하는 작용이 있다. 심(心)을 보하여 정신이 안정되게 해주며, 비위를 조절하고, 장벽(腸癖:예전에, 이질痢疾을 이르던 말. 대변에 고름과 같이 곱이 섞여 나오는 것이 창자를 씻어 내는 것과 같다고 하여 붙인 이름이다. 피가 섞여 나오는 대변)을 그치게 하고, 구창을 치료하고 귀와 눈을 밝게 한다. 여러 병을 다스리고 여러 약을 조화롭게 하고 영기(營氣:음양관계에 따라 기가 양에 속하는 것을 양기陽氣라 하고 음에 속하는 것을 음기陰氣라 하며, 혈맥 밖에 있는 것을 위기衛氣라 하고 혈맥 내부에 있는 것을 영기營氣라 한다)와 위기(衛氣:몸의 겉면에 흐르는 양기陽氣. 땀구멍을 여닫는 기능으로 외부 환경에 잘 적응하게 하면서 몸을 보호하는 기능을 한다)를 조화되게 하며, 장부를 원활히 하여 삼초(三焦:한방에서 이르는 육부六腑의 하나, 상초·중초·하초로 나뉨)를 잘 통하게 한다. 장을 매끄럽게 하여 변을 잘 보게 하여 변비를 통하게 하며, 폐가 마르고 건조하여 생긴 해수(咳嗽:기침)와 폐허로 인하여 오래된 해수, 인후가 건조하고 입이 마름을 치유하고 피부를 윤택하게 한다. 또한, 노화를 지연시켜 수명을 연장시키고 신체를 튼튼하게 해준다. 설사를 하며 속이 더부룩한 사람은 삼가하여야 하며, 비위가 부실한 사람, 신기가 허활한 사람, 습열로 담이 막힌 사람 그리고 외감(外感)병이 생긴 사람은 피한다.

수삼 대추차

영양소 분석 (1인 기준)

열량(kcal)	61.0
단백질(g)	1.3
당질(g)	11.7
지질(g)	1.5
콜레스테롤(mg)	0
n-3 지방산(g)	0
n-6 지방산(g)	0
n-3/n-6 ratio	–
P/M/S	0
비타민 A(μgRE)	0.1
비타민 B$_1$(mg)	0
비타민 B$_2$(mg)	0
비타민 B$_6$(mg)	0
나이아신(mg)	0.2
비타민 C(mg)	3.0
비타민 E(mg)	0.4
섬유소(g)	0.4
칼슘(mg)	19.6
인(mg)	33.9
나트륨(mg)	3.8
칼륨(mg)	121.4
철분(mg)	1.6
엽산(μg)	2.1
회분(g)	0.4

참고문헌

1. 世宗大王命撰. 鄕藥集成方, 漢城圖書株式會社, 1942

2. 劉文泰·王道純等 編著. 本草品彙靜要, 南天書局有限公司, 台北, 1983

3. 李時珍. 本草綱目, 文光圖書有限公司, 台北, 1979

4. 黃奭. 神農本草經, 中國古籍出版社, 北京, 1982

5. 汪昂. 增補本草備要, 高文社, 1974

6. 路新國·鞠興宋 編著. 中医飮食保健學, 上海科學技術出版社, 1992

7. 上海中醫學院編. 中草藥學, 商務印書館, 香港, 1975

8. 이상인. 본초학, 의약사, 1975

9. 허준. 동의보감, 남산당, 1966

10. 신재용, 신준식, 송효정. 동의대보감, 대윤출판사, 1994

11. 김호철. 한방식이요법학, 경희대학교 출판국, 2003

12. 김완희. 장부생리학, 경희대한의대생리학교실, 1982

13. 김호철. 한약리학, 집문당, 2001

14. 전국한의과대학 본초학 교수 공편저. 본초학, 도서출판 영림사, 1999

15. 신민교 편저. 임상본초학, 도서출판 영림사, 1997

16. 안덕균. 한국본초도감, 교학사, 2000

17. 대한영양사회, 삼성서울병원. 사진으로보는 음식의 눈대중량, 대한영양사회, 1999

찾아보기

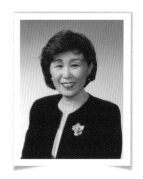

조여원

■학 력
이화여자고등학교
이화여자대학교 가정학 학사
경희대학교 식품영양학 석사
Drexel Univ. 영양학 MS
Univ. of Illinois 영양학 Ph.D

■경 력
경희대학교 동서의학대학원 의학영양학과 주임교수
경희대학교 임상영양연구소 소장
한국영양학회 상임이사
대한의학영양학회 상임이사
한국지질학회 이사
대한지역사회영양학회 상임이사
대한비만학회 상임이사
비타민정보센타 자문위원
한국산업안전공단 영양전문위원
한국영양학회 편집위원
차병원 영양연구소 소장
Harlen E. Moore Heart Research 연구원

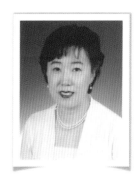

조금호

■학 력
풍문여자고등학교
단국대학교 식품영양학 학사
단국대학교 영양학 석사
단국대학교 영양학 박사

■경 력
경희대학교 동서의학대학원 의학영양학과 겸임부교수
경희대학교 임상영양연구소 약선 전문가 과정 및
　　건강기능식품 전문가과정 담당
경희대학교 임상영양연구소 학술연구교수
경희의료원 동서협진센터 동서식이치료클리닉 Director
배화여자대학 식품영양과 겸임교수
경희대학교 동서의학대학원 한약리학교실 연구박사
중국 북경의과 대학교 제3임상의학원 운동의학연구소 및
　　영양생화학연구실 박사후 연구원
한 · 중 과학기술자 교환연수 (한국과학재단 지원)
한국영양학회 대의원
대한영양사회 학술출판위원
단국대, 경희대 등 강사
서울적십자병원 주임영양사

약이 되는 우리 음식

2003년 12월 31일 초판 발행
2013년 8월 23일 3쇄 발행

지은이 조금호 · 조여원 ■ 펴낸이 류 제 동 ■ 펴낸곳 (주)교 문 사
전무이사 양계성 ■ 제작 김선형 ■ 영업 이진석 · 정용섭 · 송기윤

주소 413-756 경기도 파주시 교하읍 문발리 출판문화정보산업단지 536-2
전화 031-955-6111(代) ■ 팩스 031-955-0955
등록 1960. 10. 28. 제406-2006-000035호

홈페이지 www.kyomunsa.co.kr ■ 이메일 webmaster@kyomunsa.co.kr
ISBN 978-89-363-0674-X (03510)

*잘못된 책은 바꿔 드립니다.
값 20,000원